精神疾患のバイオマーカー

編 集
中村　純

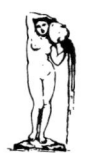

星 和 書 店

Seiwa Shoten Publishers

2-5 Kamitakaido 1-Chome
Suginamiku Tokyo 168-0074, Japan

巻頭カラー

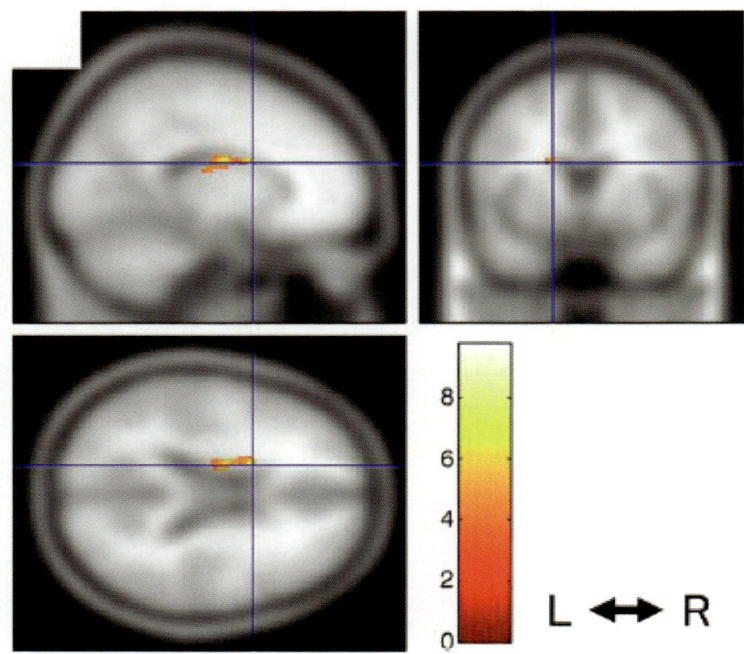

図 4-2-2　早期精神病群における FA 値（本文 60 頁）
　左放線冠に FA 値と PANSS-N に負の相関。

a
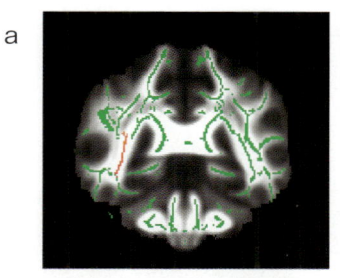

c
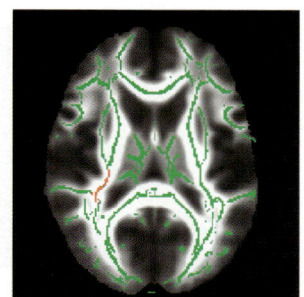

b
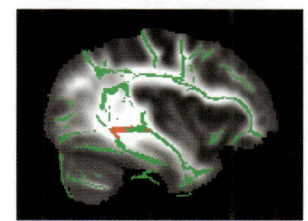

患者のCOMT Val158Met genotype Met-carriers群では，健常者のMet-carriers群と比べ，FA値が，右側頭葉（内包）で低下（*p=0.046, 0.049*）

図 4-2-6　Diffusion tensor tractography a-c（本文 65 頁）

d
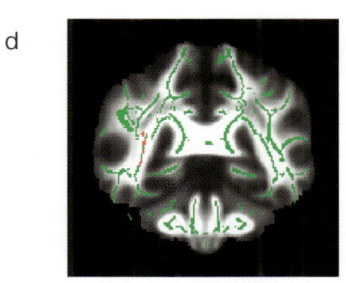

f
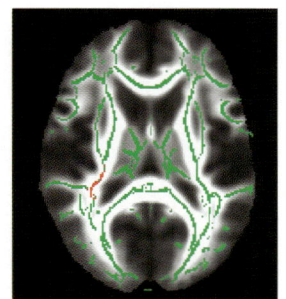

e
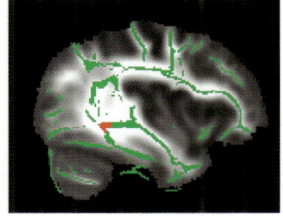

患者のCOMT Val158Met genotype Met-carriers群では，健常者のMet-carriers群と比べ，AD値も，右側頭葉（内包）で低下（*p=0.046, 0.049*）

図 4-2-7　Diffusion tensor tractography d-f（本文 65 頁）

iv

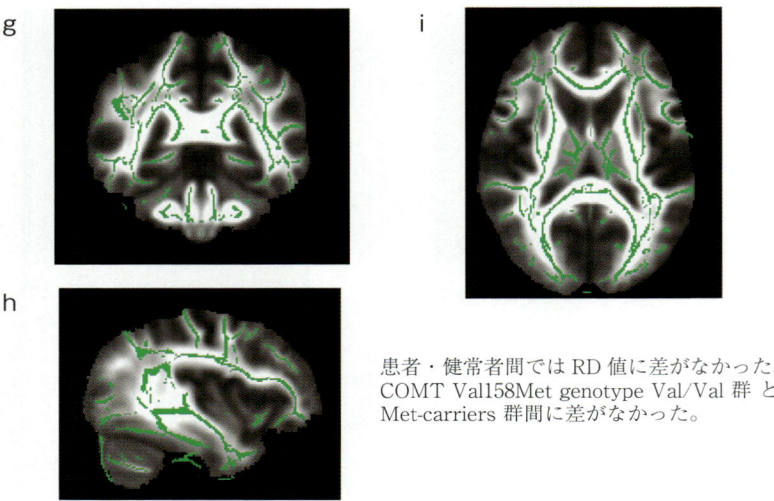

患者・健常者間では RD 値に差がなかった。
COMT Val158Met genotype Val/Val 群 と Met-carriers 群間に差がなかった。

図 4-2-8　Diffusion tensor tractography g-i（本文 66 頁）

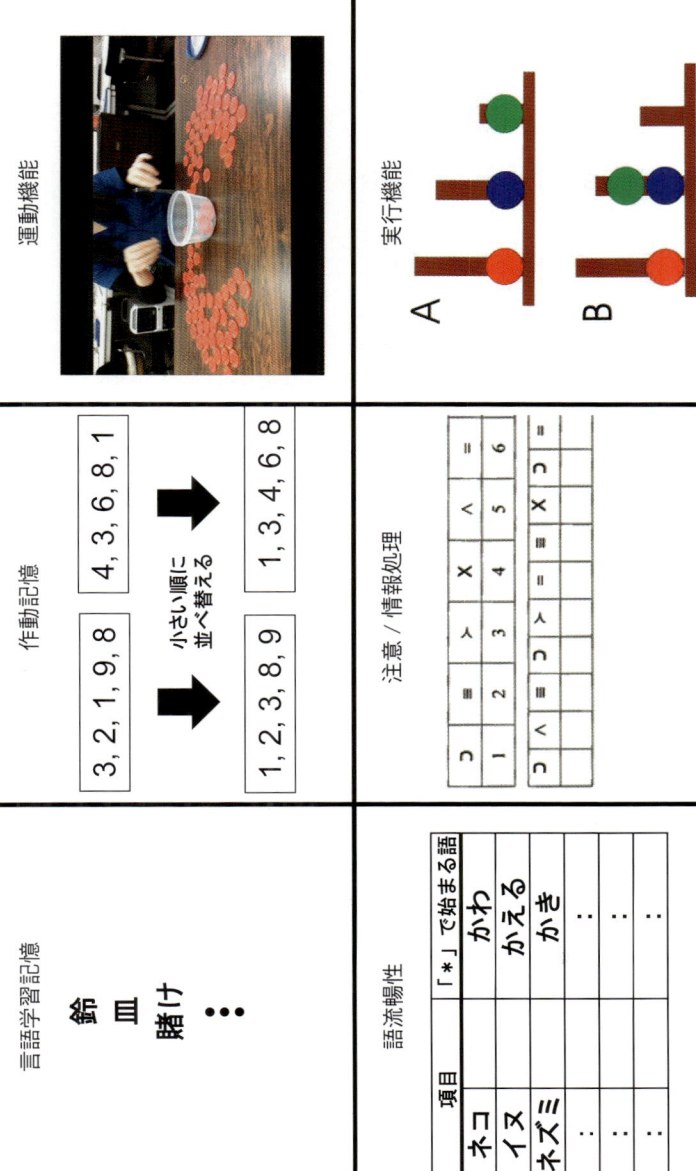

図 5-1-4 統合失調症認知機能簡易評価尺度日本語版（BACS）を構成する認知機能領域およびそれぞれに対応するテスト（本文 89 頁）（Sumiyoshi et al. Front Behav Neurosci 2013 より改変引用）

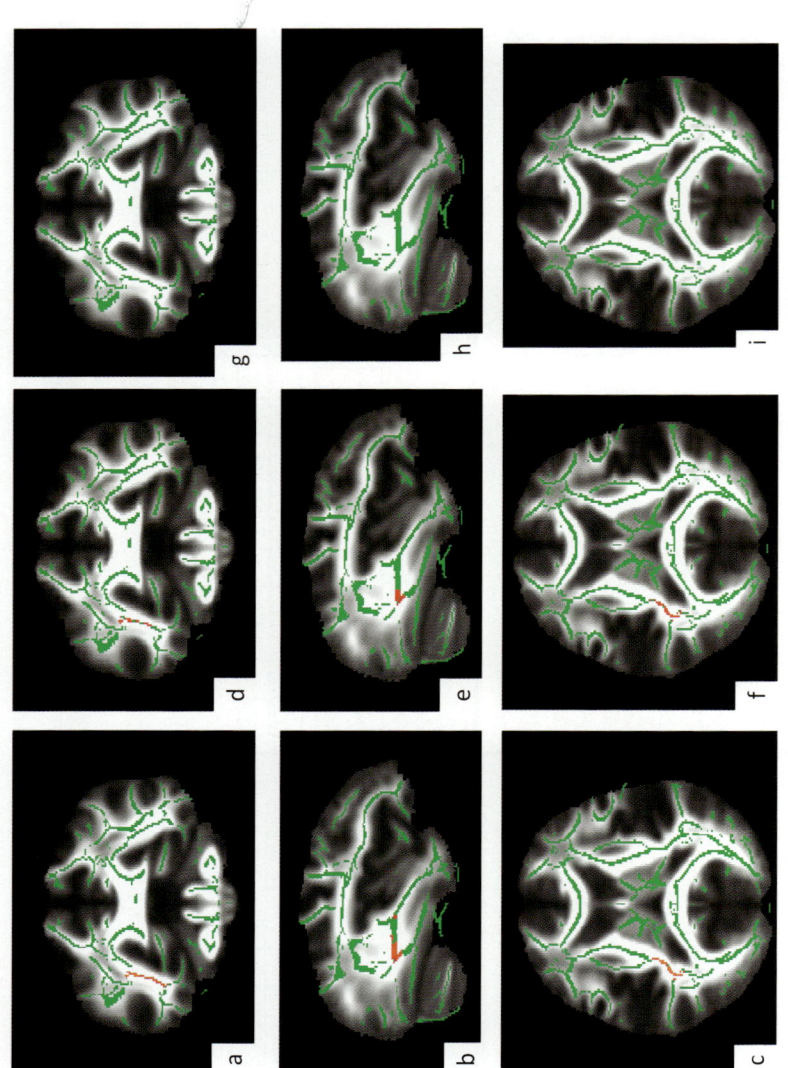

図6-2-13 COMT遺伝子 Val148Met と FA の変化(本文137頁)

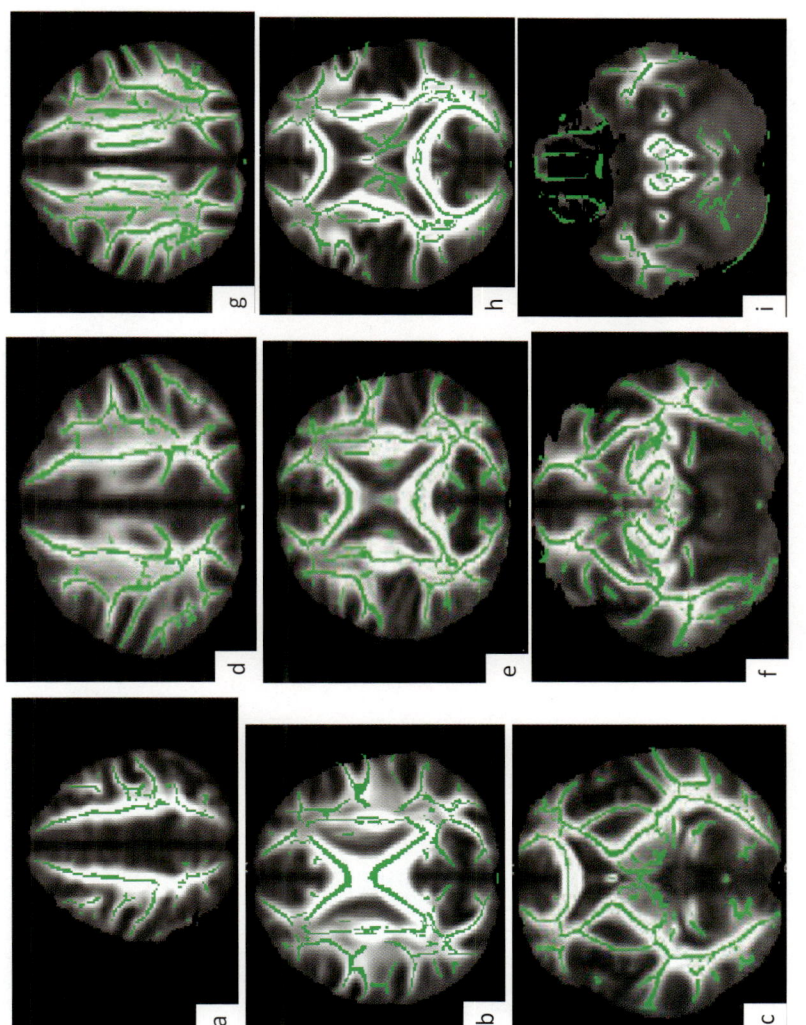

図 6-2-14 BDNF 遺伝子 Val66Met と FA の変化（本文 138 頁）

viii

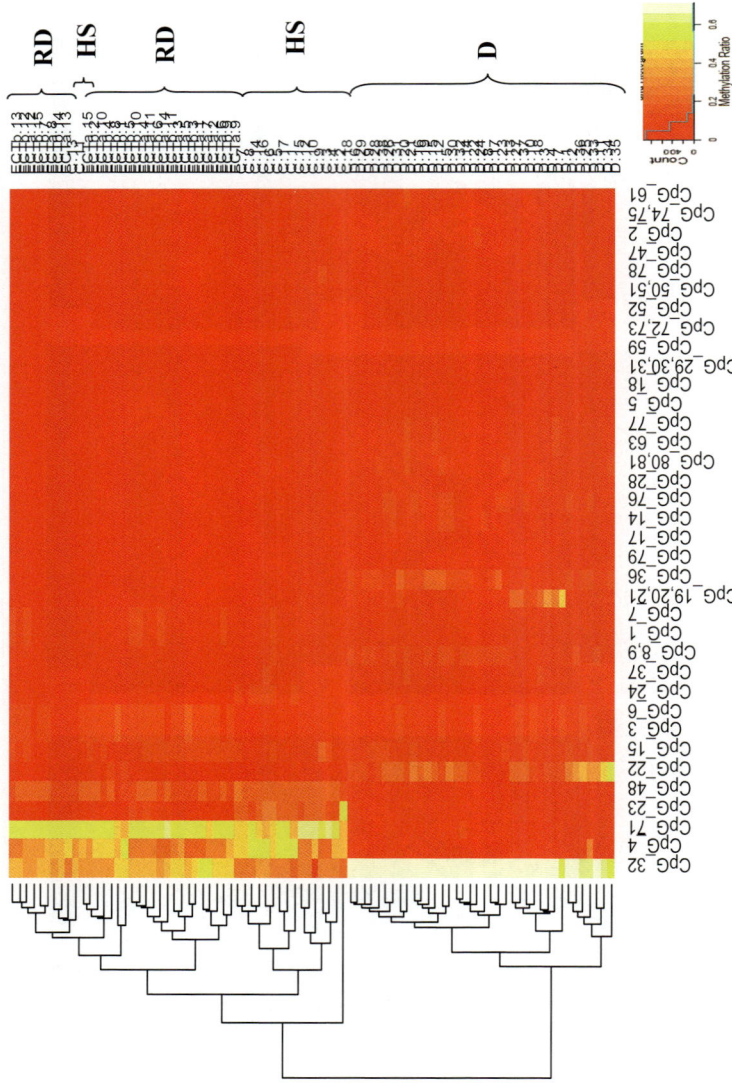

図 6-3-1　電気けいれん療法を受けた難治性大うつ病患者の BDNF 遺伝子 exon I プロモーターのメチル化プロフィール（本文 148 頁）　D: 未治療うつ病群（38 名），RD: 難治性うつ病群（15 名×2），HS: 健康対照者群（18 名）

はじめに

　精神疾患と身体疾患に対する治療の大きな違いは，精神疾患の場合，本人や家族から得た患者の言動や行動，観察によって得た主に主観的な情報から病状を把握し，その評価を臨床経験や診断基準に適応させて診断し，治療に入ることである。情報がどのようにして得られたものか，対人関係上利害がないものか，力動的な要素も加味しながら，その疾患の特性，発症までの経過や薬物の治療反応性から病態を推論することになる。そもそも「精神医学は目には見えないもの，語りにくいものを何とか目に見える形に表し，ことばで輪郭なりとも描こうとする試み」と中井久夫は述べている。

　一方，身体疾患に対しては，自覚症状だけではなく他覚的，客観的な所見，例えば，生化学や内分泌を含む血液・尿検査，遺伝子検査，電気生理学的検査，画像検査などの膨大な情報から診断し，治療方針を立てて治療する。しかも対象の身体疾患は疾患単位が明確に確立されたものが多い。

　一方，精神疾患の場合には未だに病因や病態が不明確で検査や治療法が確立しているとは言い難く，症状が身体疾患によるものではないと鑑別をすることから診断や治療が始まる疾患も多い。

　数十年前，新福尚武教授の教科書には身体疾患の代表的な疾患として癌が取り上げられ，「癌が分からないといっても癌がそこに在るという意味では，精神疾患とはまったく次元が異なり，精神疾患の場合はどこが悪いのかさえ不明である」と書かれていたことが思いだされる。そして，数年前までは癌と告知されたら，癌は死を意味するような疾患であったが，今や癌は早期発見，早期治療をすれば，治るものもでてきている程，診断や治療法が格

段に進歩してきている。このことは，一般の人も認識してきている。

これに対して，神経科学の進歩は遅いが，ようやく最近になって精神疾患の病態も少しずつではあるが明らかになってきている。さらに批判もあるが，研究上の共通言語としてのDSM診断が浸透してきて，精神疾患が科学の対象として確立されてきているが，まだ身体疾患の解明度とは随分差があるように思われる。

例えば，「統合失調症やうつ病はどのような病気か」と問われたときに，診断基準によって大まかな病像は定義づけられたとしても個々に発症した病態の何処に共通の異常所見があって，どのような治療をすれば寛解までの治療が導かれるかについて，どのような名医とされている精神科医でさえ現段階で確信を持って，その方法を説明することは難しいと思われる。

精神科医の夢は，精神疾患に対して，誰が治療をしても同じような結果をもたらすような確実な治療のエビデンス，生物学的な指標（biological maker）を見出すことである。それは状態像（state）でも患者の特性（trait）を反映したものでも臨床医にとっては役立つと思われる。

1998年以来，産業医科大学医学部精神医学教室では，カテコラミンの代謝産物，脳由来栄養因子，各種免疫関連物質，一酸化窒素，遺伝子研究，認知機能検査，さらにはMRIやMRSなどの画像研究の結果を組み合わせて統合失調症やうつ病の病態を明らかにして治療を円滑に行う方法の開発を目指してきた。

スタッフが少ない教室では，どうしても臨床業務に追われ，基礎研究にまでエネルギーを割ける余裕はなく，臨床研究を主体に研究を行わなければならなかった。薬理学教室や生理学教室にも随分ご指導頂いたが，内分泌・膠原病内科や放射線科学などの臨床教室や他大学の精神医学講座との共同研究を行い，治療場面でのヒト情報から精神症状と相関するバイオマーカーを見出したいと考えて研究を進めてきた。

主な研究対象とした精神疾患は，統合失調症，うつ病，双極性障害，器質性精神病，せん妄，さらに産業医学に関しては職場復帰の判断を決める基準

になる評価法の開発研究などである。薬理学や生理学などの進歩や神経放射線医学の発展によって，精神疾患の影のようなものを捉えることができるようになってきたのではないかと考えている。

　本書は私の 16 年間余りの教室関連の生物学的精神医学研究を中心にまとめたものである。少数例を集積した研究が多いが，教室員全員の力を結集して行った研究，他大学精神医学教室との共同研究，さらに共同研究者による研究成果である。

　まだ，これらの研究結果は混沌としているが，臨床教室のささやかな成果として参考にして頂ければと考えている。

2015 年 1 月

中村　純

執筆者一覧

編 集

中 村 　 純　　産業医科大学医学部精神医学教室

執筆（五十音順）

阿 竹 聖 和　　産業医科大学医学部精神医学教室
池 田 匡 志　　藤田保健衛生大学医学部精神神経科学
岩 田 仲 生　　藤田保健衛生大学医学部精神神経科学
上 田 展 久　　医療法人成晴会堤病院
大 谷 浩 一　　山形大学医学部精神医学講座
大 森 哲 郎　　徳島大学大学院ヘルスバイオサイエンス研究部
　　　　　　　精神医学分野
掛 田 伸 吾　　産業医科大学医学部放射線科学
香 月 あすか　　産業医科大学医学部精神医学教室
加 藤 正 樹　　関西医科大学精神神経学教室
久 保 一 利　　弘前大学大学院医学研究科神経精神医学講座
興 梠 征 典　　産業医科大学医学部放射線科学
後 藤 直 樹　　産業医科大学医学部精神医学教室
近 藤 　 毅　　琉球大学大学院医学研究科精神病態医学講座
斎 藤 和 義　　産業医科大学医学部第1内科学講座
新 開 隆 弘　　産業医科大学医学部精神医学教室
杉 田 篤 子　　産業医科大学医学部精神医学教室

鈴木昭仁	山形大学医学部精神医学講座
鈴木道雄	富山大学大学院医学薬学研究部神経精神医学講座
住谷さつき	徳島大学大学院ヘルスバイオサイエンス研究部精神医学分野
住吉太幹	国立精神・神経医療研究センター病院臨床研究推進部
高橋　努	富山大学大学院医学薬学研究部神経精神医学講座
田中良哉	産業医科大学医学部第1内科学講座
寺尾　岳	大分大学医学部精神神経医学
中野和歌子	産業医科大学医学部精神医学教室
中村明文	琉球大学大学院医学研究科精神病態医学講座
中村　純	産業医科大学医学部精神医学教室
林　健司	産業医科大学医学部精神医学教室
古郡規雄	弘前大学大学院医学研究科神経精神医学講座
堀　輝	産業医科大学医学部精神医学教室
松本知万	トヨタ紡織（株）安全衛生部健康管理室
松本祥彦	山形大学医学部精神医学講座
三原一雄	琉球大学大学院医学研究科精神病態医学講座
守田義平	産業医科大学医学部精神医学教室
森信　繁	高知大学医学部神経精神科学
山田健治	産業医科大学医学部精神医学教室
山田茂人	佐賀大学
吉村玲児	産業医科大学医学部精神医学教室

目　次

はじめに ……………………………………………………… 中村　純 … ix
執筆者一覧 …………………………………………………………………… xii

1　精神疾患の遺伝的側面 ……………………… 池田匡志，岩田仲生 … 1

2　統合失調症の血中バイオマーカー
　　　―産業医科大学精神医学教室での研究結果から見えてきたもの―
　　　……………………………………………… 堀　　輝，吉村玲児 … 11

3　抗精神病薬の副作用に関連する遺伝子研究
　　　―病的多飲を中心に―
　　　……………………………… 新開隆弘，松本知万，山田健治 … 31

4　統合失調症や気分障害のMRの最新知見バイオマーカー
　　4-1　統合失調症や気分障害のMRの最新知見バイオマーカー（Ⅰ）
　　　………………………………………… 高橋　努，鈴木道雄 … 45
　　4-2　統合失調症や気分障害のMRの最新知見バイオマーカー（Ⅱ）
　　　　　精神疾患の画像研究
　　　……………………………… 吉村玲児，後藤直樹，林　健司 ほか … 57
　　4-3　統合失調症や気分障害のMRの最新知見バイオマーカー（Ⅲ）
　　　　　MRSの最新知見を中心に
　　　………………………………………… 住谷さつき，大森哲郎 … 69

5 統合失調症やうつ病の認知機能への影響

5-1 統合失調症の神経認知機能障害：BACS による評価を中心に
　　　　　　　　　　　　　　　　　　　　　　　住吉太幹 … 85

5-2 抗精神病薬の認知機能への影響
　　　　　　　　　　　　堀　　輝，吉村玲児，香月あすか ほか … 97

6 気分障害のバイオマーカー

6-1 気分障害のバイオマーカー（Ⅰ）　神経内分泌的負荷試験
　　　　　　　　　　　　　　　　　　　　　　　寺尾　岳 … 109

6-2 気分障害のバイオマーカー（Ⅱ）
　　　モノアミン代謝産物・サイトカイン・脳由来神経因子
　　　　　　　　　　　　　　　　　　　　　　　吉村玲児 … 123

6-3 気分障害のバイオマーカー（Ⅲ）　うつ病・双極性障害の
　　　エピジェネティック・バイオマーカーの開発
　　　　―DNA メチル化およびマイクロ RNA を用いた試み―
　　　　　　　　　　　　　　　　　　　　　　　森信　繁 … 143

7 不安障害のバイオマーカー　　　　　　　　　　山田茂人 … 159

8 モノアミン・トランスポーター遺伝子多型と抗うつ薬への反応性

8-1 モノアミン・トランスポーター遺伝子多型と人格傾向
　　　　　　　　　　　　松本祥彦，鈴木昭仁，大谷浩一 … 171

8-2 モノアミン・トランスポーター遺伝子多型と
　　　sertraline への感受性　　　　吉村玲児，中野和歌子 … 181

9 薬物反応性のバイオマーカー
　　9-1　抗うつ薬 …………………………………………… 加藤正樹 … 193
　　9-2　抗精神病薬 ………………………… 三原一雄，中村明文，近藤　毅 … 215

10 血中薬物濃度からの薬物の有効性や有害事象発現の予測
　　　……………………………………………… 上田展久，吉村玲児 … 225

11 薬物相互作用 ……………………………… 久保一利，古郡規雄 … 237

12 嗜好品（タバコ・コーヒーなど）の薬物血中濃度への影響
　　　………………………………… 吉村玲児，中野和歌子，中村　純 … 247

13 症状精神病のバイオマーカー
　　　…………………………… 杉田篤子，田中良哉，斎藤和義 ほか … 255

14 高齢者のメンタルヘルスにかかわるバイオマーカーとしての
　　唾液中 3-Methoxy-4-Hydroxy-Phenylglycol（黒川町研究）
　　　……………………………………………………… 山田茂人 … 265

おわりに ………………………………………………………… 中村　純 … 275

略語一覧 ……………………………………………………………………… 277
索　引 ………………………………………………………………………… 280

1 精神疾患の遺伝的側面

池田匡志, 岩田仲生

藤田保健衛生大学医学部精神神経科学

はじめに

　古くから行われている双生児・家系・養子研究などの遺伝疫学的研究は, 主要な精神疾患のほとんどすべてにおいて, 家族集積性や遺伝要因の関与を示唆している。しかし, 疾患ごとで, その遺伝的寄与は異なる。例えば, 易罹病性を想定した遺伝率（表現型分散における遺伝要因）は, 統合失調症や双極性障害では, 60 〜 80％程度 [8,9,19] と推定されているが, 大うつ病性障害では, 30 〜 40％ [7] と相対的に低い。

　このように程度の差はあれ, 少なからず遺伝的寄与が精神疾患のリスクとして存在することは確からしく, したがって, 精神疾患の病態生理に対して, 遺伝子情報を利用してそのリスクを同定していこうとする遺伝子研究が盛んに行われてきた。1990年代には, 家系サンプルを用いた連鎖解析が主要な方法論として先行したが, 同定された座位は, ほとんどすべての研究において追試されず, 唯一確定的と考えられるのは, スコットランドの大家系から同定された *DISC1* のみであろう [3]。これら連鎖解析の結果が指し示すことは, 精神疾患の遺伝子（多型）レベルでの effect size は「大きくない」ことであり, より検出力の高い関連解析がその後主流となる。特に, 既知の生物

学的証左をもとに選出した候補遺伝子をターゲットに，その領域に位置する遺伝子多型（例えば一塩基多型，Single Nucleotide Polymorphism：SNP）と疾患との関連性を検討する候補遺伝子アプローチの時代が長らく続いた。しかし，ここでも研究間で一致する結果が得られたとは言いがたいものであった。連鎖解析の結果解釈と同様に，関連解析で用いた SNP の effect size も「小さい」ものであり，検出力不足がその不一致の原因と考えられる。

　近年のゲノム関連のビッグプロジェクトである HapMap 計画（http://hapmap.ncbi.nlm.nih.gov/）[2] や 1000 ゲノム計画（http://www.1000genomes.org/）[1] の成果は，ヒトゲノム多型あるいは変異のデータセットをカタログ化した。この情報は，疾患感受性や薬剤反応性と関連する遺伝子同定のための解析に応用され，また，DNA チップの商用開発にも活用されている。DNA チップのコストは，年々安価になってきており，最近では全ゲノム関連解析（GWAS：Genome-Wide Association Study）などの網羅的解析が主要な方法論となっている。GWAS は，頻度の高い，common な SNP（一般的に 1% 以上の頻度）を 50〜100 万個決定し，表現型との関連性を同定する手法であるが，候補遺伝子を設定しないことで，既知のリスクに加え，未知のリスクも同定できるメリットがある。その結果は目覚ましいものであり，精神疾患に限らず，多くの複雑疾患のリスク同定や，薬剤反応性・副作用の予測因子同定に貢献している。また，DNA チップの解析により得られるプローブの intensity 情報を利用し，粗大（通常 1kb 以上とされる）な欠失（deletion）や重複（duplication）である copy number variant（CNV）を同定できるメリットもある。このことで，稀（rare：一般的に 1% 以下）ではあるが，effect size の大きい CNV にスポットライトがあたり，特に統合失調症のリスク CNV 同定にも大きな役割を果たしている。例えば，1q21，*NRXN1*，3q21，7q36.3，7q11.23，15q11.2，15q13.3，16p11.2，16p13.11，17q12，22q11.2 などの領域における deletion/duplication は，稀な変異ではあるが，統合失調症と強く関連していることが報告されている。

　他方，次世代シーケンサーを用いたシークエンシング技術の進展により，

網羅的にエクソン領域の塩基配列を同定する exome sequencing 解析，あるいは全ゲノム領域の塩基配列を対象とする whole genome sequencing 解析も利用可能なコストとなってきており，今後数年間が，精神科遺伝学においても重要な期間となるであろう。CNV と同じく，これらの解析も rare variant 同定を目指すものであり，現在までの報告では，サンプル数不足による擬陰性が最も疑われる結果となっているが，今後サンプル数が拡大されることで，rare variant の精神疾患に対する役割がより明確化されると考えられる。

本稿では，主要な精神疾患である統合失調症と気分障害（双極性障害，大うつ病性障害）の遺伝学的研究，その中でも特に common な多型をターゲットとする GWAS の結果を概説し，それらから推測される知見を考察したい。

GWAS の成果

1．統合失調症

GWAS catalog（http://www.genome.gov/gwastudies/）[20]によると，最初の GWAS が発表されたのは 2007 年であり，そのサンプル数は 178 case vs 144 control であった[6]。当然のごとく，GWAS の有意水準として（後に）スタンダードとなる genome-wide significance（$5×10^{-8}$）以下の P 値を示す結果ではなかった。その後，大規模サンプルを用いるようになった初めての報告は，Wellcome Trust Case Control Consortium のコントロールデータを利用し，かつ大量の replication サンプルを用いた O'Donovan らの論文である。この論文では，2番染色体に位置する *ZNF804A* がリスクとしてリストアップされたが，統合失調症単体では genome-wide significance を超えていない。しかし，彼らは双極性障害と統合失調症の共通性に着目し，双極性障害サンプルも case として扱うことで（すなわち，統合失調症＋双極性障害を 'psychosis' case として扱う），精神疾患としては初めて genome-wide significance のリスクを報告した[10]。

その後，2009 年に入り，3本の論文が Nature 誌に掲載された（それぞ

れS-GENE plus，MGS，ISCというコンソーシアム名で呼ばれることがある）[12,17,18]。それらの共通するシグナルは，6番染色体のMHC領域に広範な有意性であったが，最大規模のサンプル数を検討したS-GENE plusでは，*TCF4*や*NRGN*のSNPsが，genome-wide significanceを超えていた[18]。

その後，複数の小規模サンプルを用いたGWASが報告されるが，最もstrikingなサンプル数で解析を報告したのは，GWASのメタ解析（メガ解析）を統合失調症で行った初めての論文，Psychiatric Genomics Consortium（PGC）の報告である。ここで用いられたサンプル数はスクリーニングセットが約2万2千人（9,394 case vs 12,462 control），追試セットが約3万人（8,442 case vs 21,397 control）であり，過去最大規模であった。この報告では5領域が新規なリスクとしてリストアップされた[15]。

その後は，このPGCのデータセットを基盤に，小規模～中規模のGWASが発表，結合される形で，2013年にはPGC + Swedenのサンプルが13個の新規領域を[13]，そして最新のPGCでは108個の領域（83個の新規領域）がリスク領域として報告されている[16]。

最新のPGCの結果では，サンプル数に比例する形で（スクリーニングセット：32,421 case vs 45,604 control + 1,235 trio，追試セット：1,513 case vs 66,236 control），飛躍的に確定的リスク数が伸びていることがわかる（図1-1）。また，1950年代のchlorpromazineの統合失調症への臨床応用以来，ドパミンD_2受容体のアンタゴニストが治療薬として用いられているが，このPGCの結果では，D_2受容体遺伝子（*DRD_2*）もgenome-wide significanceを超える関連性を示しており，精神科医にとっては，非常に勇気づけられるものといえる。すなわち，治療薬のターゲット分子がリスクとなっていたという事実は，逆に，今回同定された新規リスクが，治療薬のターゲットとしてもなりうる可能性があることを示唆する。その他，グルタミン酸系関連遺伝子や，脳に発現する分子，あるいは免疫系に関連する遺伝子群が統合失調症とパスウェイとして関連することも確認され，過去の生物学的・疫学的知見を裏付けるものであり，非常に重要な結果であるといえる。

1 精神疾患の遺伝的側面　　5

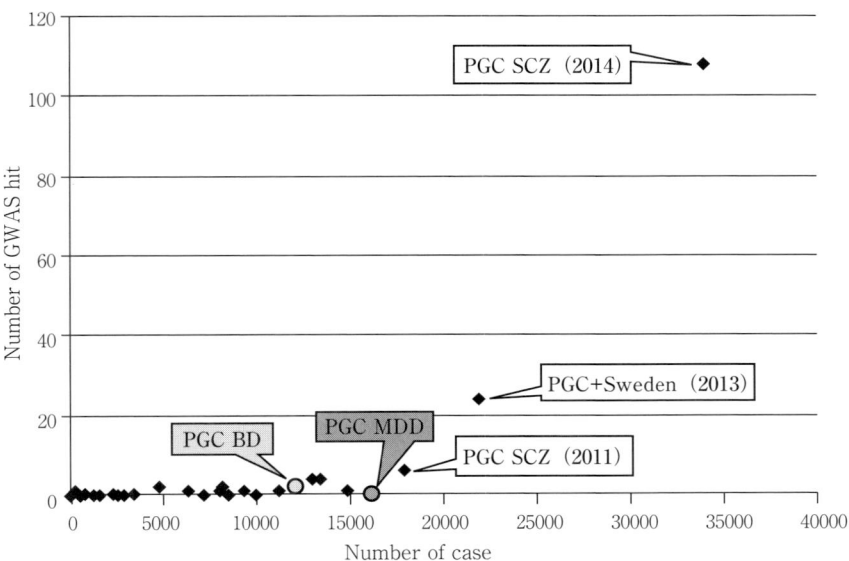

図1-1　サンプル数と「有意な」リスク多型の数の関係
PGC SCZ (2011):文献15, PGC+Sweden (2013):文献13, PGC SCZ (2014):文献16,
PGC BD:文献11, PGC MDD:文献14

　また，個々のSNPsのeffect sizeが非常に小さいことも強調する必要がある。候補遺伝子研究や初期のGWASの結果から予想されてきたことであるが，リスクとなるSNPsのodds ratioは，1.05〜1.2程度と非常に小さいものである（図1-2）。このことは，まだまだ偽陰性を示しているリスクの存在が強く疑われるが，実際，後述するpolygenic component解析の結果からその可能性が証明できる。

2. 気分障害（双極性障害，大うつ病性障害）

　現状の気分障害のGWASは，統合失調症の結果ほどインパクトがある結果とは言いがたい。また，双極性障害と大うつ病性障害では，遺伝率の差や有病率の差を反映してか，異なる「GWASヒット」のトレンドを示している

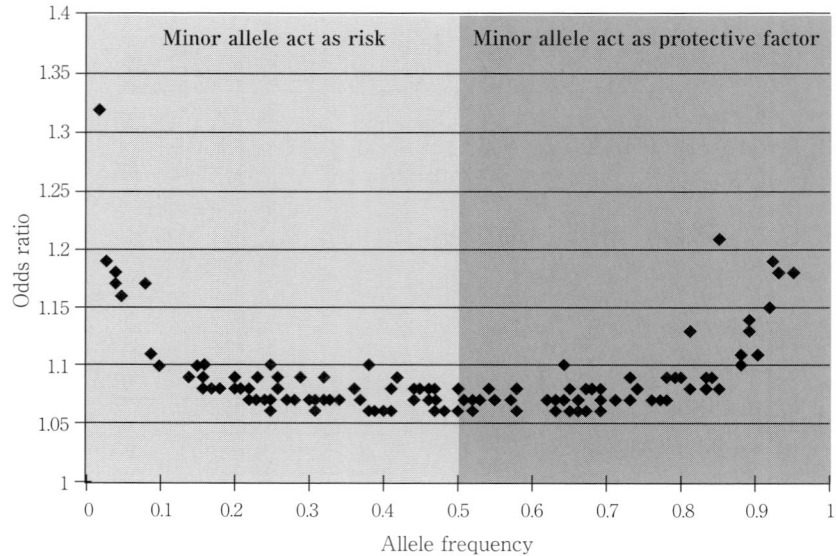

図 1-2 アレル頻度とオッズ比の関係

文献 16 から計算。オッズ比が 1 以上になるように調整した。アレル頻度が 0.5 以上を示すことは,マイナーアレルが protective に働くことを意味するが,真の関連多型はこれらと連鎖不平衡にあることが考えられるため,必ずしもその関連性が protective な効果を示すとは言えない。
いずれにせよ,ほとんどの SNP のオッズ比は,1.05-1.2 にあることがわかる。

ため,別々で考えていく必要がある。

　双極性障害では,16 個の GWAS と,2 個のメガ解析(うちひとつは双極性障害 + 大うつ病性障害)[5,11] が実施されている(2014 年 7 月 31 日現在)。そのうち,PGC bipolar working group が行っているメガ解析では(スクリーニングセット:7,481 case vs 9,250 control,追試セット:4,496 case vs 42,422 control)[11],2 個の genome-wide significance を超える関連性が同定されている(*CACNA1C* と *ODZ4*)。このリスクの effect size は統合失調症の場合と同様に,odds ratio が 1.15 程度のものであり,極めて小さいものである。

　他方,大うつ病性障害の場合,9 個の GWAS と,1 個のメガ解析が実施されているが,最大サンプル数のメガ解析においてすら(スクリーニングセッ

ト 9,240 case vs 9,519 control, 追試セット：6,783 case vs 50,695 control），ひとつのリスクも同定されていない[14]。

3. Polygene モデルを想定した解析〜 polygenic component 解析（polygenic risk score profiling）

　上述の結果に示されている SNP-based の解析では，effect size に比し，サンプル数が不足しているため，検出力不足による偽陰性が考えられる。その事実を証明する方法のひとつが，Purcell らが提唱した polygenic component 解析である[12]。この解析では，多くの SNP の集合が疾患に相加的に寄与することを仮定し，各個人に polygenic score という指標を計算，症例と対照で score が異なるかどうかを検討する。特に，肝となる部分は，リスクアレルの定義である。通常，SNP の有意水準は，（何度も繰り返したが）5×10^{-8} という厳しい水準を用いる。しかし，この有意水準では，多くのリスクが偽陰性を示していることを想定し，緩めの有意水準を設定（P threshold という：P_T 例えば $P_T<0.5$ など），リスクを定義することにある。このリスク同定を discovery セットで解析，リスクを決定する。次に，独立した target セットで，そのリスクアレルの多寡を調べる。ISC の報告では，$P_T<0.5$ において，ISC データを discovery セット，MGS-EA（European American）を target セットとした場合，P が 2×10^{-28} という差を検出した[12]。これは，リスク SNP が確実に DNA チップ上に存在することを暗に意味する。

　この時点での寄与率は 3% 程度と低いものであったが，その後の discovery セットのサンプル数増加（＝それだけ正確なリスクアレルの定義ができる）により，2013 年には，8% 程度[13]，2014 年には 20% 弱[16] の寄与率を示している。また，別の解析では，独立した 8,000 個の SNPs が 50% の易罹病性のばらつきを説明できると推測している[13]。

　興味深いことに，ISC は discovery で統合失調症サンプルを用いてリスクアレルを定義，target セットで双極性障害サンプルを用いた場合でも，有意な差（enrichment）を検出した。このことは，統合失調症と双極性障

害に共通するリスクの存在を証明した．また，本解析の延長線上に，PGC Cross-Disorder Group が行った複数の疾患データセット（ADHD，自閉症スペクトラム症，双極性障害，大うつ病性障害，統合失調症）の polygenic component 解析があり，それらが指し示す結果は，統合失調症と双極性障害が最も共通性が大きく，次いで統合失調症と大うつ病性障害というものであった[4]．

GWAS の結果から想定されること

本稿では，特に common SNP における精神疾患の寄与について概説した．もちろん，ここではあまり触れていないが，multiple rare variant 仮説に則る CNV や SNV（single nucleotide variant）の寄与も，特に統合失調症発症リスクには重要であり，common および rare リスクを組み合わせた理解が求められる．

現在のところ，統合失調症が最も華々しい結果を示しているが，例えば大うつ病性障害などは，有病率が高いため，あるいは表現型が正常対照者に比べ極端でないために，より多くのサンプル数が必要と考えられる．また一方で，ストレスフルライフイベントなどの環境要因もまた重要であり，今後，環境要因を考慮した解析，すなわち遺伝環境相互作用解析が新たな知見を創出する可能性がある（ただし，同様に大量のサンプル数が必要であろう）．

今後も精神科遺伝学の進展は続くと予想されるが，これまでに同定されているリスクの effect size や，頻度などを鑑みると，（特に common な変異の）遺伝子情報を臨床応用するための道程はまだまだ厳しいと言わざるを得ない．しかしながら，一つ一つのリスクを同定することは，ゲノム創薬への第一歩であり，今後も継続していく必要がある．また，日本人独自のリスクも当然存在する可能性は高いため，日本人のデータセットを用いた結果が求められる．

■文　献

1) Abecasis, G.R., Altshuler, D., Auton, A. et al.: A map of human genome variation from population-scale sequencing. Nature, 467 : 1061-1073, 2010.
2) Altshuler, D.M., Gibbs, R.A., Peltonen, L. et al.: Integrating common and rare genetic variation in diverse human populations. Nature, 467 : 52-58, 2010.
3) Blackwood, D.H., Fordyce, A., Walker, M.T. et al.: Schizophrenia and affective disorders--cosegregation with a translocation at chromosome 1q42 that directly disrupts brain-expressed genes: clinical and P300 findings in a family. Am. J. Hum. Genet., 69 : 428-433, 2001.
4) Cross-Disorder Group of the Psychiatric Genomics Consortium: Identification of risk loci with shared effects on five major psychiatric disorders: a genome-wide analysis. Lancet, 381 : 1371-1379, 2013.
5) Ferreira, M.A., O'Donovan, M.C., Meng, Y.A. et al.: Collaborative genome-wide association analysis supports a role for ANK3 and CACNA1C in bipolar disorder. Nat. Genet., 40 : 1056-1058, 2008.
6) Lencz, T., Morgan, T.V., Athanasiou, M. et al.: Converging evidence for a pseudoautosomal cytokine receptor gene locus in schizophrenia. Mol. Psychiatry, 12 : 572-580, 2007.
7) Levinson, D.F.: The genetics of depression: a review. Biol. Psychiatry, 60 : 84-92, 2006.
8) Lichtenstein, P., Bjork, C., Hultman, C.M. et al.: Recurrence risks for schizophrenia in a Swedish national cohort. Psychol. Med., 36 : 1417-1425, 2006.
9) McGuffin, P., Rijsdijk, F., Andrew, M. et al.: The heritability of bipolar affective disorder and the genetic relationship to unipolar depression. Arch. Gen. Psychiatry, 60 : 497-502, 2003.
10) O'Donovan, M.C., Craddock, N., Norton, N. et al.: Identification of loci associated with schizophrenia by genome-wide association and follow-up. Nat. Genet., 40 : 1053-1055, 2008.
11) Psychiatric GWAS Consortium Bipolar Disorder Working Group: Large-scale genome-wide association analysis of bipolar disorder identifies a new susceptibility locus near ODZ4. Nat. Genet., 43 : 977-983, 2011.
12) Purcell, S.M., Wray, N.R., Stone, J.L. et al.: Common polygenic variation contributes to risk of schizophrenia and bipolar disorder. Nature, 460 : 748-752, 2009.
13) Ripke, S., O'Dushlaine, C., Chambert, K. et al.: Genome-wide association

analysis identifies 13 new risk loci for schizophrenia. Nat. Genet., 45 : 1150-1159, 2013.
14) Ripke, S., Wray, N.R., Lewis, C.M. et al.: A mega-analysis of genome-wide association studies for major depressive disorder. Mol. Psychiatry, 18 : 497-511, 2013.
15) Schizophrenia Psychiatric Genome-Wide Association Study(GWAS) Consortium: Genome-wide association study identifies five new schizophrenia loci. Nat. Genet., 43 : 969-976, 2011.
16) Schizophrenia Working Group of the Psychiatric Genomics Consortium: Biological insights from 108 schizophrenia-associated genetic loci. Nature, 511 : 421-427, 2014.
17) Shi, J., Levinson, D.F., Duan, J. et al.: Common variants on chromosome 6p22.1 are associated with schizophrenia. Nature, 460 : 753-757, 2009.
18) Stefansson, H., Ophoff, R.A., Steinberg, S. et al.: Common variants conferring risk of schizophrenia. Nature, 460 : 744-747, 2009.
19) Sullivan, P.F., Kendler, K.S., Neale, M.C.: Schizophrenia as a complex trait: evidence from a meta-analysis of twin studies. Arch. Gen. Psychiatry, 60 : 1187-1192, 2003.
20) Welter, D., MacArthur, J., Morales, J. et al.: The NHGRI GWAS Catalog, a curated resource of SNP-trait associations. Nucleic. Acids. Res., 42 : D1001-D1006, 2014.

2 統合失調症の血中バイオマーカー
―産業医科大学精神医学教室での研究結果から
見えてきたもの―

堀　輝，吉村玲児

産業医科大学医学部精神医学教室

はじめに

　統合失調症は，思春期から青年期に大半が発症する疾患である。統合失調症を含めた精神疾患の多くは，いまだに病態解明がなされていないため，診断に有用な生物学的マーカーや画像検査，生理学的な検査は現時点で明らかとなっていない。そのため，精神疾患の診断に関しては，症候学的な診断方法を用いらざるを得ない。多くの精神科医は，WHO（World Health Organization）の国際疾病分類である International Statistical Classification of Diseases and Related Health Problems 10th edition（ICD-10）や米国精神医学会の Diagnostic and Statistical Manual of Mental Disorders 5th edition（DSM-5）を用いて統合失調症の診断を行っている。近年 DSM-5 や ICD-10 の批判も多く聞かれるが，慣用的に用いられていた従来診断では，医師間の一致率が低い。よって，現時点ではこのような診断基準を丁寧かつ適切に用いて，共通言語としての診断とし，不十分な点は今後の病態解明や生物学的マーカーなどを参考にしつつ改訂していくのが良いと考えられる。本稿で

は，われわれが今までに行ってきた統合失調症の血中の生物学的マーカーの研究について概観した上で統合失調症の病態や薬物治療反応などについて触れる。

統合失調症の血中生物学的マーカーの利点と欠点

血中の生物学的マーカーを用いた研究結果を解釈するには，利点と欠点があるということを頭に入れておく必要がある。血中の生物学的マーカーを用いる際の利点は，簡便であることが一番である。臨床家が遭遇する幅広い患者への応用も効くことが最大の利点である。例えば現在さまざまな髄液検査やMRI（核磁気共鳴画像法：Magnetic Resonance Imaging）などの画像検査の技術が進歩しており，さまざまな質の高い研究データが蓄積されつつある。しかし，急性期の活発な精神症状を呈する統合失調症患者に対してこれらの検査が安全に施行できるであろうか。これらの検査は，時間がかかる，煩雑な検査であるために，どうしても選択バイアスが生まれてしまう可能性がある。しかし，血液データは検査の煩雑さが少なく簡便さがあるために，幅広い患者に対して施行が可能である。その一方で，常に血中の生物学的マーカーは脳内をどの程度反映しているのかを考えないといけない。さらに末梢での生物学的マーカーの動態と脳内の動態や分布などが異なることもあるため，その結果だけで過大な解釈は危険であることも理解しておく必要がある。現時点では，さまざまな方法には利点と欠点があり，それを補いながら病態や治療効果などに迫っていく方法が良いのかもしれない。

カテコラミン代謝およびHVAとMHPG

図2-1にカテコラミン代謝についてまとめた。カテコラミンは，チロシンから合成され，多くの神経伝達物質（アドレナリン，ノルアドレナリン，ドパミン）の基本骨格になっている。生体内ではチロシンよりチロシン水酸

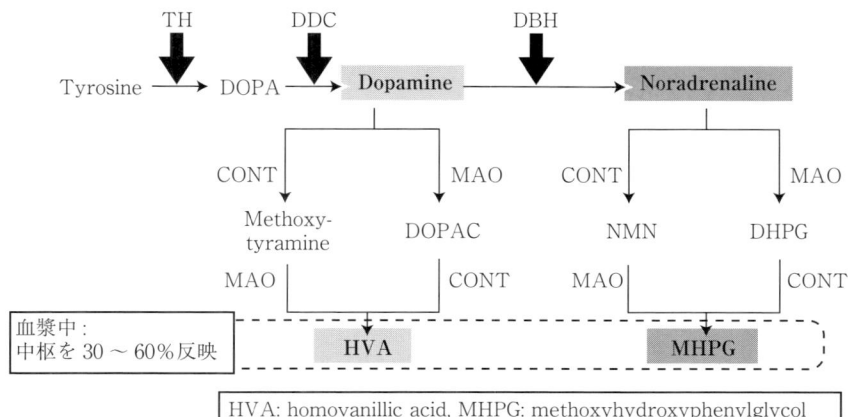

図2-1　カテコラミンの生合成，代謝

化酵素（TH）によりDOPA（Dihydroxyphenylalanine）が生合成される。DOPAはドパミン脱炭酸酵素によりドパミンに変換される。ドパミンはドパミンβ水酸化酵素（DBH）によってノルアドレナリンに変換される。これらのカテコラミンは輸送，貯蔵され，刺激によって細胞外に放出され，多くが細胞内に再取り込みされる。一度細胞外に放出されるとCatechol-O-Methyltransferase（COMT）やMonoamine oxidase（MAO）によって代謝される。ドパミンの代謝産物はhomovanillic acid（HVA），ノルアドレナリンの代謝産物は3-methoxy-4-hydroxyphenylglycol（MHPG）が主要な代謝産物である。Massら[18]は，チンパンジーを用いた実験でScience誌に血漿中MHPGの約60%が脳由来であると報告した。しかし，現在では，血漿中MHPGの20～30%が脳由来であると考えられている[27]。また，血中HVAに関しても10～30%の脳内を反映すると考えられている[27]。つまり血漿中HVAやMHPG濃度を測定することで，中枢のドパミン神経やノルアドレナリン神経の動態を間接的に推定することができる。一方セロトニン

はMAOにより脱アミノ化され，5-ハイドロキシインドールアルデヒドとなり，さらに酸化され5-hydroxyindole acetic acid（5-HIAA）となる。その90％以上が尿中に排泄され，血中の5-HIAAは95％以上が末梢由来であり，血中5-HIAAを測定しても中枢はほとんど反映しないことが想定される。

統合失調症患者とHVA, MHPG

われわれは初発の急性期統合失調症患者を対象に，健常対象者と比較した。統合失調症患者は急性期には血中HVA濃度は有意に高く，血中MHPG濃度は低い傾向を示した（図2-2）。

さらに，初発統合失調症患者34名を対象にrisperidone単剤治療を行い投与前と投与2週間後にPANSSによる精神症状評価および血中HVA濃度，MHPG濃度を測定したところ，risperidone単剤治療に反応した群（PANSS得点の50％以上改善）は有意に投与前の血中HVA濃度が高値だった。また血中HVA濃度の変化とPANSS陽性症状得点の改善度が相関した。これは，risperidoneは投与前の血中HVA濃度が高い患者に効果を示しやすく，risperidoneのドパミン神経系への抑制作用が統合失調症急性期の陽性症状の改善と関連について示したものである[33]。また，同様の結果[13,30]を急性期精神病性障害136名に対するrisperidoneの単剤治療に対する効果で報告した。これらの結果から，血中HVAを急性期統合失調症患者の投与前に測定することで，risperidoneの反応性を予測することができる。

筆者ら[12]は，急性期統合失調症患者32名に対してolanzapine単剤投与を8週間行ったところ，血中HVA濃度は投与前に比較して低下し，血中MHPG濃度は有意に増加することを報告した。さらに臨床症状との関連ではolanzapineの陽性症状得点の変化は血中HVA濃度変化と負の相関傾向があり，olanzapineのドパミン神経系への抑制作用が陽性症状得点変化と関連している可能性がある（図2-3）。さらに，olanzapineの陰性症状得点の変化は血中MHPG濃度変化と正の相関があり，新規抗精神病薬のノルアドレ

2 統合失調症の血中バイオマーカー　　15

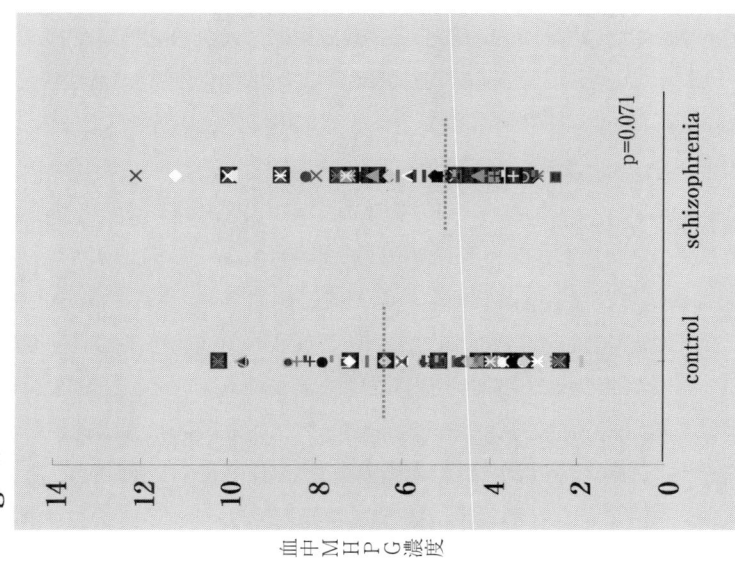
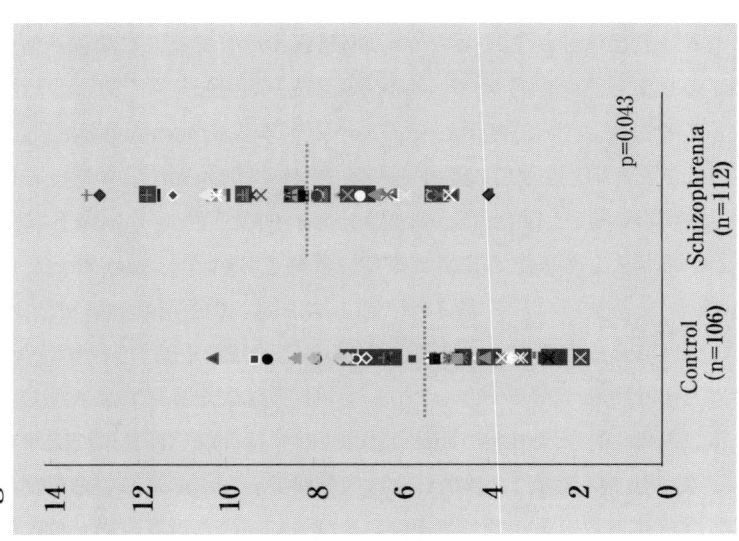

図 2-2　統合失調症急性期における血中 HVA および MHPG 濃度〜健常コントロール群との比較〜

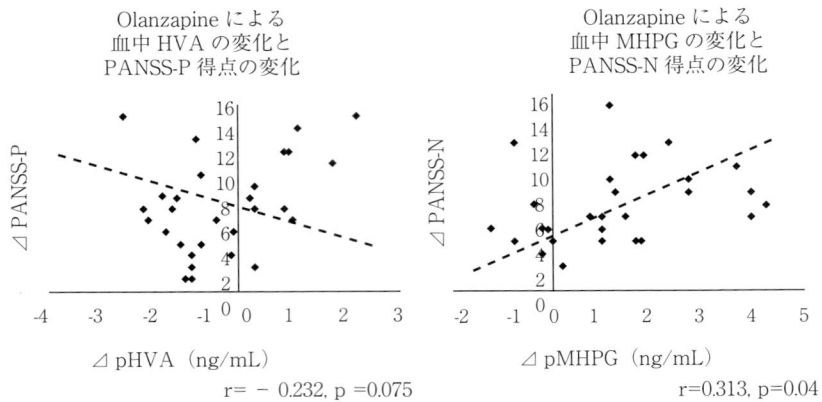

図 2-3　Olanzapine 投与による血中 HVA, MHPG 濃度の変化と
　　　　 PANSS 得点の変化との関連

ナリン神経系への増強作用が陰性症状得点変化と関連している可能性がある[6,29,32]。このノルアドレナリン神経系への増強作用は一部新規抗精神病薬がノルアドレナリン・トランスポーター阻害作用を有することが関連しているのかもしれない[31]。

　さらに，われわれは，非定型抗精神病薬である risperidone, olanzapine, aripiprazole の 8 週間投与での血中 HVA, MHPG 濃度の推移について検討した[32]。その結果，risperidone, olanzapine は投与 2 週目から徐々に血中 HVA 濃度が低下しその後 8 週間後まで低下していたが，aripiprazole は投与 2 週間目に一時的に有意な増加をみせ，その後は 8 週間に向かって低下していくという異なった推移を示した。これは aripiprazole がドパミン神経系に対して risperidone や olanzapine とは異なる特性がある可能性を示したものである（図 2-4）。一方血中 MHPG 濃度の推移は 3 剤で差異はなく，これらの非定型抗精神病薬を投与後に徐々に増加していた。これらの結果は，同じ非定型抗精神病薬であってもドパミン神経系に与える影響は継時的に異なるものであることを示唆するものである。

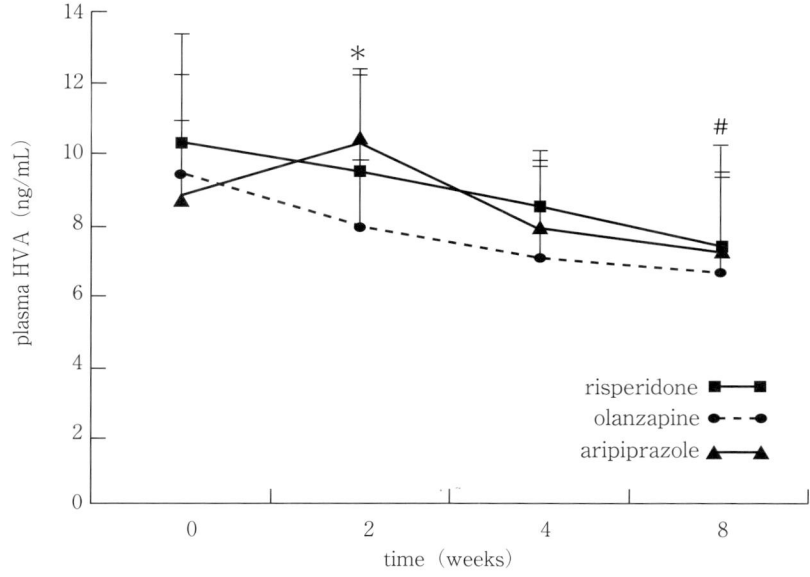

図2-4 統合失調症急性期における血中HVAの推移
〜各非定型抗精神病薬ごとに差異〜

Effects of risperidone, olanzapine, and aripiprazole on plasma HVA levels; *$p<0.05$, compared with baseline (aripiprazole) ; #$p<0.05$, compared with baseline (risperidone, olanzapine, and aripiprazole)

脳由来神経栄養因子と統合失調症

　脳由来神経栄養因子（BDNF：brain-derived neurotorophic factor）は脳に最も豊富に存在する神経栄養因子であり，脳内における神経回路網の形成や発達およびその生存維持に重要であり，さらにBDNFはシナプスの可塑性にも関与し，記憶や学習の形成などにも重要な役割を果たしているといわれている。BDNF遺伝子から最初に翻訳されて合成されるのは，前駆体であるproBDNF（247個のアミノ酸）であり，さらにproBDNFがプロテアーゼにより切断され，成熟型のBDNF（mature BDNF）が生成される[10]。成熟型のBDNFはチロシンキナーゼ受容体（TrkB）に作用することが知られ

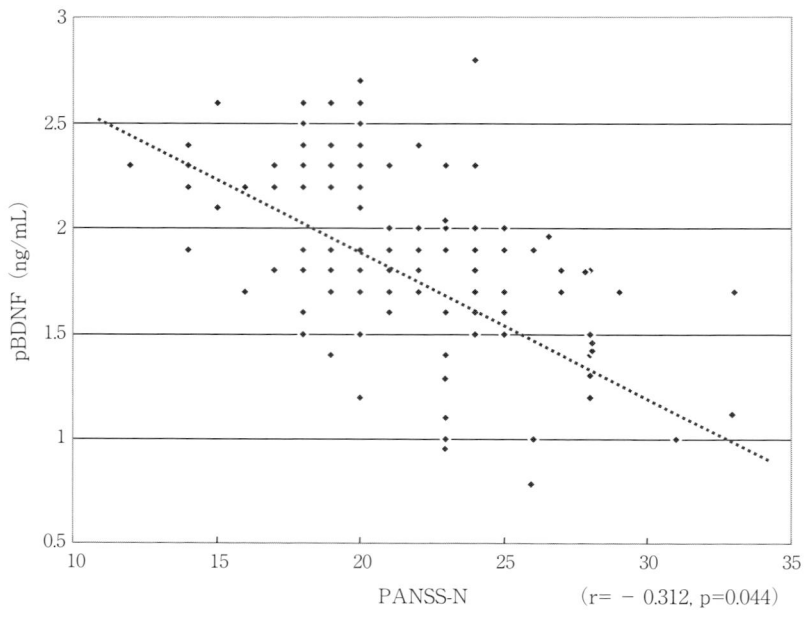

図2-5　血清BDNF濃度とPANSS陰性症状得点

ており，これらは互いに逆の生理作用（BDNFは神経栄養因子，神経保護作用を有し，proBDNFはP75受容体に結合し神経細胞死などに関わっている）を有していることが指摘されている[10]。統合失調症の病態においても，血中BDNFは重要な役割を果たしていることが推察されている。最近のメタ解析では，統合失調症患者の血中BDNF濃度は，健常者と比較して低下していることが報告[9]されている。しかし，末梢BDNF値が中枢の行動や認知機能，精神症状を反映しているのかという問題点が時折指摘される。いくつかの報告の中では，BDNFは脳血液関門を通過するという報告[21]や，血中BDNF値は脳内BNDF値を反映するという報告[15]や，血中BDNF値を脳脊髄液中BDNF値と相関するという報告[25]がある。さらに，近年の動物実験で，末梢からBDNFを注入すると，脳内BDNF動態や行動に影響するという報告[26]もされている。これらの報告から，血中BDNFを測定する

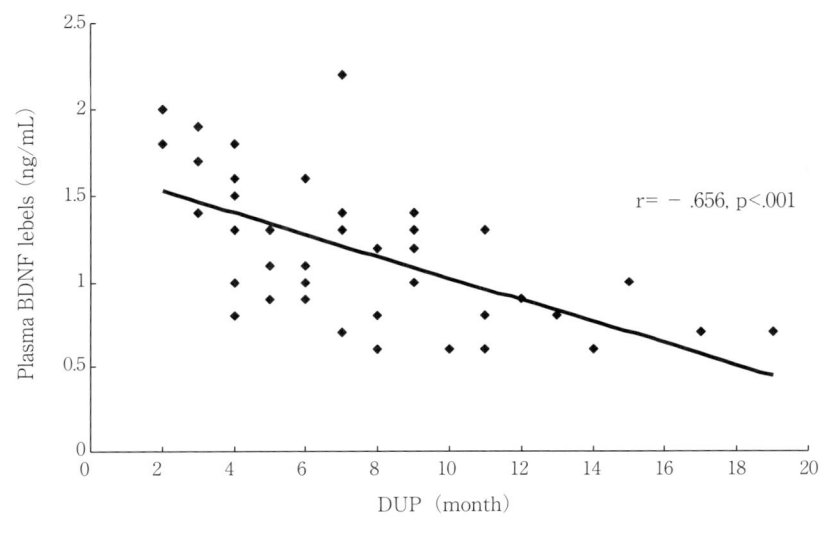

図 2-6　DUP and plasma BDNF

ことで間接的に脳内を反映している可能性がある。

　われわれは，血中 BDNF 値が何らかの統合失調症の生物学的なマーカーになり得るのではないかと考え，研究を進めてきた。精神症状の関連からは，統合失調症の血中 BDNF 値が PANSS 陰性症状得点に負の相関があることを報告（図 2-5）[29] し，また DUP（精神病未治療期間：Duration of Untreated Psychosis）との相関関係についても報告[28]した（図 2-6）。つまり，陰性症状が強い症例ほど，DUP が長いほど血中の BDNF 値が低値であることがわかった。その一方で，全く逆の報告もあり，陰性症状得点と血中 BDNF 濃度に正の相関がみられるといったものである。そのため今後は細かな背景因子も含めた検討が必要になると考えられる。

　さらにわれわれは，非定型抗精神病薬が血中 BDNF 値を増加させ，神経保護作用を有することで精神症状の改善に寄与するのではないかと考え，急性期統合失調症患者を対象に risperidone, olanzapine, aripiprazole の 8 週間投与における血中 BDNF に対する効果について検討した。この検討では，8

表 2-1 抗精神病薬投与による血中 BDNF の推移（臨床研究結果）

Drug	Duration	Tissue/Region	Effect	Reference
RIS	4W	Plasma	Unchanged	Yoshimura et al.（2007）
OLZ	4W	Plasma	Unchanged	Hori et al.（2007）
CLZ/RIS	12W	Serum	Decrease	Grillo et al.（2007）
RIS/OLZ/ARP	8W	Plasma	Unchanged	Yoshimura et al.（2010）
OLZ	1Y	Plasma	Increase	Gonzalez-Pinto et al.（2010）
HAL/RIS/OLZ/AMS	6W	Serum	Decrease	Rizos et al.（2010）
CLZ	Chronic medication	Serum	Increase	Pedrini et al.（2011）
OLZ/ARP/QTP/HAL/AMS	4W	Serum	Increase	Lee et al.（2011）

RIS: risperidone, OLZ: olanzapine, CLZ: clozapine, ARP: aripiprazole, HAL: haloperidol, AMS: amisulpiride, QTP: quetiapine

週間の非定型抗精神病薬単剤投与では血中 BDNF 値は変化しなかった[32]。一方，初発統合失調症患者を対象に aripiprazole の 8 週間投与をした検討では，8 週間の投与で血中の BDNF 値の増加がみられた[28]。非定型抗精神病薬の BDNF に与える影響についてのレビューが近年報告されたが，それによると抗精神病薬の投与による血中 BDNF 値は，増加，不変，減少などさまざまな報告（表 2-1）があり意見が一致していないので今後のさらなる検討が必要と考えられる[22]。

血中 BDNF 濃度と認知機能障害や意思決定機能

統合失調症は，陽性症状や陰性症状のみならず認知機能障害を呈する。その中でも認知機能障害は，統合失調症患者の 8 割以上にみられ，陽性症状や陰性症状，解体症状と比較してもより多くの患者に共通してみられる。さら

に，統合失調症の中核症状ともいわれており，社会的転帰，職業的な転帰を含めた機能的アウトカムを決定する最も重要な因子とされている[7,8]。さまざまな精神病症状を呈する疾患の中でも統合失調症患者の認知機能障害が最も重度で広範囲に及ぶことが報告[34]された。このように，統合失調症患者は，人生において重要な時期に発症し幅広い領域の認知機能が障害されることにより機能的アウトカムが低下している可能性がある。また，統合失調症患者の認知機能障害は疾患自体の病態生理に由来するものが主体である。同時に薬物療法による薬剤起因性のものがあるが，その両者の鑑別は困難である。

われわれは，産業医科大学病院神経精神科外来に通院中の患者で，抗精神病薬治療を受けており，3ヵ月以上処方変更のない統合失調症患者78例（男性：37名，女性41名）に対して，精神症状評価（PANSS：Positive and Negative Syndrome Scale），認知機能評価（BACS：Brief Assessment of Cognition in Schizophrenia）を評価した。対象者を第二世代抗精神病薬単剤治療群と多剤併用群に分け両群を比較した。

血中BDNF濃度は言語性記憶，ワーキングメモリ，注意と処理速度と正の相関を示した。また，運動機能は血中HVA濃度と正の相関を示した（r=0.27, p=0.02）。また，非定型抗精神病薬単剤治療群では多剤併用群と比較して多剤併用群のほうが，運動機能得点が低く，血中HVA濃度は有意に低値だった。注意と処理速度と血中MHPG濃度は正の相関を示した（r=0.33, p=0.046）。また，非定型抗精神病薬単剤治療群と多剤併用治療群で比較したところ，多剤併用治療群のほうが血中MHPG濃度は，低い傾向を示し，非定型抗精神病薬単剤治療群においては，注意と処理速度と血中BDNF濃度の間に正の相関を示した（r=0.47, p<0.01）。その一方で多剤併用治療群ではそのような関連はみられなかった。

また，認知機能障害との関連では，初期統合失調症患者において血中のMHPG濃度とWisconsin Card Sorting Test（WCST）における保続性誤反応率は負の相関があることを報告[6]した。

近年 BDNF 遺伝子の機能多型である Val66Met が注目されている。BDNF 遺伝子の 196 番目の塩基が G から A に変化することで，これによって BDNF のプロ体の 66 番目のアミノ酸が Val から Met に置換される。この分子的な変化は BDNF の細胞からの分泌低下につながるとされており，さまざまな精神疾患との関連にも注目が集められている。われわれは，BDNF 遺伝子多型と認知機能の関連について検討した。藤田保健衛生大学のデータ 100 例と産業医科大学のデータ 105 例の BDNF 遺伝子多型と BACS-J を用いた認知機能障害との関連についてメタ解析を用いて検討したがどの項目も関連は認められなかった（図 2-7）[14]。すなわち，血中 BDNF 濃度と認知機能障害に関しては関連が認められる可能性が高いが，遺伝子多型とは無関係であることが推察される。

　統合失調症患者においては，意思決定能力が低下していることがくり返し報告されている。意思決定能力を評価する尺度のひとつに Iowa gambling 課題というものがある。現実世界の意思決定を模倣した認知や情動の研究に広く使われており，実験参加者にはコンピュータ画面に 4 つの仮想的なカードのデッキが提示され，毎回カードを選び，その裏に書かれたカードのデッキの通貨を得たり失ったりする。この課題は最初に，できるだけ多くのお金を得るように伝えられており，被験者は直観に従ってカードを選んでいき直観的に良いカードを選ぶようになる。われわれは，86 名の安定した慢性期統合失調症患者と 51 名の健常者に対して，Iowa gambling 課題を施行し同時に血中 BDNF 濃度との関連を検討した。統合失調症患者は有意に健常者と比較して課題成績が悪く，課題の途中で健常者と比較して，有意に良いカードを選ぶことができなくなっていた。また血中 BDNF 濃度が低い患者ほど良いカードを選ぶことができなかった[11]。これらの結果から，社会認知機能の意思決定能力は血中 BDNF 濃度が関与している可能性がある。

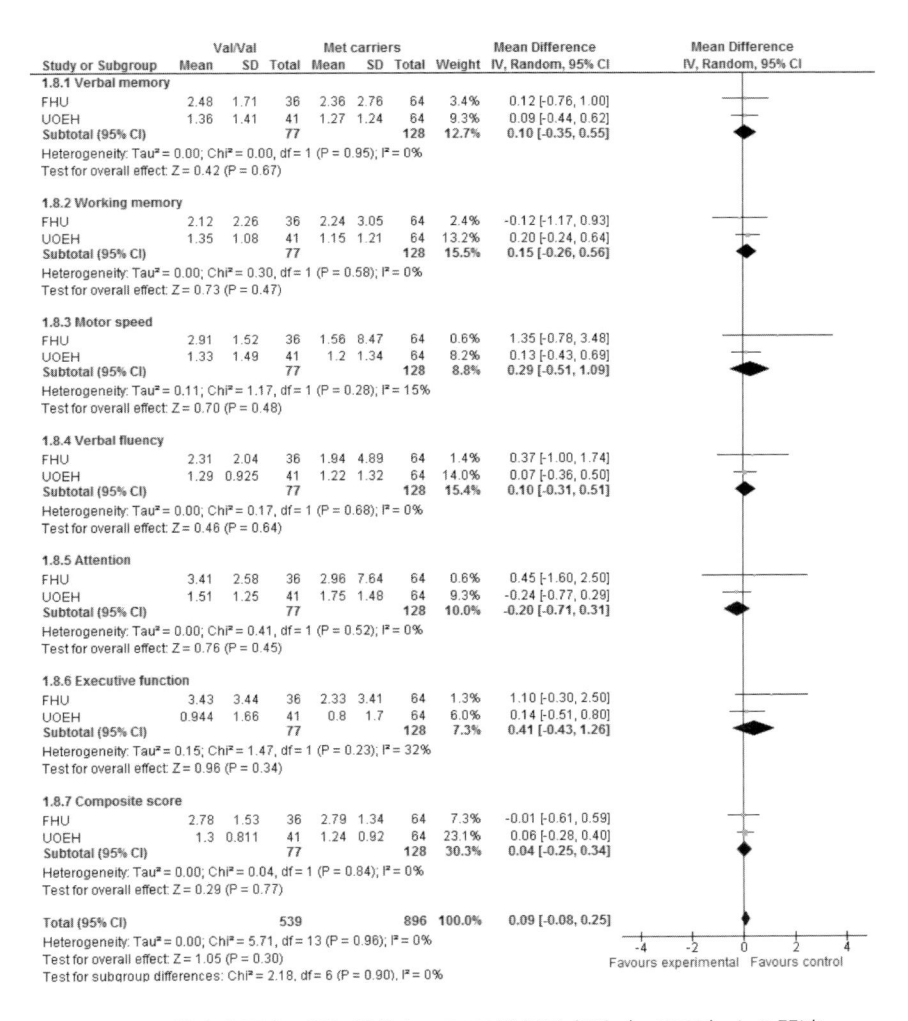

	Val/Val			Met carriers				Mean Difference	Mean Difference
Study or Subgroup	Mean	SD	Total	Mean	SD	Total	Weight	IV, Random, 95% CI	IV, Random, 95% CI
1.8.1 Verbal memory									
FHU	2.48	1.71	36	2.36	2.76	64	3.4%	0.12 [-0.76, 1.00]	
UOEH	1.36	1.41	41	1.27	1.24	64	9.3%	0.09 [-0.44, 0.62]	
Subtotal (95% CI)			77			128	12.7%	0.10 [-0.35, 0.55]	
Heterogeneity: Tau² = 0.00; Chi² = 0.00, df = 1 (P = 0.95); I² = 0%									
Test for overall effect: Z = 0.42 (P = 0.67)									
1.8.2 Working memory									
FHU	2.12	2.26	36	2.24	3.05	64	2.4%	-0.12 [-1.17, 0.93]	
UOEH	1.35	1.08	41	1.15	1.21	64	13.2%	0.20 [-0.24, 0.64]	
Subtotal (95% CI)			77			128	15.5%	0.15 [-0.26, 0.56]	
Heterogeneity: Tau² = 0.00; Chi² = 0.30, df = 1 (P = 0.58); I² = 0%									
Test for overall effect: Z = 0.73 (P = 0.47)									
1.8.3 Motor speed									
FHU	2.91	1.52	36	1.56	8.47	64	0.6%	1.35 [-0.78, 3.48]	
UOEH	1.33	1.49	41	1.2	1.34	64	8.2%	0.13 [-0.43, 0.69]	
Subtotal (95% CI)			77			128	8.8%	0.29 [-0.51, 1.09]	
Heterogeneity: Tau² = 0.11; Chi² = 1.17, df = 1 (P = 0.28); I² = 15%									
Test for overall effect: Z = 0.70 (P = 0.48)									
1.8.4 Verbal fluency									
FHU	2.31	2.04	36	1.94	4.89	64	1.4%	0.37 [-1.00, 1.74]	
UOEH	1.29	0.925	41	1.22	1.32	64	14.0%	0.07 [-0.36, 0.50]	
Subtotal (95% CI)			77			128	15.4%	0.10 [-0.31, 0.51]	
Heterogeneity: Tau² = 0.00; Chi² = 0.17, df = 1 (P = 0.68); I² = 0%									
Test for overall effect: Z = 0.46 (P = 0.64)									
1.8.5 Attention									
FHU	3.41	2.58	36	2.96	7.64	64	0.6%	0.45 [-1.60, 2.50]	
UOEH	1.51	1.25	41	1.75	1.48	64	9.3%	-0.24 [-0.77, 0.29]	
Subtotal (95% CI)			77			128	10.0%	-0.20 [-0.71, 0.31]	
Heterogeneity: Tau² = 0.00; Chi² = 0.41, df = 1 (P = 0.52); I² = 0%									
Test for overall effect: Z = 0.76 (P = 0.45)									
1.8.6 Executive function									
FHU	3.43	3.44	36	2.33	3.41	64	1.3%	1.10 [-0.30, 2.50]	
UOEH	0.944	1.66	41	0.8	1.7	64	6.0%	0.14 [-0.51, 0.80]	
Subtotal (95% CI)			77			128	7.3%	0.41 [-0.43, 1.26]	
Heterogeneity: Tau² = 0.15; Chi² = 1.47, df = 1 (P = 0.23); I² = 32%									
Test for overall effect: Z = 0.96 (P = 0.34)									
1.8.7 Composite score									
FHU	2.78	1.53	36	2.79	1.34	64	7.3%	-0.01 [-0.61, 0.59]	
UOEH	1.3	0.811	41	1.24	0.92	64	23.1%	0.06 [-0.28, 0.40]	
Subtotal (95% CI)			77			128	30.3%	0.04 [-0.25, 0.34]	
Heterogeneity: Tau² = 0.00; Chi² = 0.04, df = 1 (P = 0.84); I² = 0%									
Test for overall effect: Z = 0.29 (P = 0.77)									
Total (95% CI)			539			896	100.0%	0.09 [-0.08, 0.25]	
Heterogeneity: Tau² = 0.00; Chi² = 5.71, df = 13 (P = 0.96); I² = 0%									
Test for overall effect: Z = 1.05 (P = 0.30)									
Test for subgroup differences: Chi² = 2.18, df = 6 (P = 0.90), I² = 0%									

図 2-7 統合失調症の認知機能と BDNF 遺伝子多型（rs6265）との関連

統合失調症とサイトカイン

サイトカインと精神疾患の関連についてはさまざまな側面からのデータが

あるものの，一番精神科医になじみが深いのは，C型肝炎の治療の際に用いるIFN-αを投与するとうつ状態を引き起こす[5]ことだろう。さらに，サイトカインと病態の関係をより直接示す可能性のある指標として，血中サイトカインレベルが期待されている。すなわち，双極性障害や統合失調症ではIL-6, IL-10, TNF-αなどのレベルの変化が報告[4,17,23]されている。一方胎児期の母体ストレスによって引き起こされる母体の免疫系の変化，サイトカインレベルの変化が胎児に影響を与え，その胎児が年を経てから精神疾患を発症するリスクを上昇させるという報告が続いている。

ミクログリアは脳内で最も重要なサイトカイン産生細胞であるが，TNF-α, IL-1β, IL-6, IL-4など，炎症性サイトカイン，非炎症性サイトカインの両者を産生する。またアストロサイトの多くのサイトカインを利用する[2,16]。サイトカインの中でもアストロサイトや神経細胞そのものから産生されると考えられているIL-2は，さまざまな中枢神経の病態形成に関わることが示唆されている。IL-2ノックアウトマウスは海馬のモデル動物でLTP（長期増強），学習，記憶などのさまざまな認知に関わるプロセスに影響があることが示されてきた[3,24]。われわれも，急性期統合失調症患者の血中IL-2濃度と血中HVA濃度が正の相関があることを報告した。またIL-6濃度やTNF-α濃度は急性期およびその治療によって変化しないことを報告[12]した。

一酸化窒素（NO）と統合失調症

一酸化窒素はフリーラジカルであり，L-アルギニンが一酸化窒素合成酵素（Nitric Oxide Synthase：NOS）からL-シトルリンに変換される過程で合成される。Nitric Oxide（NO）はさまざまな神経伝達に関与しており，わずか数秒でNOx（NO2, NO3）へと代謝される。脳内でNOは神経可塑性，神経保護／神経毒性，行動に影響を及ぼしていると考えられている。

われわれは，急性期の統合失調症患者30名と健常者30名の血中NOx濃

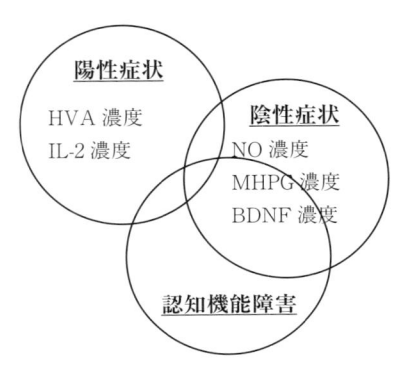

図 2-8　統合失調症の精神症状と血中の生物学的マーカー

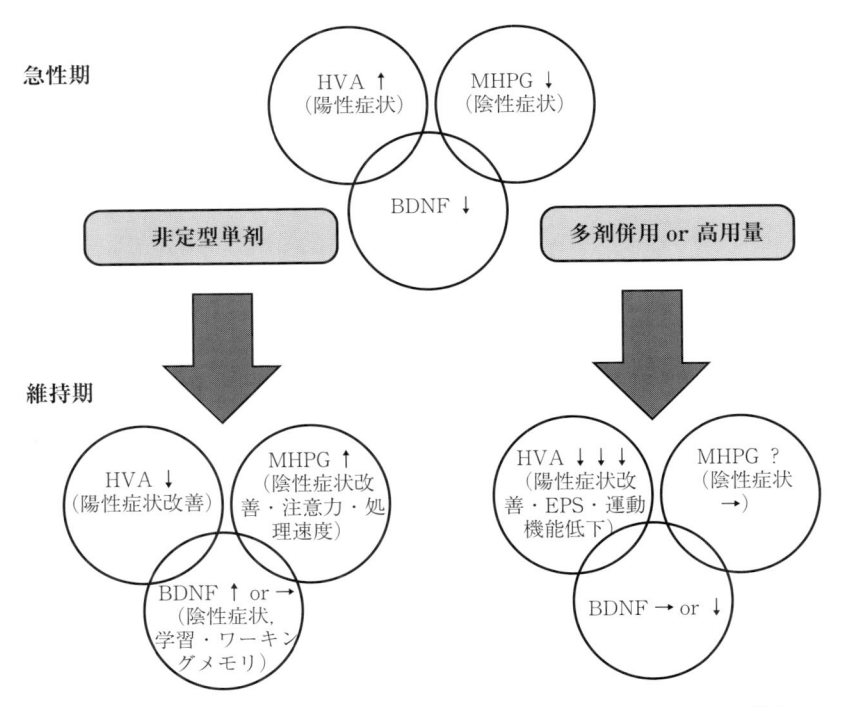

図 2-9　非定型単剤群と多剤併用群の血中生物学的マーカーの変動と臨床症状・認知機能との関連

度を比較したところ，治療前の統合失調症患者の血中NOx濃度は健常者と比較して有意に低く，risperidoneの8週間治療で増加した。さらに興味深いことに血中のNOx濃度はPANSSの陰性症状得点と負の相関を示した[19]。

近年，統合失調症患者と健常者を比較したNOに関するメタ解析が報告された。その結果によると，統合失調症患者と健常者では血中NO濃度には差異がないが，メタ回帰分析を行ったところ，罹病期間との関連があることがわかった。近年では，NMDA－NO－cGMP経路の機能不全が統合失調症ではあるのではないかとの指摘もみられる[1,20]。しかしながら現時点ではまだまだ研究が少ないのが現状である。

おわりに

図2-8，図2-9にいくつかの研究結果についてまとめた。精神疾患は，身体疾患と異なりいまだに病態が明らかでないために，治療法が確立していないことがずっと指摘されてきている。また診断一致率も低いといった批判がなされている。今回の結果などの生物学的な指標を特定することは診断一致率の向上，治療効果の向上などにつながると考えている。また血中バイオマーカーの利用は臨床応用もしやすいと考えられる。現時点では不十分な研究成果であるが，さらに精度を高めていける研究を行っていきたいと考えている。

■文　献

1) Bernstein, H.G., Bogerts, B., Keilhoff, G.: The many faces of nitric oxide in schizophrenia. A review. Schizophr. Res., 78 : 69-86, 2005.
2) Bitzer-Quintero, O.K., Gonzalez-Burgos, I.: Immune system in the brain: a modulatory role on dendritic spine morphophysiology? Neural. Plast., 2012.
3) Bloom, O., Unternaehrer, J.J., Jiang, A. et al.: Spinophilin participates in

information transfer at immunological synapses. J. Cell. Biol., 182(2): 203-211, 2008.
4) Briezke, E., Mansur, R.B., Grassi-Oliveira, R. et al.: Inflammatory cytokines as an underlying mechanism of the comorbidity between bipolar disorder and migraine. Med. Hypotheses., 78(5): 601-605, 2012.
5) Dieperink, E., Willenbring, M., Ho, S.B.: Neuropsychiatric symptoms associated with hepatitis C and interferon alpha: A review. Am. J. Psychiatry, 157(6): 867-876, 2000.
6) Goto, N., Yoshimura, R., Kakeda, S. et al.: Associations between plasma levels of 3-methoxy-4-hydroxyphenyglycol (MHPG) and negative symptoms or cognitive impairments in early-stage schizophrenia. Hum. Psychopharmacol. 24(8): 639-645, 2009.
7) Green, M.F.: What are the functional consequences of neurocognitive deficits in schizophrenia? Am. J. Psychiatry, 153 : 321-330, 1996.
8) Green, M.F., Kern, R.S., Braff, D.L. et al.: Neurocognitive deficits and functional outcome in schizophrenia: Are we measuring the "right stuff"? Schizophr. Bull., 26 : 119-136, 2000.
9) Green, M.J., Matheson, S.L., Shepherd, A. et al.: Brain-derived neurotorphic factor levels in schizophrenia: a systematic review with meta-analysis. Mol. Psychiatry, 16 : 960-972, 2011.
10) Hashimoto, K.: Brain-derived neurotrophic factor as a biomarker for mood disorders: an historical overview and future directions. Psychiatry Clin. Neurosci., 64 : 341-357, 2010.
11) Hori, H., Yoshimura, R., Katsuki, A. et al.: Relationships between brain-derived neurotrophic factor, clinical symptoms and decision-making in chronic schizophrenia: data from the Iowa Gambling Task. in submission.
12) Hori, H., Yoshimura, R., Yamada, Y. et al.: Effects of olanzapine on plasma levels of catecholamine metabolites, cytokines, and brain-derived neurotrophic factor in schizophrenic patients. Int. Clin. Psychopharamacol., 22(1): 21-27, 2007.
13) Kakihara, S., Yoshimura, R., Shinkai, K. et al.: Prediction of response to risperidone treatment with respect to plasma concentrations of risperidone, catecholamine metabolites, and polymorphism of cytochrome P4502D6. Int. Clin. Psychopharamacol., 20(2): 71-78, 2005.
14) Kishi, T., Fukuo, Y., Moriwaki, M. et al.: No significant association between brain-derived neurotrophic factor gene rs6265 and cognitive function in Japanese patients with schizophrenia. Psychiatry Res., 215(3): 803-805, 2014.

15) Klein, A.B., Williamson, R., Santini, M.A. et al.: Blood BDNF concentrations reflect brain-tissue BDNF levels across species. Int. J. Neuropsychopharmacol., 14(3): 347-353, 2011.
16) Kondo, S., Kohsaka, S., Okabe, S.: Long-term changes of spine dynamics and microglia after transient peripheral immune response triggered by LPS in vivo. Mol. Brain, 4 : 27, 2011.
17) Kunz, M., Cereser, K.M., Goi, P.D. et al.: Serum levels of IL-6, IL-10 and TNF-α in patients with bipolar disorder and schizophrenia: differences in pro- and anti-inflammatory balance. Rev. Bras. Psiquiatr., 33(3): 268-274, 2011.
18) Mass, J.W., Hattox, S.E., Greene, N.M. et al.: 3-Methoxy-4-hydroxyphenethyleneglycol production by human brain in vivo. Science, 205(4410): 1025-1027, 1979.
19) Nakano, Y., Yoshimura, R., Nakano, H. et al.: Association between plasma nitric oxide metabolites levels and negative symptoms of schizophrenia: a pilot study. Hum. Psychopharmacol., 25(2): 139-144, 2010.
20) Oliveira, J.P., Lobao, B., Macado-de-Sousa, J.P. et al.: Targeting the NMDA receptor-nitric oxide-cyclic GMP pathway to develop non-dopaminergic antipsychotic medications for schizophrenia. Rev. Bras. Psiquiatr., 33 : 223-224, 2011.
21) Pan, W., Banks, W.A., Fasold, M.B. et al.: Transport of brain-derived neurotrophic factor across the blood-brain barrier. Neuropharmacology, 37(12): 1553-1561, 1998.
22) Pandya, C.D., Kutiyanawalla, A., Pillai, A.: BDNF-TrkB signaling and neuroprotection in schizophrenia. Asian J. Psychiatr., 6(1): 22-28, 2013.
23) Pedrini, M., Massuda, R., Fries, G.R. et al.: Similarities in serum oxidative stress markers and inflammatory cytokines in patients with overt schizophrenia at early and late stages of chronicity. J. Psychiatr. Res., 46(6): 819-824, 2012.
24) Petitto, J.M., McNamara, R.K., Gendreau, P.L. et al.: Impaired learning and memory and altered hippocampal neurodevelopment resulting from interleukin-2 gene deletion. J. Neurosci. Res., 56(4): 441-446, 1999.
25) Pillai, A., Kale, A., Joshi, S. et al.: Decreased BDNF levels in CSF of drug-naïve first-episode psychotic subjects: correlation with plasma BDNF and psychopathology Int. J. Neuropsychopharmacol., 13(4): 535-539, 2010.
26) Schmidt, H.D., Duman, R.S.: Peripheral BDNF produces antidepressant-like effects in cellular and behavioral models. Neuropsychopharmacology, 35(12): 2378-2391, 2010.

27) 吉村玲児：抗うつ薬の種類・効果的な薬物療法（中村 純編）抗うつ薬プラクティカルガイド：上手に選んで使いこなす！ pp.13-19, 中外医学社, 東京, 2011.
28) Yoshimura, R., Hori, H., Ikenouchi-Sugita, A. et al.: Aripiprazole altered plasma levels of brain-derived neurotrophic factor and catecholamine metabolites in first-episode untreated Japanese schizophrenia patients. Hum. Psychopharacol., 27(1): 33-38, 2012.
29) Yoshimura, R., Hori, H., Sugita, A. et al.: Treatment with risperidone for 4 weeks increased plasma 3-methoxy-4-hydroxyphenylglycol (MHPG) levels, but did not alter plasma brain-derived neurotrophic factor (BDNF) levels in schizophrenic patients. Prog. Neuropsychopharmacol. Biol. Psychiatry, 31(5): 1072-1077, 2007.
30) Yoshimura, R., Nakamura, J., Shinkai, K., et al.: An open study of risperidone liquid in the acute phase of schizophrenia. Hum. Psychopharmacol. 20(4): 243-248, 2005.
31) Yoshimura, R., Shinkai, K., Toyohira, Y. et al.: Effects of zotepine and olanzapine on noradrenaline transporter in cultured bovine adrenal medullary cells. Hum. Psychopharmacol., 20(7): 477-484, 2005.
32) Yoshimura, R., Ueda, N., Hori, H. et al.: Different patterns of longitudinal changes in plasma levels of catecholamine metabolites and brain-derived neurotrophic factor after administration of atypical antipsychotics in first episode untreated schizophrenic patients. World J. Biol. Psychiatry, 11 : 256-261, 2010.
33) Yoshimura. R., Ueda, N., Shinkai, K. et al.: Plasma levels of homovanillic acid and the response to risperidone in first episode untreated acute schizophrenia. Int. Clin. Psychopharmacol., 18(2): 107-111, 2003.
34) Zanelli, J., Reichenberg, A., Morgan, K. et al.: Specific and generalized neuropsychological deficits: a comparison of patients with various first-episode psychosis presentations. Am. J. Psychiatry, 167(1): 78-85, 2010.

3 抗精神病薬の副作用に関連する遺伝子研究
―病的多飲を中心に―

新開隆弘[1], 松本知万[2], 山田健治[1]

1) 産業医科大学医学部精神医学教室, 2) トヨタ紡織（株）安全衛生部健康管理室

はじめに

　薬物への耐性あるいは副作用の出方は，生まれながらの体質，すなわち遺伝子で規定される場合がある。その身近な好例は，飲酒による生体への影響と，肝臓のアルコール分解酵素である ALDH2 の遺伝子多型との関係である。飲酒により体内に摂取されたアルコールは，肝臓でまずアルコール脱水素酵素（ADH）によりアセトアルデヒドへと代謝される。さらにアセトアルデヒド脱水素酵素（ALDH2）によって酢酸へと分解されるが，ALDH2 の遺伝子には通常の分解能を呈する NN 型，分解能を欠損する DD 型，およびその中間型の ND 型の3種がある（N は正常，D は deficient ＝ 欠損の意）。白人や黒人ではほぼ100％が NN 型だが，日本人では NN 型は60％に留まり，"酒に弱い"中間型の ND 型が35％，"全く飲めない"DD 型が5％となっている。

　生体にとってアセトアルデヒドは毒物で，これが体内にたまると顔が赤くなり，動悸，息苦しさ，発汗，悪心・嘔吐などの不快な症状，すなわち"副

作用"に見舞われる。

　ここでアルコールを薬物に見立てると，その分解酵素の遺伝子多型により，副作用の出方がほぼ決まることになる。すなわち，ALDH2遺伝子多型は，アルコールという薬物の副作用出現のバイオマーカーといえる。

　抗精神病薬の代謝および副作用の出方は，アルコールのように単純にはいかないが，飲酒の影響とALDH2遺伝子多型との関係は，ひとつのモデルケースといえる。

　本稿では，精神科慢性病棟で比較的よく遭遇する病的多飲と，そのバイオマーカーとして期待される遺伝子研究について，特に筆者らがこれまで行ってきた研究を中心に概説する。

精神科患者における病的多飲

　多量に飲水をする精神科患者は珍しくない。病的な多飲のため低Na血症が生じ，けいれんや意識障害といった中枢神経障害を起こし（水中毒），時には死に至るケースもある。de Leonら[4]によれば，慢性精神科入院患者の20％以上に病的多飲が，同5％以下に水中毒がそれぞれ認められるとされる。病的多飲の病態生理については，抗精神病薬が関与する抗利尿ホルモン不適合症候群（SIADH）が一部想定されているが，いまだ不明な点も多く，確立した治療法や予防策は見出されていない。統合失調症における病的多飲の治療に関しては，clozapineの有効例が比較的多く報告されている[2]。本邦では諸外国に比してclozapineの導入が遅れたため，他の非定型抗精神病薬による治療例の報告が散見される[13]。その他，飲水を促進するアンジオテンシンⅡ（AT-Ⅱ）の産生を抑制するアンジオテンシン変換酵素（ACE）阻害剤（captopril, enalapril），依存性の観点からオピオイド拮抗薬（naloxone），低Na血症の薬物療法として抗ADH作用を有するdemethylchlortetracyclineなどの有効性も散見されるが，いずれにせよ"決め手"といえるような確立した治療法には至っていない。慢性病棟の現場で

は，隔離などの行動制限を用いらざるを得ない場合も多いのが現状である。

抗精神病薬と病的多飲

　統合失調症においてはADH分泌過剰が多く報告されている。下垂体からのADH分泌は視床下部による支配を受ける。この視床下部の神経内分泌機構にドパミン神経系が関与していることより，ADH分泌異常は統合失調症の病態生理と関連していることが想定されている。統合失調症におけるドパミン神経過剰は口渇や多飲行動を惹起し，低血漿浸透圧下でのADH分泌過剰をもたらす。ドパミン遮断薬である抗精神病薬の投与は，直接的にまたは精神病症状の改善を通じて一時的には病的多飲を改善する。しかし，投与が長期化するとD_2受容体の感受性亢進をもたらすため，結果として口渇や多飲行動を抑えるための抗精神病薬の増量が必要となる。一方で，抗精神病薬による慢性的なD_2受容体遮断はAT-Ⅱの増加をもたらし，これが視床下部の口渇中枢に働き飲水量を増加させ，ADH分泌細胞を刺激してSIADH様状態が起こる。また，AT-Ⅱは腎の糸球体に働き腎血漿流量が低下することにより尿生成が減少し，体液が貯留する。抗精神病薬は一方で，腎におけるADH感受性亢進をもたらし水分保留に拍車をかける。統合失調症における病的多飲，水中毒の病態生理として，ひとつにはこうした体液ホメオスタシスの異常が想定されている。

病的多飲の遺伝性

　病的多飲の成因には抗精神病薬の関与が想定されているが，等しく慢性的に薬物療法を受けても，病的多飲を起こす人と起こさない人がおり，個体側の要因も考えられる。1950年代にはSilversteinら[20]によって，遺伝性多飲マウス（STR/N）が発見されている。そこで，われわれは病的多飲の成立に遺伝要因の関与を想定し，これを臨床遺伝学的に検証した[19]。北九州地

方の 14 の精神科病院を対象に，まず，第一度近親（親子ないし兄弟）で共に統合失調症であるペアを探索した。その結果，36 ペアを見出した（兄弟ペア 10 組，兄妹・姉弟ペア 9 組，姉妹ペア 7 組，母－息子ペア 5 組，母－娘ペア 5 組）。この 36 ペア全員について調べた結果，病的多飲の有無は第一度近親者ペアで統計学的に有意に一致していた。これらのことより，統合失調症における病的多飲には遺伝要因が関与していることが示唆され，病的多飲の分子遺伝学的研究への端緒となった。

Pharmacogenetics による予測－病的多飲の関連研究（表 3-1 参照）

1. アンジオテンシン転換酵素（ACE）遺伝子

Ouyang ら[14]は体液バランスに重要な役割を果たしているレニン－アンジオテンシン系（RAS）に注目し，アンジオテンシン転換酵素（ACE）遺伝子について検討した。Wahlbeck ら[22]は抗精神病薬投与中の統合失調症患者では正常対照者と比べて CSF の ACE 濃度が上昇していたと報告している。ACE 遺伝子は 17q23 に位置し，全長 21kb で 26 の exon と 25 の intron からなる。ACE 遺伝子の intron16 には 287bp の挿入/欠失(insertion/deletion) の多型が存在し，DD 型＞ID 型＞II 型の順に血清 ACE 濃度が高くなることが知られている。DD 型の人では II 型の 1.7 倍の血清 ACE 濃度になるとの報告がある[15,21]。ヒトにおける ACE 濃度については，一般に安定性で体液バランスの影響を受けにくく，また部分的には遺伝的に決定されると考えられている[21]。Ouyang ら[14]はこの ACE I/D 多型について多飲群 28 名，非多飲群 97 名を対象に検討したところ，有意差には至らなかったものの，I アレル（対立遺伝子）が病的多飲と関連する傾向を認めたと報告した。われわれも日本人慢性統合失調症患者（多飲群 65 名，非多飲群 97 名）について，同じ ACE I/D 多型について検討したが，逆に D アレルと病的多飲とに有意な関連を認めた[19]。ACE はアンジオテンシン（AT）I から

AT-Ⅱへの変換に関与する酵素であるが，AT-Ⅱは強力な飲水促進物質であるので，ACE 活性がより高まる D アレルが病的多飲と関連するというわれわれの結果のほうが理屈には合う。いずれにせよ，対象数が限られているので，最終的な結論の前にはさらなるデータの蓄積が必要である。

2. チトクローム P450（CYP）1A2 および 2D6 遺伝子

統合失調症における病的多飲は抗精神病薬の長期連用による「副作用」とする考えがあるので，薬物動態学の視点から，筆者らは代表的な抗精神病薬の代謝酵素である CYP1A2 および 2D6 遺伝子について，病的多飲との関連を検討した。

CYP1A2 遺伝子には，イントロン 1 の 734 番目の C が A に変異する SNP（CYP1A2 734C/A 多型）がある。喫煙者では，C/C 型の人は，A/A 型の人より 40％ ほど CYP1A2 の酵素活性が低いことが報告されている[17]。この多型については，やはり抗精神病薬の長期連用による副作用である遅発性ジスキネジア（TD）との関連の報告がある。すなわち Basile ら[1]は，統合失調症において C/C 型の人は，A/C 型および A/A 型の人よりそれぞれ 2.7 倍および 3.4 倍 Abnormal Involuntary Movement Scale（AIMS）得点が高かったと報告している。さらに，対象を喫煙者に限るとこの傾向は一層顕著であったという（CYP1A2 は喫煙により酵素誘導される）。筆者らはこの多型と病的多飲との関連を検討したが，有意な関連は認められなかった[11]。

一方，CYP2D6 には，野生型（通常）の extensive metabolizer（EM），酵素活性が欠失している poor metabolizer（PM），遺伝子を重複して有し酵素活性が EM より高い ultra metabolizers（UM），EM と PM の中間型である intermediate metabolizers（IM）などがあり，基質となる抗精神病薬などの動態に影響を与えるとされる[7,16]。このうち，PM や UM は日本人では頻度が 0.7 〜 1％ 程とまれである。そこで，比較的頻度の高い IM（CYP2D6*10 変異）について病的多飲との関連を検討したが，病的多飲との有意な関連は認められなかった[11]。

表 3-1 統合失調症における病的多飲の関連研究

文献	n(多飲/非多飲)	人種	遺伝子	多型	機能的意義	病的多飲との関連
Ouyang et al. (2001) [14]	28/97	中国人(台湾)	アンジオテンシン転換酵素(ACE)	Ins/Del	II型<ID型<DD型の順に酵素活性が高い	Iアレルが傾向(+)
Shinkai et al. (2003) [19]	65/97	日本人	同上	同上	同上	Dアレルが関連(+)
Meerabux et al. (2005) [12]	79/167	日本人	オレキシン1受容体(HCRTR1)	Ile408Val	不明(細胞内Ca^{2+}動員実験にて変化を認めず)	Valアレルが関連(+)
Fukunaka et al. (2007) [5]	63/78	日本人	同上	同上	同上	Ileアレルが関連(+)
Matsumoto et al. (2005) [10]	64/91	日本人	ドパミンD_2受容体(DRD$_2$)	-141CIns/Del, Ser311Cys, TaqIA	-141C Ins/Del: DelアレルがDRD$_2$受容体密度上昇と関連。311CysアレルはcAMP合成をより阻害しない。TaqIA: A1アレルが受容体濃度低下と関連。	TaqIA多型のA2アレルが関連(+) ハプロタイプIns-Cys-A1が多飲群で有意に低頻度
Matsumoto et al. (2006) [11]	63/78	日本人	チトクロームP450(CYP)1A2および2D6	CYP1A2: 734C/A CYP2D6: *10	CYP1A2: 喫煙者でC/CはA/Aに比べ酵素活性が40%減少; CYP2D6: *10は中等度活性低下	(-)
Shinkai et al. (2008) [18]	84/247	日本人	P-糖蛋白(MDR1)	C3435T	Tアレルで遺伝子発現が低下	Tアレルが関連(+)
Yamaguchi et al. (2009) [24]	84/264	日本人	α2アドレナリン受容体(ADRA2A)	C-1291G	不明(同遺伝子Asn251Lysとリンクか)	(-)
Yamada et al. (2014) [23]	83/248	日本人	COMT	Val108/158Met	MetアレルでCOMT活性が低下	高COMT活性群(Val/Val)が関連(+)

3. オレキシン1受容体遺伝子

　オレキシンは，オーファン受容体（G蛋白に共役する受容体のうちリガンドが不明な受容体）に対する内因性リガンドとして発見された神経ペプチドである。オレキシンの脳内分布を探索したところ，摂食中枢として知られる視床下部外側野とその周辺部にオレキシン産生ニューロンが限局していることが明らかとなり，摂食に関与することがわかった。実際にラットやマウスの脳室内にオレキシンを投与すると摂食を惹起することから，ギリシャ語の"orexis"（食欲の意）を語源として命名された。その後，オレキシンには当初報告された摂食行動のほかにもさまざまな生理活性があることが明らかとなった。オレキシンもしくはオレキシン受容体異常がナルコレプシーの原因となることが明らかとなり[9]，睡眠・覚醒とも関わりのある神経ペプチドとしても注目されている。飲水行動との関連も指摘されている。オレキシンを脳室内に投与すると，飲水行動を促進する作用，覚醒作用などが認められるとの報告がある[6,8]。オレキシンはオレキシンAとオレキシンBの2つのアイソフォームからなるが，Kuniiら[8]の報告によれば，オレキシンAをラットの脳室内に投与すると飲水が惹起され，その作用はAT-IIより長い時間持続するという。オレキシンAはオレキシン1受容体に親和性が高い。Meerabuxら[12]は，オレキシン1受容体遺伝子の408番目のイソロイシン→バリン多型（Ile408Val）と統合失調症における病的多飲との有意な関連を報告した。ただ，細胞内Ca^{2+}流入を指標とした機能検討では，408Val変異は408Ileと変化が認められず，この多型の機能的意義については未解明である。なお，われわれの検討では，Ileアレルが病的多飲と関連していた[5]。この多型が他の未知の機能的多型と連鎖不均衡の関係にある可能性もある。

4. ドパミンD_2受容体遺伝子

　前述のごとく中枢におけるドパミン神経系が飲水調節に関与すること，また抗精神病薬の長期投与によるドパミンD_2受容体の過感受性が多飲の要

因となることが指摘されている。これらより，われわれはドパミン D_2 受容体（DRD_2）の機能的個体差が統合失調症患者における多飲の発症に関与するという仮説を立て，DRD_2 遺伝子の3つの機能的多型（－141CI/D 多型，Ser311Cys 多型，TaqIA 多型）と統合失調症における病的多飲との関連を検討した[10]。対象は長期入院中の慢性期統合失調症患者 155 名（病的多飲群 64 名，対照群 91 名）である。その結果，多飲群と対照群の間で，TaqIA 多型について遺伝子型，遺伝子頻度ともに統計学的に有意な分布差を認めた（遺伝子型：P=0.037，遺伝子頻度：P=0.011）。多飲群では TaqIA 多型の A2 アレルが有意に高頻度であった。TaqIA 多型の機能的意義としては，A1 アレルが DRD_2 の密度を低下させ，ドパミン神経機能を低下させる多型として知られるが，一方で同じく抗精神病薬の長期投与による副作用として知られる遅発性ジスキネジアでは，A2 アレルが関連していたとする筆者らと同方向の報告もある[3]。筆者らの結果から，抗精神病薬の長期投与により発症した多飲に対し，A1 アレルが防御的に関与している可能性が示唆された。－141C I/D 多型，Ser311Cys 多型については，二群間で有意な差を認めなかった。さらに，ハプロタイプ解析では，ハプロタイプ Ins-Cys-A1 の頻度で有意差を認め（P=0.00082），ハプロタイプ全体の分布についても有意差を認めた（P=0.00091）。ハプロタイプ Ins-Cys-A1 が対照群に 7% の頻度で認められたのに対し多飲群には認められず，A1 アレルが多飲に対して防御的役割を果たしている可能性を後押しする結果であった（ただし，TaqIA 多型が，多飲行動に関連する未知の変異と連鎖不均衡の関係にある可能性も否定できない）。筆者らの結果は DRD_2 遺伝子の機能的多型が，統合失調症における多飲の発症に関与している可能性を示唆する。より多くの症例による確認が必要だが，この結果は DRD_2 遺伝子多型が病的多飲の起こりやすさを知るひとつの手がかりになる可能性を示している。

5. MDR-1 遺伝子

P-glycoprotein（PGP）は血液脳関門にある膜貫通型タンパクで，ATP

依存性の排出ポンプの役割を果たす。PGP は抗精神病薬の脳内への移行を制御する重要な役割を果たしていると考えられる。PGP は MDR-1 遺伝子でコードされ，エクソン 26 の 3435 番目の C が T に変異した個体では，MDR-1 遺伝子の発現や機能が低下し，抗精神病薬の効果や副作用の発現に関与している可能性がある。われわれは，331 人の慢性統合失調症患者を対象に，MDR-1 遺伝子 C3435T 多型と病的多飲との関連を検討したところ，有意な関連を見出した[18]。より多くのサンプル数を用いた確認が必要だが，今回の研究では MDR-1 遺伝子 C3435T 多型は病的多飲リスクのひとつの指標になる可能性がある。

6. カテコール-O-メチルトランスフェラーゼ（COMT）遺伝子

統合失調症における病的多飲にドパミン神経伝達の関与が想定されることから，われわれはカテコール-O-メチルトランスフェラーゼ（COMT）遺伝子にも注目した[23]。COMT はドパミンを分解する酵素のひとつだが，その COMT 遺伝子には，酵素活性が大きく変わる Val108/158Met 多型がある。対象は，330 名の慢性統合失調症患者である（病的多飲あり群：247 名，なし群：83 名）。解析の結果，COMT Val108/158Met 遺伝子多型と病的多飲とに有意な関連を認めた（遺伝子型：χ^2=13.0, d.f.=2, p=0.001; 遺伝子頻度：χ^2=7.50, d.f.=1, p=0.006）。病的多飲群では，COMT 酵素活性が低い遺伝子型（Val/Met + Met/Met）に比べ，酵素活性が高い遺伝子型（Val/Val）の頻度が有意に高かった（オッズ比 =2.46）（図 3-1）。この関連は，交絡因子（性，年齢，発症年齢，抗精神病薬の投与量，喫煙の有無）で補正しても有意であった。本結果から，COMT Val108/158Met 遺伝子型は統合失調症患者における病的多飲への脆弱性に寄与している可能性があるといえる。酵素活性が高い遺伝子型（Val/Val）では，COMT 酵素活性が高い→シナプス間隙におけるドパミン濃度の低下→ドパミン受容体密度の増加（アップレギュレーション）→ドパミン過敏ないし過活動となる。これが飲水中枢である視床下部で生じると，飲水行動が惹起される，というシナリオが考えられる。

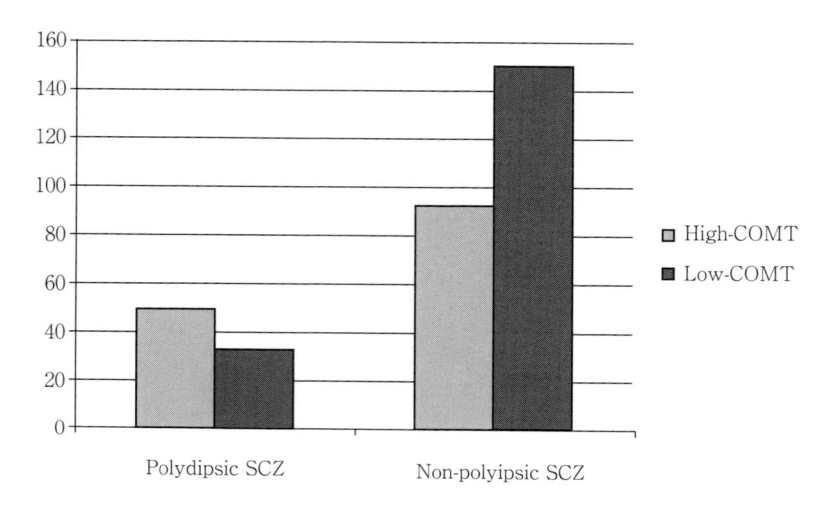

図 3-1　統合失調症における病的多飲と COMT 遺伝子 Val108/158Met 多型の出現頻度
高 COMT 活性群（Val/Val）は低 COMT 活性群（Val/Met および Met/Met）より有意に病的多飲を起こすリスクが高い（オッズ比 2.46；95% 信頼区間 1.48-4.10）[23]。

　いまひとつ考えられるメカニズムは，酵素活性が高い遺伝子型（Val/Val）を有する統合失調症患者は，前頭皮質におけるドパミン神経伝達の変化により，認知機能（とくに遂行機能）がより障害されるという報告がある。遂行機能は身体管理などの自己制御を担う。これが障害されると，不適切な飲水行動への制御が利かなくなり，病的多飲に陥る可能性が考えられる。
　つまり，酵素活性が高い遺伝子型（Val/Val）を有する統合失調症患者では，視床下部および前頭皮質におけるドパミン活動の変容により，飲水行動および認知機能の障害がそれぞれ生じ，総じて病的多飲を来すリスクが上昇するという可能性が考えられる。

おわりに

　精神障害者における病的多飲や水中毒はその頻度や重篤性の割には研究が進んでおらず，病態解明や有効な治療法の確立が待たれる。行動制限による

身体管理は確かに水中毒の予防には効果的だが,病的多飲行動そのものの解決にはならず,また患者・医療スタッフの両方にストレスをともなう。オーダーメイド医療へ向けた水中毒の pharmacogenetics は今後の重要な研究課題である。

■文　献

1) Basile, V.S., Ozdemir, V., Masellis, M. et al.: A functional polymorphism of the cytochrome P450 1A2 (CYP1A2) gene: association with tardive dyskinesia in schizophrenia. Mol. Psychiatry, 5(4): 410-417, 2000.
2) Bersani, G., Pesaresi, L., Orlandi, V. et al.: Atypical antipsychotics and polydipsia: a cause or a treatment? Hum. Psychopharmacol., 22(2): 103-107, 2007.
3) Chen, C.H., Wei, F.C., Koong, F.J. et al.: Association of TaqI A polymorphism of dopamine D2 receptor gene and tardive dyskinesia in schizophrenia. Biological Psychiatry, 41: 827-829, 1997.
4) de Leon, J., Verghese, C., Stanilla, J.K. et al.: Treatment of polydipsia and hyponatremia in psychiatric patients. Can clozapine be a new option? Neuropsychopharmacology, 12: 133-138, 1995.
5) Fukunaka, Y., Shinkai, T., Hwang, R. et al.: The orexin 1 receptor (HCRTR1) gene as a susceptibility gene contributing to polydipsia-hyponatremia in schizophrenia. Neuromolecular Med., 9(4): 292-297, 2007.
6) Hagan, J.J., Leslie, R.A., Patel, S. et al.: Orexin A activates locus coeruleus cell firing and increases arousal in the rat. Proc. Natl. Acad. Sci. USA., 96(19): 10911-10916, 1999.
7) Johansson, I., Oscarson, M., Yue, Q.Y. et al.: Genetic analysis of the Chinese cytochrome P4502D locus: characterization of variant CYP2D6 genes present in subjects with diminished capacity for debrisoquine hydroxylation. Mol. Pharmacol., 46(3): 452-459, 1994.
8) Kunii, K., Yamanaka, A., Nambu, T. et al.: Orexins/hypocretins regulate drinking behaviour. Brain Res., 842(1): 256-261, 1999.
9) Lin, L., Faraco, J., Li, R. et al.: The sleep disorder canine narcolepsy is caused by a mutation in the hypocretin (orexin) receptor 2 gene. Cell, 98(3):

365-376, 1999.
10) Matsumoto, C., Shinkai, T., De Luca, V. et al.: Association between three functional polymorphisms of the dopamine D_2 receptor gene and polydipsia in schizophrenia. Int. J. Neuropsychopharmacol., 8(2): 245-253, 2005.
11) Matsumoto, C., Shinkai, T., De Luca, V. et al.: Association study between functional polymorphisms in the cytochrome P450 1A2 and 2D6 genes and polydipsia in schizophrenia. Neuromolecular. Med., 8(3): 381-388, 2006.
12) Meerabux, J., Iwayama, Y., Sakurai, T. et al.: Association of an orexin 1 receptor 408Val variant with polydipsia-hyponatremia in schizophrenic subjects. Biol. Psychiatry, 58(5): 401-407, 2005.
13) 中村純, 國芳雅広, 大山司郎 他：DA_2 および $5-HT_2$ 受容体の不均衡状態が推定される多飲・水中毒に対する risperidone の効果. 臨床精神薬理, 1：69-77, 1997.
14) Ouyang, W.C., Wang, Y.C., Hong, C.J. et al.: Association study of angiotensin-converting enzyme gene polymorphism with schizophrenia and polydipsia. Neuropsychobiology, 44(1): 31-35, 2001.
15) Rigat, B., Hubert, C., Alhenc-Gelas, F. et al.: An insertion/deletion polymorphism in the angiotensin I-converting enzyme gene accounting for half the variance of serum enzyme levels. J. Clin. Invest., 86(4): 1343-1346, 1990.
16) Sachse, C., Brockmoller, J., Bauer, S. et al.: Cytochrome P450 2D6 variants in a Caucasian population: allele frequencies and phenotypic consequences. Am. J. Hum. Genet., 60(2): 284-295, 1997.
17) Sachse, C., Brockmoller, J., Bauer, S. et al.: Functional significance of a C-->A polymorphism in intron 1 of the cytochrome P450 CYP1A2 gene tested with caffeine. Br. J. Clin. Pharmacol., 47(4): 445-449, 1999.
18) Shinkai, T., De Luca, V., Utsunomiya, K. et al.: Functional polymorphism of the human multidrug resistance gene (MDR1) and polydipsia-hyponatremia in schizophrenia. Neuromolecular Med., 10(4): 362-367, 2008.
19) Shinkai, T., Ohmori, O., Hori, H. et al.: Genetic approaches to polydipsia in schizophrenia: a preliminary report of a family study and an association study of an angiotensin-converting enzyme gene polymorphism. Am. J. Med. Genet., 119B : 7-12, 2003.
20) Silverstein, E., Sokoloff, L., Mickelsen, O. et al.: Polyuria, polydipsia and hydronephrosis in inbred strain of mice. Federation Proceedings, 17 : 457, 1958.
21) Tiret, L., Rigat, B., Visvikis, S. et al.: Evidence, from combined segregation

and linkage analysis, that a variant of the angiotensin I-converting enzyme (ACE) gene controls plasma ACE levels. Am. J. Hum. Genet., 51(1): 197-205, 1992.
22) Wahlbeck, K., Rimon, R., Fyhrquist, F.: Elevated angiotensin-converting enzyme (kininase II) in the cerebrospinal fluid of neuroleptic-treated schizophrenic patients. 1. Schizophr. Res., 9(1): 77-82, 1993.
23) Yamada, K., Shinkai, T., Chen, H.I. et al.: Effect of COMT Val108/158Met genotype on risk for polydipsia in chronic patients with schizophrenia. Neuromolecular Med., 16(2): 398-404, 2014.
24) Yamaguchi, W., Shinkai, T., Inoue, Y. et al.: Association analysis between the C-1291G polymorphism in the promoter region of the adrenergic alpha2$_A$ receptor gene and polydipsia in schizophrenia. Prog. Neuropsychopharmacol. Biol. Psychiatry, 33(3): 499-502, 2009.

4 統合失調症や気分障害のMRの最新知見バイオマーカー

4-1　統合失調症や気分障害のMRの最新知見バイオマーカー（Ⅰ）

高橋　努，鈴木道雄

富山大学大学院医学薬学研究部神経精神医学講座

はじめに

　磁気共鳴画像（magnetic resonance imaging：MRI）などによる脳画像研究が活発に行われた結果，統合失調症における脳形態学的変化の特徴がかなり明らかとなってきており，特に前頭葉や側頭辺縁－傍辺縁系構造の体積減少が注目される[24]。これらの所見の一部は初発時に既に認められることなどから発症前から存在することが示唆され，胎生期を中心とした神経発達の障害に由来する比較的固定的な変化と考えられる。一方，発症後の脳形態の進行性変化も報告されており，統合失調症における脳形態変化の生じる時期や経過については未だ不明な点も多い。

　近年，統合失調症をはじめとする精神病性障害の前駆状態に対する脳画像研究が活発化している。これらの研究の多くはat-risk mental state（ARMS）という操作的な診断基準[36]により定義された精神病の発症危険群を対象としており，将来の発症予測という観点からは，後に精神病を発症したARMS症例のベースラインにおける所見が注目される。またMRIなどによ

る神経生物学的所見を統合失調症の客観的補助診断に応用する取り組みも行われつつあるが，脳形態所見の疾患特異性の問題など，臨床的実用化の観点からは課題も多い．

　統合失調症の脳形態画像研究については既に国内外から詳細な総説が発表されており[16,24,37]，本稿では主に当教室における統合失調症圏を対象とした構造MRI研究の最新結果および国内外における最近のARMS研究の結果を概説する．また気分障害圏で報告される脳形態学的変化についても簡単に触れた上で，生物学的所見による精神疾患の鑑別診断の可能性についても言及したい．

当教室における統合失調症圏のMRI研究

1．早期神経発達障害を示唆する所見[25]

　透明中隔腔の拡大，視床間橋の短縮・欠損などの大脳正中構造の異常は，その形成時期から中枢神経系の早期発達障害を反映する所見と考えられる．統合失調症では有意に視床間橋欠損率が高く，さらにこれらの正中構造のサイズが統合失調症患者における内側側頭葉構造の体積と相関していた．また統合失調症の病態との関連が示唆されるbrain-derived neurotrophic factor（BDNF）やdisrupted-in-Schizophrenia-1（DISC1）といった遺伝子の1塩基多型と脳形態の関連を調べたところ，大脳正中構造に加え[28]，海馬傍回や前頭前野などの複数の皮質領域で診断と遺伝子型の交互作用がみられた．すなわち，これらの遺伝子多型が健常者と統合失調症患者において脳形態に異なる影響を与えることが示唆された．特に近年の検討において，DISC1関連蛋白である14-3-3εの遺伝子多型が統合失調症における島回や海馬の灰白質体積に特異的に影響することが示された[12]．統合失調症患者にみられる脳構造の左右差，脳溝の深さ[29]，および脳溝脳回パターンの異常（Nishikawaら，投稿中）も早期の神経発達障害を支持する所見である．

2. 発症後の進行性脳形態変化[25]

統合失調症患者における精神病未治療期間の長さと上側頭回灰白質体積との負の相関は，病初期における同部位の進行性体積減少を示唆する所見である。実際に初回エピソード統合失調症患者の縦断データを用いて各脳部位の変化を評価したところ，左側優位に上側頭回灰白質体積の進行性減少が認められ，その程度は陽性症状の改善不良と有意に相関した。またフォロー期間中の抗精神病薬の総投与量と進行性灰白質減少の間には負の相関がみられ，抗精神病薬が疾患による進行性脳病態に対して保護的に作用する可能性が示唆された。統合失調症患者の紡錘状回にも同程度の進行性灰白質減少がみられ，その程度は陰性症状の改善不良と相関したが，前頭葉構造における進行性灰白質減少は乏しく（未発表データ），進行性脳病態における部位特異性が示唆された。一方，下垂体体積は初回エピソード統合失調症群で進行性に増大しており，病初期のストレス反応性の増大を反映する結果と考えられた。

ARMS群にみられる脳形態変化

1. ベースラインの所見

メルボルン，ロンドン，バーゼル，およびミュンヘンのグループによる多施設共同MRI研究[19]によれば，182例のARMSの前頭葉領域において健常群と比較して有意な灰白質減少を認め，ARMSのうち平均2年間の観察期間に精神病を発症した48例（26.4%）の左海馬傍回の灰白質体積は発症しなかった134例と比較して有意に減少していた。最近のメタ解析によれば，統合失調症で報告される主に前頭葉や側頭辺縁－傍辺縁系構造の体積減少や下垂体体積の増大が精神病前駆状態において既にある程度存在すること，それらの少なくとも一部は同様の前駆期症状を示しながら発症しない者に比較して顕著であることが示唆された（表4-1-1）。

表 4-1-1　ARMS 群にみられる脳形態変化（メタ解析結果）

著者（年）	対象	方法	主な所見
Smieskova et al.（2010）[23]	ARMS および遺伝的高危険群 385 例程度（うち 95 例が後に発症），健常対照群 290 例，および初発精神病群 211 例	メタ解析（20 編の構造 MRI 研究および 5 編の機能画像研究）	後に発症した高危険群において，非発症群と比較して前頭前野，帯状回，島回，および小脳の灰白質減少。後に発症した高危険群において，非発症群と比較して前頭前野の賦活低下，前頭葉および帯状回のニューロン密度低下など。
Fusar-Poli et al.（2011）[7]	ARMS および遺伝的高危険群 896 例（発症者数不明）および健常群 701 例	メタ解析（19 編の構造 MRI 研究）	高危険群全体として，健常群と比較して右の上側頭回と中前頭回，左の楔前部，両側の海馬/海馬傍回，前部帯状回，および前頭前野の灰白質減少。後に発症した高危険群は，非発症群と比較して右の下前頭回（島回を含む）および上側頭回の灰白質減少。
Fusar-Poli et al.（2012）[8]	未投薬の ARMS 群 198 例（発症者数不明），未投薬の初発精神病群 206 例，および健常対照群 456 例	メタ解析（14 編の構造 MRI 研究）	ARMS 群において，健常群と比較して右の上/中側頭回，海馬/海馬傍回，中前頭回，および左の前部帯状回の灰白質減少。初発精神病群において，ARMS 群と比較して右の上側頭回と前部帯状回，左の島回と小脳で灰白質減少。ARMS 発症群と非発症群の比較は行っていない。
Nordholm et al.（2013）[21]	ARMS または統合失調型障害群 177 例，初発精神病群 198 例，統合失調症群 419 例，および健常対照群 657 例	メタ解析（下垂体体積を報告した 10 編の構造 MRI 研究）	健常群と比較し，ARMS 発症群および初発精神病群において下垂体増大傾向。

　これらの脳画像所見の臨床応用に向けては課題も多いが（後述），ミュンヘンのグループは，ベースラインにおける MR 画像を用いた機械学習によ

る判別分析を行い[14]，健常群，ARMS 発症群，および ARMS 非発症群が 82% の精度で判別可能であることを報告した。同グループは前向きデザインで集められた別の ARMS 群に対しても同様の高い精度で後の発症を予測できることを示し[13]，高危険群の精神病発症予測において脳画像が各症例レベルで有用であると結論付けた。ただし，これらは比較的少数例での検討であり，多数例での追試が待たれる。

2. 精神病発症前後の縦断的脳形態変化

メルボルングループによる検討では，ARMS 発症群の発症前後において前頭前野，上側頭回，島回，帯状回などに比較的急激な灰白質体積減少を認めた[25]。バーゼルの MRI 研究[4]でも，前頭-側頭領域などにおいて，初回エピソード統合失調症患者にみられる進行性の脳構造変化が，前駆期において既に生じていることが示された。ただし経過中に精神病に移行した ARMS 症例における縦断的 MRI 研究は少なく，いずれも比較的少数例での報告である。

3. 当教室における ARMS 研究

富山大学附属病院神経精神科では，富山県心の健康センター（精神保健福祉センター）と共同して，2006 年 10 月より主に ARMS が疑われる若者を対象とした臨床サービス（Consultation and Support Service in Toyama：CAST）を行っている。CAST の目的のひとつとして，統合失調症発症リスクの生物学的基盤の解明へ貢献することが含まれており，当教室における ARMS を対象とした研究成果の一部を紹介する。

Nakamura ら[20]は初回エピソード統合失調群，ARMS 群，および健常対照群の脳形態を MRI の voxel-based morphometry（VBM）を用いて比較した。その結果，統合失調症群では健常群と比較して左前部帯状回の有意な灰白質減少を認め，また ARMS 群のうち後に精神病を顕在発症した症例において，同部位の灰白質体積が統合失調症群の平均近くに分布していた。

この所見は，ARMS群における前部帯状回の形態変化が後の精神病移行と関連する可能性を示唆していると考えられた。一部共通の対象を用いて下垂体体積を比較したところ，ARMS群および初回エピソード統合失調症群では健常群と比較して同程度に体積が増加しており，精神病の発症危険群におけるストレス脆弱性を反映する結果と思われた[27]。またARMS症例では健常者と比較して有意に嗅溝が浅く，胎生早期の神経発達障害が示唆された[30]。この嗅溝の変化はメルボルンのARMS症例でも追試され，さらにARMS発症群で変化がより強いことが確認された[31]。嗅溝は計測が比較的容易な形態マーカーのひとつであり，今後の臨床応用が期待される。

気分障害圏で報告される脳形態学的変化

当教室では気分障害圏の画像データは蓄積途中であり，現時点で所見を報告することはできない。しかし，後述のように統合失調症圏の脳画像データを臨床応用につなげるためには疾患特異性の検討が重要である。ここではいくつかの総説を引用し，気分障害圏で報告される脳形態の特徴について簡単に紹介する。

双極性障害のMRI研究[6]では，研究ごとの結果の不一致が目立つが，脳室拡大や深部白質の高信号は比較的再現性の高い所見である。また前部帯状回や島回などに灰白質減少がみられるが，その程度は統合失調症と比較して軽度である。一部の皮質領域には体積増大が報告されるが，lithium内服との関連が示唆される。病初期における変化や縦断的変化に関してはほとんどわかっていない。

単極性うつ病では海馬，基底核，眼窩前頭皮質，前部帯状回などの体積減少が報告され，これらの脳形態変化は重症例や遷延化例でより顕著のようである[17]。高齢発症の単極性うつ病ではT2強調画像で深部白質や脳室周囲の高信号が報告され[35]，病態における脳血管性要因の関与が示唆される。

脳形態画像所見の臨床応用に向けた取り組みとその課題

1. 脳画像による精神疾患の鑑別補助診断

われわれの検討では，脳構造画像を用いた統合失調症患者（慢性例）と健常者の判別分析において，概ね8割程度の精度で判別が可能であった[25]。その後の検討で，初回エピソード症例であっても脳画像により同程度の判別が可能であることが示された[32,33]。すなわち統合失調症の病初期において脳画像が客観的補助診断のためのバイオマーカーとして有用であることが示唆されたが，これらが統合失調症患者か健常者かの二者択一の結果であることには注意が必要である。例えば精神病症状を伴う双極性障害や大うつ病，さらにはパーソナリティ障害など，臨床的に統合失調症との鑑別が問題となりうる精神疾患は多く，これらの疾患においても統合失調症患者と一部類似した脳形態変化が報告されている[1,18,26]。統合失調症と双極性感情障害がMRI所見により90%の精度で判別可能であったとの報告があるが[22]，今後は他の精神疾患を含めたさらに詳細な検討が必要である。

2. 精神病早期介入への臨床応用

前述のARMSにおける所見より，高危険群の精神病発症予測において脳画像が有用である可能性が示唆されている。しかし，同様の定義を用いて募集した対象であっても，地域毎の精神保健サービスの違いなどもあり各研究グループにおけるARMS群が必ずしも均質な群ではないことには注意が必要である。例えばバーゼルグループのARMS発症群のほとんどが統合失調症に移行しているのに対して，メルボルングループのARMS発症群は統合失調症，精神病症状を伴う気分障害，および短期精神病性障害などさまざまな精神病に移行している。すなわち，ARMSにおける脳形態画像所見を臨床応用（将来の発症予測，病初期の補助診断など）に繋げるためには，さまざまな精神疾患の脳形態の類似点・相違点を前駆期を含む各疾患ス

テージにおいて検討する必要がある。現時点ではそのような MRI 研究は限られるが，後に双極性障害を発症した ARMS 群に島回や扁桃体の体積減少を認めたとする報告[2]，後に統合失調症を発症した ARMS 群に頭頂領域の灰白質減少を認めたのに対して，後に精神病症状を伴う感情障害を発症した ARMS 群では帯状回（脳梁膝下部）の灰白質減少を認めたとする報告[5] などがある。

また精神病前駆期に想定される進行性脳病態に対して，治療的介入がどのような効果を果たしうるかは現時点では不明である。しかし 3 ヵ月間の低用量 lithium 内服により ARMS 群にみられる経時的な海馬の微細構造変化が防がれたとする T2 緩和時間測定法（T2 relaxometry）を用いた報告があり[3]，早期治療により発症前にみられる進行性脳変化をある程度防止できる可能性が示唆される。高危険群における精神病発症予防に有用と報告される他の薬剤（不飽和脂肪酸など）や認知行動療法などの効果については今後の検討が必要である。

おわりに

本稿では，主に統合失調症圏を対象とした当教室における構造 MRI 研究の結果および国内外における最近の ARMS 研究の結果を紹介した。近年，脳画像解析技術の進歩に伴い統合失調症圏の病態解明に向けた生物学的知見が蓄積されつつある。また国際的な精神病早期介入への関心の高まりもあり，かつては一部の先進的なグループにより行われていた ARMS 研究が次第に広がりを見せ始めている。これに伴い，本邦からも ARMS を対象とした生物学的研究の結果が公表されつつあり[11]，今後は全国各地に形成されつつある活動拠点が連携しながら臨床研究をさらに発展させていくことが重要であると考えられる。構造 MRI の他に，精神疾患の鑑別や ARMS 症例の発症予測に有望なバイオマーカーとしては近赤外線スペクトロスコピー[34]，安静時機能的 MRI[15]，事象関連電位[9,10] などが挙げられ，その一

部は既に臨床応用が試みられている.疾患特異性や脳形態に及ぼす向精神薬の影響などに関してはさらなる検討が必要であるが,今後は脳構造画像に関しても臨床応用に向けた取り組みがさらに活発化することが期待される.

■文　献

1) Agarwal, N., Port, J.D., Bazzocchi, M. et al.: Update on the use of MR for assessment and diagnosis of psychiatric diseases. Radiology, 255 : 23-41, 2010.
2) Bechdolf, A., Wood, S.J., Nelson, B. et al.: Amygdala and insula volumes prior to illness onset in bipolar disorder: a magnetic resonance imaging study. Psychiatry Res., 201 : 34-39, 2012.
3) Berger, G.E., Wood, S.J., Ross, M. et al.: Neuroprotective effects of low-dose lithium in individuals at ultra-high risk for psychosis. A longitudinal MRI/MRS study. Curr. Pharm. Des., 18 : 570-575, 2012.
4) Borgwardt, S.J., McGuire, P.K., Aston, J. et al.: Reductions in frontal, temporal and parietal volume associated with the onset of psychosis. Schizophr. Res., 106 : 108-114, 2008.
5) Dazzan, P., Soulsby, B., Mechelli, A. et al.: Volumetric Abnormalities Predating the Onset of Schizophrenia and Affective Psychoses: An MRI Study in Subjects at Ultrahigh Risk of Psychosis. Schizophr. Bull., 38 : 1083-1091, 2012.
6) Fornito, A., Yücel, M., Pantelis, C.: Reconciling neuroimaging and neuropathological findings in schizophrenia and bipolar disorder. Curr. Opin. Psychiatry, 22 : 312-319, 2009.
7) Fusar-Poli, P., Borgwardt, S., Crescini, A. et al.: Neuroanatomy of vulnerability to psychosis: a voxel-based meta-analysis. Neurosci. Biobehav. Rev., 35 : 1175-1185, 2011.
8) Fusar-Poli, P., Radua, J., McGuire, P. et al.: Neuroanatomical Maps of Psychosis Onset: Voxel-wise Meta-Analysis of Antipsychotic-Naive VBM Studies. Schizophr. Bull., 38 : 1297-1307, 2012.
9) Higuchi, Y., Sumiyoshi, T., Seo, T. et al.: Mismatch negativity and cognitive performance for the prediction of psychosis in subjects with at-risk mental state. PLoS One, 8 : e54080, 2013.

10) Higuchi, Y., Seo, T., Miyanishi, T. et al.: Mismatch negativity and p3a/reorienting complex in subjects with schizophrenia or at-risk mental state. Front. Behav. Neurosci., 8 : 172, 2014.
11) Iwashiro, N., Suga, M., Takano, Y. et al.: Localized gray matter volume reductions in the pars triangularis of the inferior frontal gyrus in individuals at clinical high-risk for psychosis and first episode for schizophrenia. Schizophr. Res., 137 : 124-131, 2012.
12) Kido, M., Nakamura, Y., Nemoto, K. et al.: The Polymorphism of YWHAE, a Gene Encoding 14-3-3Epsilon, and Brain Morphology in Schizophrenia: A Voxel-Based Morphometric Study. PLoS One, 8 : e103571, 2014.
13) Koutsouleris, N., Borgwardt, S., Meisenzahl, E.M. et al.: Disease Prediction in the At-Risk Mental State for Psychosis Using Neuroanatomical Biomarkers: Results From the FePsy Study. Schizophr. Bull., 38 : 1234-1246, 2012.
14) Koutsouleris, N., Meisenzahl, E.M., Davatzikos, C. et al.: Use of neuroanatomical pattern classification to identify subjects in at-risk mental states of psychosis and predict disease transition. Arch. Gen. Psychiatry, 66 : 700-712, 2009.
15) Lee, M.H., Smyser, C.D., Shimony, J.S.: Resting-state fMRI: a review of methods and clinical applications. AJNR Am. J. Neuroradiol., 34 : 1866-1872, 2013.
16) Levitt, J.J., Bobrow, L., Lucia, D. et al.: A selective review of volumetric and morphometric imaging in schizophrenia. Curr. Top. Behav. Neurosci., 4 : 243-281, 2010.
17) Lorenzetti, V., Allen, N.B., Fornito, A. et al.: Structural brain abnormalities in major depressive disorder: a selective review of recent MRI studies. J. Affect. Disord., 117 : 1-17, 2009.
18) Mauchnik, J., Schmahl, C.: The latest neuroimaging findings in borderline personality disorder. Curr. Psychiatry Rep., 12 : 46-55, 2010.
19) Mechelli, A., Riecher-Rössler, A., Meisenzahl, E.M. et al.: Neuroanatomical abnormalities that predate the onset of psychosis: a multicenter study. Arch. Gen. Psychiatry, 68 : 489-495, 2011.
20) Nakamura, K., Takahashi, T., Nemoto, K. et al.: Gray matter changes in subjects at high risk for developing psychosis and first-episode schizophrenia: a voxel-based structural MRI study. Front. Psychiatry, 4 : 16, 2013.
21) Nordholm, D., Krogh, J., Mondelli, V. et al.: Pituitary gland volume in patients with schizophrenia, subjects at ultra high-risk of developing

psychosis and healthy controls: a systematic review and meta-analysis. Psychoneuroendocrinology, 38 : 2394-2404, 2013.
22) Schnack, H.G., Nieuwenhuis, M., van Haren, N.E. et al.: Can structural MRI aid in clinical classification? A machine learning study in two independent samples of patients with schizophrenia, bipolar disorder and healthy subjects. Neuroimage, 84 : 299-306, 2014.
23) Smieskova, R., Fusar-Poli, P., Allen, P. et al.: Neuroimaging predictors of transition to psychosis--a systematic review and meta-analysis. Neurosci. Biobehav. Rev., 34 : 1207-1222, 2010.
24) 鈴木道雄, 高橋努: 統合失調症と脳の形態変化. 日本臨床, 71 : 619-623, 2013.
25) 高橋努: 統合失調症圏障害における脳形態変化—病初期の変化および疾患特異性に着目して—. 北陸神経精神医学雑誌, 25 : 27-33, 2011.
26) Takahashi, T., Malhi, G.S., Nakamura, Y. et al.: Olfactory sulcus morphology in established bipolar affective disorder. Psychiatry Res., 222 : 114-117, 2014.
27) Takahashi, T., Nakamura, K., Nishiyama, S. et al.: Increased pituitary volume in early psychosis. Psychiatry Clin. Neurosci., 67 : 540-548, 2013.
28) Takahashi, T., Nakamura, M., Nakamura, Y. et al.: The Disrupted-in-Schizophrenia-1 Ser704Cys polymorphism and brain neurodevelopmental markers in schizophrenia and healthy subjects. Prog. Neuropsychopharmacol. Biol. Psychiatry, 56C : 11-17, 2015.
29) Takahashi, T., Nakamura, Y., Nakamura, K. et al.: Altered depth of the olfactory sulcus in first-episode schizophrenia. Prog. Neuropsychopharmacol. Biol. Psychiatry, 40 : 167-172, 2013.
30) Takahashi, T., Nakamura, Y., Nakamura, K. et al.: Altered depth of the olfactory sulcus in subjects at risk of psychosis. Schizophr. Res., 149 : 186-187, 2013.
31) Takahashi, T., Wood, S.J., Yung, A.R. et al.: Altered depth of the olfactory sulcus in ultra high-risk individuals and patients with psychotic disorders. Schizophr. Res., 153 : 18-24, 2014.
32) Takayanagi, Y., Kawasaki, Y., Nakamura, K. et al.: Differentiation of first-episode schizophrenia patients from healthy controls using ROI-based multiple structural brain variables. Prog. Neuropsychopharmacol. Biol. Psychiatry, 34 : 10-17, 2010.
33) Takayanagi, Y., Takahashi, T., Orikabe, L. et al.: Classification of first-episode schizophrenia patients and healthy subjects by automated MRI measures of regional brain volume and cortical thickness. PLoS One, 6 :

e21047, 2011.
34) Takizawa, R., Fukuda, M., Kawasaki, S. et al.: Neuroimaging-aided differential diagnosis of the depressive state. Neuroimage, 85 : 498-507, 2014.
35) Wang, L., Leonards, C.O., Sterzer, P. et al.: White matter lesions and depression: a systematic review and meta-analysis. J. Psychiatr. Res., 56 : 56-64, 2014.
36) Yung, A.R., Phillips, L.J., Yuen, H.P. et al.: Psychosis prediction: 12-month follow up of a high-risk ("prodromal") group. Schizophr. Res., 60 : 21-32, 2003.
37) Zipursky, R.B., Reilly, T.J., Murray, R.M.: The myth of schizophrenia as a progressive brain disease. Schizophr. Bull., 39 : 1363-1372, 2013.

4-2 統合失調症や気分障害のMRの最新知見バイオマーカー（II）精神疾患の画像研究

吉村玲児[1]，後藤直樹[1]，林 健司[1]，掛田伸吾[2]，
興梠征典[2]，中村 純[1]

1) 産業医科大学医学部精神医学教室，2) 産業医科大学医学部放射線科学

はじめに

　精神疾患の脳画像研究が活発になっている。その理由のひとつとして，magnetic resonance imaging（MRI）の技術の格段の進歩がある。これまでの脳形態研究は，領域を設定して視察にてその領域の体積を算出後，頭蓋内容積で補正をして，その体積を測定する手法を用いてきた（Regions of Interest法）。しかし，この方法では，視察で特定することが困難な領域の体積の計測が難しく，また研究者の恣意がバイアスとして影響する可能性もある。現在広く用いられているVoxel Based Morphometry（VBM）は，特定領域に限定せず全脳を対象として灰白質，白質密度をVoxelごとに探索的に評価する手法である。VBMは標準化，分割化，平滑化という前処置を行う必要がある。

　Magnetic Resonance Spectroscopy（MRS）は核磁気共鳴現象に基づく

機能画像手法である。この方法を用いることにより，脳内の N-アセチルアスパラギン酸（NAA），コリン含有物質，クレアチン（Cr），クレアチリン酸，乳酸，グルタミン（Gln），グルタミン酸（Glu），ミオイノーシトール，γ-アミノ酪酸（GABA）の測定も可能である。

統合失調症に関する画像研究解析[7]

初診時に DSM-IV での統合失調症診断基準 A, B, D, E, F を満たすが持続期間は 6 ヵ月未満である患者をエントリーした。その後の follow up で統合失調症の診断が確定した患者 19 例と性別・年齢を一致させた 19 例を健常者群として設定した。エントリー時の状態を早期精神病と定義し，早期精神病群と健常者群について灰白質・白質容積，平均拡散能（mean diffusivity：MD）および拡散異方性（fractional anisotropy：FA）の変化を voxel-base に解析した。その結果，1）全脳・灰白質，白質容積に早期精神病群と健常者群に有意差は認められなかった（表 4-2-1）。2）健常者に比べ早期精神病症例で左海馬傍回・左島・右前部帯状回 MD が上昇していた（図 4-2-1）。3）左放線冠と FA に負の相関が得られた（図 4-2-2）。

表 4-2-1　容積の群間比較

	patients	controls	t-test
	Mean	Mean	p
age	29.9 ± 10.2	29.7 ± 12.0	0.96
Male/Female	9/10	9/10	
Total intracranial volume	1470.0 ± 176.1	1479.3 ± 141.1	0.86
Total GM volume	676.7 ± 82.2	707.9 ± 62.4	0.20
Total WM volume	461.5 ± 68.2	460.7 ± 45.2	0.97

全脳・灰白質・白質体積に群間差なし

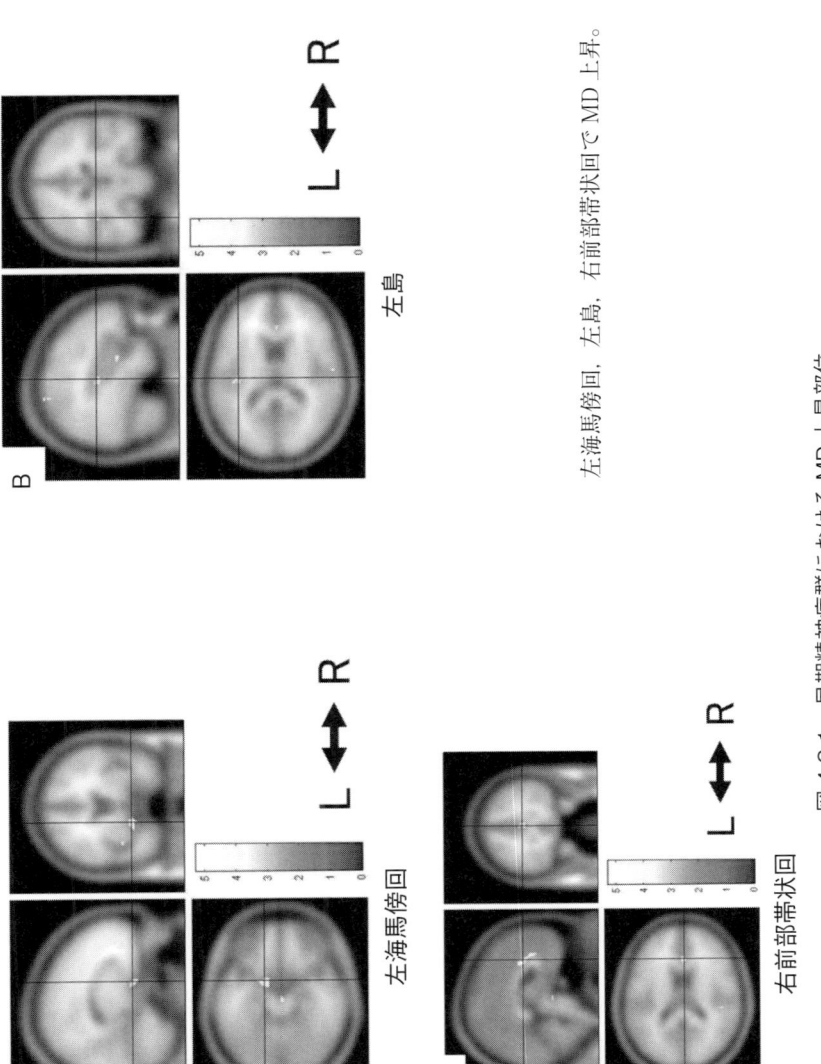

4-2 統合失調症や気分障害の MR の最新知見バイオマーカー（Ⅱ） 59

図 4-2-1 早期精神病群における MD 上昇部位

左海馬傍回, 左島, 右前部帯状回で MD 上昇。

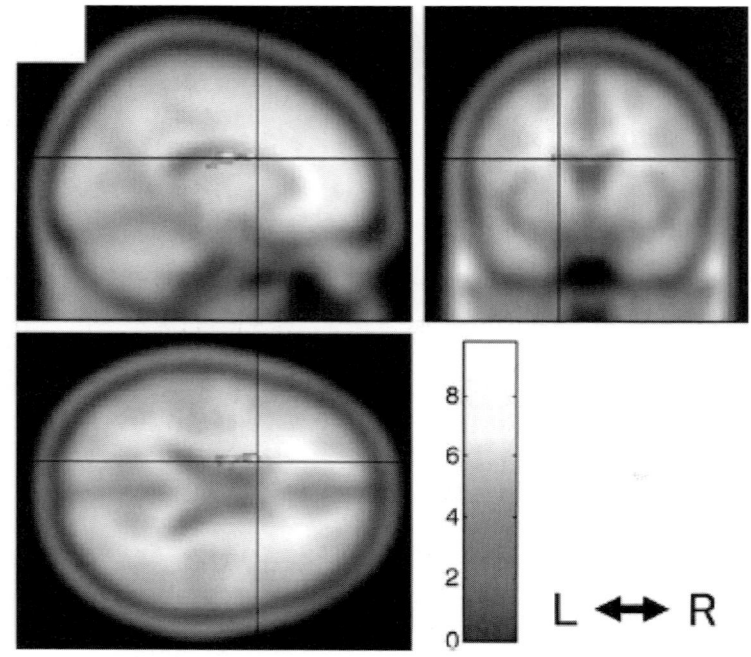

図 4-2-2　早期精神病群における FA 値（巻頭カラー ii 頁）
左放線冠に FA 値と PANSS-N に負の相関。

統合失調症に関する MRS 研究

1. 統合失調症に関する MRS 研究[5]

　前述と同じ対象（各群 1 例ずつは MRS が撮像できずに脱落）を用いて，脳内 GABA, Gln+Glu, NAA 濃度を前頭葉，左基底核，頭頂後頭葉（いずれの ROI も 3cm × 3cm × 3cm）で測定した。図 4-2-3 に典型的な MRS のチャートを示した。その結果，いずれの ROI でも，1）GABA/Cr は早期精神病群（N=18）で健常者群（N=18）と比較して左基底核で有意に低値であった。2）Gln+Gln/Cr は早期精神病群で健常者群と比較して左基底核で有意に高値であった。3）NAA/Cr は早期精神病群で健常者群と比較して左

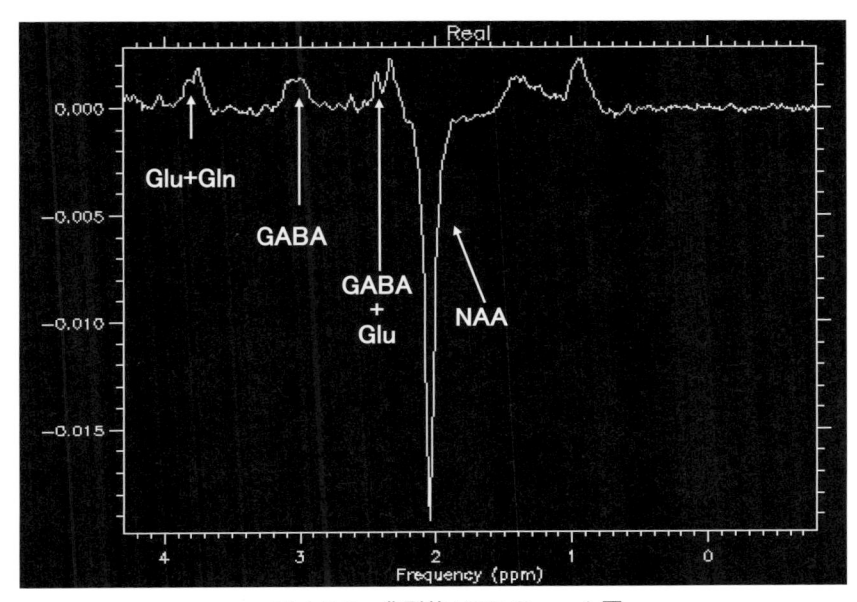

図 4-2-3　典型的 MRS チャート図

基底核で有意に低値であった（表 4-2-2）。

2. 統合失調症に関する MRS 研究 [2,3]；follow up 研究

18 例の初回エピソード統合失調症患者を非定型抗精神病薬（olanzapine・risperidone・quetiapine・perospirone）で 6 ヵ月間治療した。その結果，1) 18 例全体では Positive and Negative Syndrome Scale Total Score が 25% 低下した。2) 前頭葉・左基底核・頭頂後頭葉の脳内 GABA/Cr に変化は認められなかった。3) 前頭葉・左基底核・頭頂後頭葉の脳内 NAA/Cr に変化は認められなかった。4) 前頭葉で Gln+Glu/Cr が低下していた（図 4-2-4）。5) いずれのパラメーターも臨床症状改善と関連はなかった。

3. 統合失調症に関する MRS 研究〔血清脳由来神経栄養因子（BDNF）濃度との関連〕[1]

表 4-2-2　脳内 GABA/Cr, Glu+Gln/Cr, NAA/Cr 濃度 [5]

	early stage of first-episode schizophrenia (n=18)	normal control (n=18)	p-value
(GABA/Cr)			
F	1.12 ± 0.88	1.30 ± 1.16	0.605
LB	1.12 ± 0.71	1.73 ± 0.81	0.024
PO	0.85 ± 0.39	0.75 ± 0.44	0.503
(Glu+Gln/Cr)			
F	0.79 ± 0.28	0.67 ± 0.40	0.205
LB	0.72 ± 0.16	0.60 ± 0.18	0.049
PO	0.71 ± 0.15	0.74 ± 0.13	0.887
(NAA/Cr)			
F	1.19 ± 0.20	1.28 ± 0.15	0.166
LB	1.24 ± 0.10	1.34 ± 0.10	0.012
PO	1.21 ± 0.09	1.25 ± 0.07	0.136

1）初回エピソード統合失調症患者（N=19）では健常者群（N=19）よりも血清 BDNF 濃度が有意に低値であった。2）前頭葉の NAA/Cr と血清 BDNF 濃度との間には有意に正の関連が認められた（図 4-2-5）。

未治療大うつ病性障害に関する拡散テンソル研究 [6]

未治療の初発大うつ病性障害において，brain-derived neurotrophic factor（BDNF）と catechol-O-methyltransferase（COMT）の遺伝子多型と血漿中のドパミン代謝産物（homovanillic acid：HVA）やノルアドレナリンの代謝産物（3-methoxy-4-hydroxyphenylglycol：MHPG）濃度，血漿中 BDNF 濃度，および脳内白質の神経線維走行変化との関連について検討した。DSM-IV-TR の大うつ病性障害を満たす初発未治療患者 30 例と性別と年齢を一致させた健常者 30 例を対象とした。頭部の拡散テンソル画像（diffusion tensor imaging：DTI）を撮像した。脳画像統計解析には tract-based spatial statistics（TBSS）を用いた。採取した血液の白血球から遺伝子を採取後ダイレクトシーケンス法により BDNF 遺伝子 Val66Met 多型（rs6265）と

4-2 統合失調症や気分障害の MR の最新知見バイオマーカー（Ⅱ）

6M follow-up 後の NAA 濃度変化

（グラフ：NAA/Cr、T0/T6 の比較、Fronto-temporal lobe、Left basal ganglia、Perieto-occipital lobe、いずれも N.S.）

6M follow-up 後の Glu+Gln（Glx）濃度変化

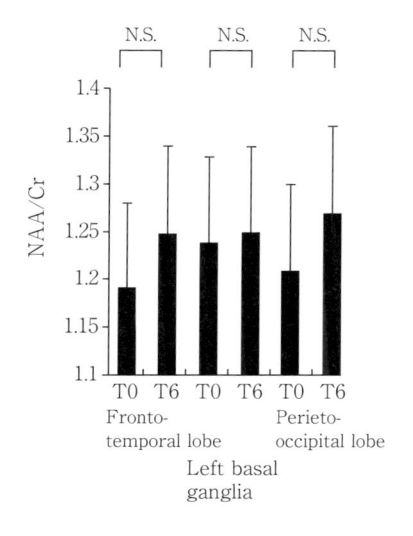

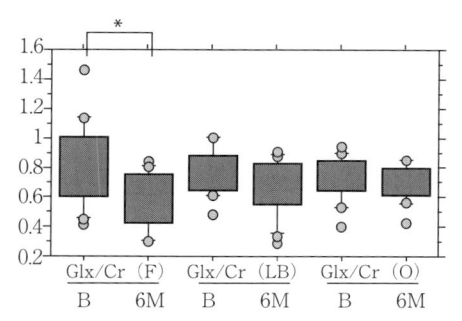

（グラフ：Glx/Cr (F)、Glx/Cr (LB)、Glx/Cr (O) の B と 6M の比較、F で *）

*$P<0.05$. Glx, glutamate plus glutamine; Cr, creatine; F, frontal lobe; LB, left basal ganglia; O, parieto-occipital lobe; B, before treatment with atypical antipsyshotic drugs; 6M, 6 months after treatment with atypical antipsychotic drugs.

図 4-2-4　非定型抗精神病薬治療前後での脳内 Glx/Cr の変化

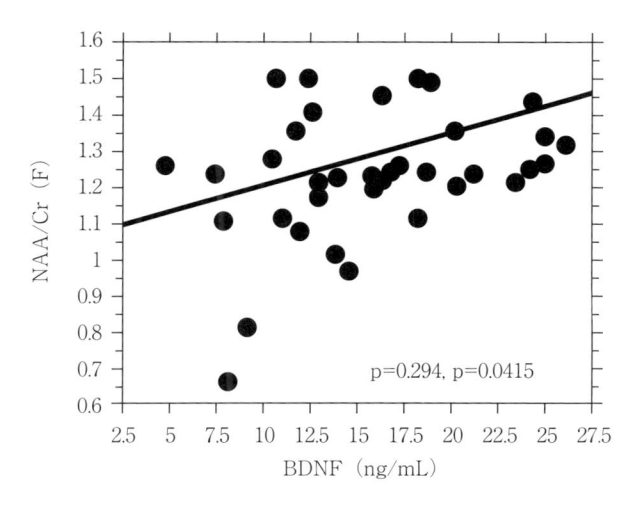

（散布図：横軸 BDNF (ng/mL)、縦軸 NAA/Cr (F)、p=0.294, p=0.0415）

図 4-2-5　前頭葉 NAA/Cr と血清 BDNF 濃度に正の相関

COMT 遺伝子 Val158Met 多型（rs4680）を調べた。血漿中 HVA，MHPG は電気検出器付高速液体クロマトグラフィー（HPLC-ECD），血漿中 BDNF 濃度は ELISA 法で測定した。精神症状については，Hamilton Rating Scale for Depression 17-item（Ham-D17）で評価した。結果は，1）BDNF 遺伝子 Val66Met 多型に関しては，Val/Val 群と Met-Carrier 群で DTI から得られた fractional anisotropy（FA），axial diffusivity（AD），radial diffusivity（RD）の値の間に有意な相関は認めなかった。2）COMT 遺伝子 Val158Met に関しては，Val/Val 群と Met-Carrier 群で，側頭葉白質（内包）において，患者 Met-Carrier 群と健常者 Met-Carrier 群との間で，FA 値と AD 値に有意な低下を認めた。3）血漿中 MHPG, HVA, BDNF 濃度は，患者と健常者で BDNF と COMT のいずれの遺伝子多型（Val/Val 群と Met-Carrier 群）間にも有意な差はみられなかった。4）Ham-D17 で体重減少の項目のみ COMT 遺伝子 Val158Met の ValVal 群が，Met-Carrier 群に比べて有意に得点が低かった（図 4-2-6 〜 8, 表 4-2-3）。

性格傾向と脳内 GABA 濃度 [4]

41 例の健常者（男性 21 例，女性 20 例，年齢：平均 ± 標準偏差 37 ± 7 歳）を対象に NEO Five-Factor Inventory 性格検査得点と MRS による脳内 GABA 濃度の関連を検討した。その結果，前頭葉の GABA/Cr と外向性（extroversion）得点との間に有意に正の相関が認められた。

まとめ

これまで，われわれが行ってきた精神画像研究結果を概観した。統合失調症（早期精神病）患者で得られたわれわれの知見は現在提唱されている統合失調症の分子，脳領域，神経ループ仮説を補完するものである。しかし，Imaging genetics 研究で精神疾患との直接との関連を明らかにすることは困

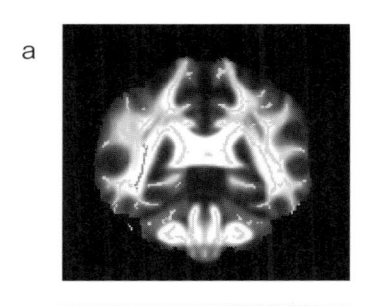

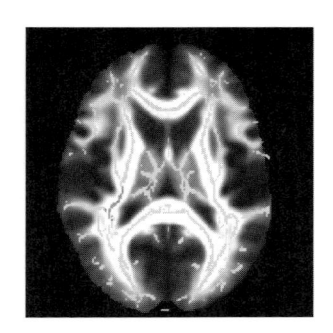

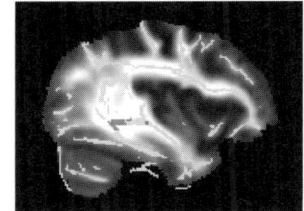

4-2 統合失調症や気分障害の MR の最新知見バイオマーカー（Ⅱ）

患者の COMT Val158Met genotype Met-carriers 群では，健常者の Met-carriers 群と比べ，FA 値が，右側頭葉（内包）で低下（p=0.046, 0.049）

図 4-2-6　Diffusion tensor tractography a-c（巻頭カラー ⅲ 頁）

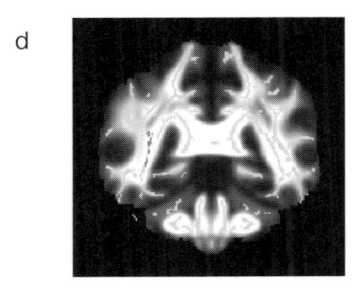

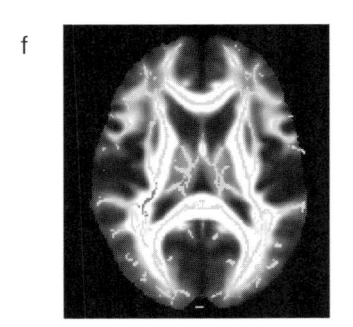

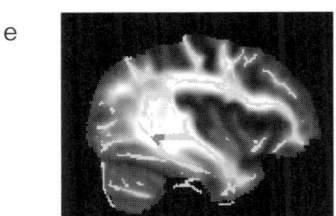

患者の COMT Val158Met genotype Met-carriers 群では，健常者の Met-carriers 群と比べ，AD 値も，右側頭葉（内包）で低下（p=0.046, 0.049）

図 4-2-7　Diffusion tensor tractography d-f（巻頭カラー ⅲ 頁）

g

i

h

患者・健常者間では RD 値に差がなかった。
COMT Val158Met genotype Val/Val 群 と
Met-carriers 群間に差がなかった。

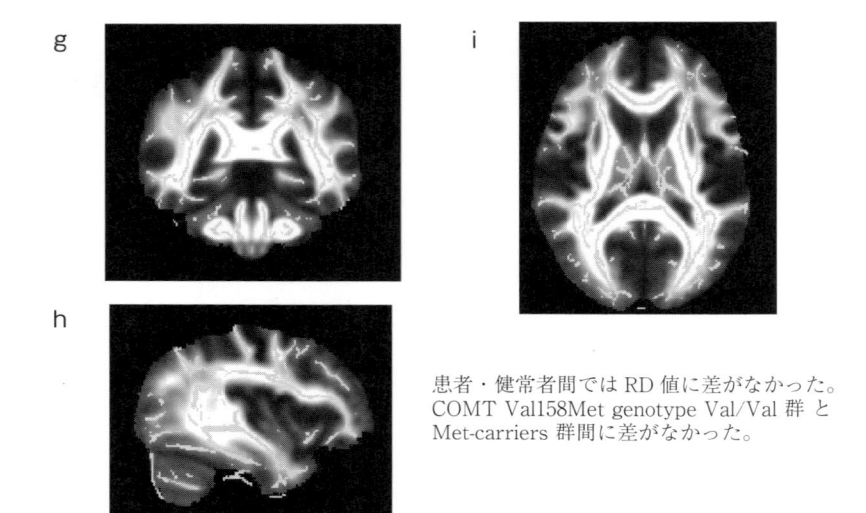

図 4-2-8　Diffusion tensor tractography g-i（巻頭カラー iv 頁）

表 4-2-3　The results of the image analyses

Anatomical regions	cluster size	p-value (FWE-corrected)	MNI cordinate		
			x	y	z
FA analysis (HS > MDD in Met carriers)	81	0.046	54	87	84
Right temporal lobe	10	0.049	53	91	80
AD analysis (HS > MDD in Met carriers)	151	0.046	58	90	87
Right temporal lobe	9	0.049	51	81	71

FA = fractional anisotropy , MD = mean diffusibility, HS = healthy subjects, MDD = major depressive disorder patients, MNI = Montreal Neurologic Institute

難である。今後中間表現型との関連研究で強固な結果を得たのちに，それらを統括することにより精神疾患の病態の本質に初めて迫ることができるのであろう。

■文　献

1) Goto, N., Yoshimura, R., Kakeda, S. et al.: Comparison of brain N-acetylaspartate levels and serum brain-derived neurotrophic factor (BDNF) levels between patients with first-episode schizophrenia psychosis and healthy controls. Eur. Psychiatry, 26(1): 57-63, 2011.
2) Goto, N., Yoshimura, R., Kakeda, S. et al.: No alterations of brain GABA after 6 months of treatment with atypical antipsychotic drugs in early-stage first-episode schizophrenia. Prog. Neuropsychopharmacol. Biol. Psychiatry, 34 (8): 1480-1483, 2010.
3) Goto, N., Yoshimura, R., Kakeda, S. et al.: Six-month treatment with atypical antipsychotic drugs decreased frontal-lobe levels of glutamate plus glutamine in early-stage first-episode schizophrenia. Neuropsychiatr. Dis. Treat., 8 : 119-122, 2012.
4) Goto, N., Yoshimura, R., Moriya, J. et al.: Critical examination of a correlation between brain gamma-aminobutyric acid (GABA) concentrations and a personality trait of extroversion in healthy volunteers as measured by a 3 Tesla proton magnetic resonance spectroscopy study. Psychiatry Res., 182(1): 53-57, 2010.
5) Goto, N., Yoshimura, R., Moriya, J. et al.: Reduction of brain gamma-aminobutyric acid (GABA) concentrations in early-stage schizophrenia patients: 3T Proton MRS study. Schizophr. Res., 112(1-3): 192-193, 2009.
6) Hayashi, K., Yoshimura, R., Kakeda, S. et al.: COMT Val158Met, but not BDNF Val66Met, is associated with white matter abnormalities of the temporal lobe in patients with first-episode, treatment-naïve major depressive disorder: a diffusion tensor imaging study. Neuropsychiatr. Dis. Treat., 10 : 1183-1190, 2014.
7) Moriya, J., Kakeda, S., Abe, O. et al.: Gray and white matter volumetric and diffusion tensor imaging (DTI) analyses in the early stage of first-episode schizophrenia. Schizophr. Res., 116(2-3): 196-203, 2010.

4-3 統合失調症や気分障害のMRの最新知見バイオマーカー（Ⅲ）MRSの最新知見を中心に

住谷さつき，大森哲郎

徳島大学大学院ヘルスバイオサイエンス研究部精神医学分野

はじめに

　精神疾患のバイオマーカーとしての脳画像研究は，分子生物学や生化学によるバイオマーカー探索よりいくぶん遅れた。初期のころ，CT（computed tomography）やMRI（magnetic resonance imaging）を用いた形態画像研究では，統合失調症や気分障害をはじめとする多くの精神疾患の脳構造には健常者と比較して特異的な変化がみられないとされたからである。そのため形態画像は精神科領域において，主に認知症などの器質性精神疾患の研究ツールとして用いられた。その後，MR装置の解像度や撮像技術が飛躍的に進歩し，新しい解析手法が次々と開発されるようになり，内因性の強い精神疾患においても形態画像研究で微細な構造変化が報告されてきているが，最近まで精神疾患の脳画像研究の主流となってきたのは主に機能画像であった。

　脳機能画像は，脳から種々の生体信号を検出し画像化処理を行うことで

脳内部の機能的状態を捉える方法の総称である。PET（positron emission tomography），SPECT（single photon emission computed tomography），fMRI（functional MRI），MRS（magnetic resonance spectroscopy），NIRS（near-infrared spectroscopy）といった機能画像手法により，リアルタイムで脳内の血流変化や代謝物質の変化を観察することができる。また，神経伝達に関わる機能性蛋白に結合する標識薬剤を用いることで，受容体やトランスポーターに結合する治療薬物を評価することも可能である。機能画像研究ではそれぞれの手法に適した研究デザインが組まれ，さまざまな精神疾患の疾患特異的な変化，治療前後における変化，脳活動負荷時の変化，さらには治療薬物の脳内での動態に関して多くの成果を上げてきており，精神疾患のバイオマーカーとしての可能性が期待されている。

　MRSは，MRIを撮像するのと同じMR装置を用いて非侵襲的に生体内の物質を定量する画像研究手法である。脳を標的としたMRSの臨床応用は当初，脳腫瘍，急性期脳梗塞，神経変性疾患などで進められてきた。MRSでは形態画像では見出されない神経細胞の破壊や変性をミクロレベルで捉えることが可能であったからである。最近では，高磁場のMR装置を用いることにより精度よく脳内物質を定量することが可能となり，精神疾患との関連が深いとされているグルタミン酸やGABA（gamma aminobutyric acid）のようなアミノ酸系神経伝達物質の定量が可能となったため，統合失調症や気分障害のような精神疾患の病態解明のツールとして期待が寄せられている。この章ではMRSの原理について概説し，精神科領域におけるバイオマーカーとしての可能性について，主に統合失調症や気分障害の研究における最新の知見を中心に紹介する。

MRSの原理

　MRSの原理はMRIと同じ核磁気共鳴現象である。MRSはMRIよりも古くに確立され，主に化学や薬学の分野で構造解析や分析に用いられていた技

術であるが，測定方法が煩雑で，データの精度や解釈にも問題があったため臨床医学への導入は MRI より遅れた。MRI や MRS に用いられる核磁気共鳴現象とは，強力な静磁場の中に置かれた原子核に電波を加えることにより生ずる原子核の励起状態である。原子核が磁場の中に置かれると原子核周囲の電子は，置かれた磁場に対向するような磁場を作るように動き出し，結果として局所的な磁場は弱められ原子核の歳差運動の回転速度を遅くする。これを化学シフトと呼ぶが，それぞれの原子核がどのような形で分子の中に存在するか，つまりその原子核の分子内での結合状況によってこれに違いが現れる。MRS では化学シフトの違いにより物質を同定し，スペクトロスコピーのピークの大きさによってその物質の定量を行う。現在，MRS に用いることが可能な核種は水素（1H），炭素（13C），リン（31P），フッ素（19F），ナトリウム（23Na）などであるが，臨床研究では自然状態で存在する比率が高く信号がとらえやすい水素原子の MRS であるプロトン MRS（1H-MRS）が広く普及している。この稿では，精神疾患研究の領域でも最も一般的な手法となっているプロトン MRS について述べる。

プロトン MRS

プロトン MRS は通常の MRI 撮像に用いられる 1.5Tesla 以上の MR 装置で MRI と同時に測定することができる。測定方法は脳内に関心領域（region of interest：ROI）を置くシングルボクセル法と，一度に複数の領域から信号を取得するマルチボクセル法がある。図 4-3-1 は左基底核に ROI を置いたシングルボクセル法を行う際の MRI 画像である。図中の四角を中心としたピンポン玉ほどの体積の脳領域が定量の対象となる。シングルボクセル法に用いられるシークエンスとしては PRESS（point resolved spectroscopic sequence）法と STEAM（stimulated echo acquisition mode）法があり，STEAM 法は局在精度が良好でエコー時間を短縮できるという長所があるが，反面 S/N（signal/noise）比が低くなるという短所がある。マルチボク

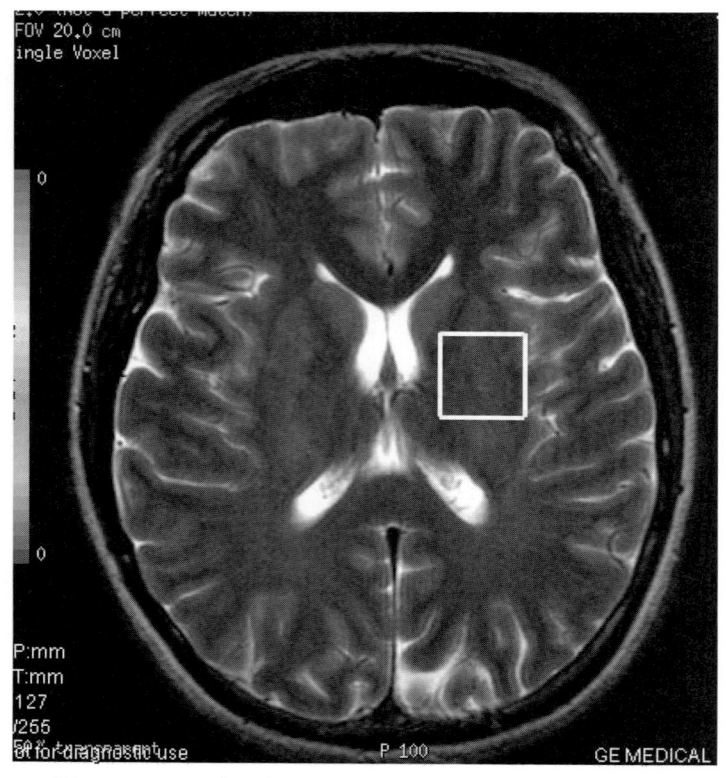

図4-3-1 シングルボクセル法（左基底核にボクセルを配置）

セル法はCSI（chemical shift imaging）法が一般的であり，脳内の代謝物の分布状態を検討する場合に適しているが絶対値が得られないという欠点がある。プロトンMRSで得られた信号は代謝物信号の既知情報をもとにカーブフィットを行う専用ソフトを用いて定量化されるが，単一代謝物の信号を較正して用いる方法と代謝物相互の比を用いる方法とがある。

図4-3-2に基底核にROIを置きSTEAM法で得られたプロトンMRSのスペクトルを示す。2.0ppm付近にみられる最も大きなピークがNAA（N-acetylaspartate：N-アセチルアスパラギン酸）の信号である。NAA

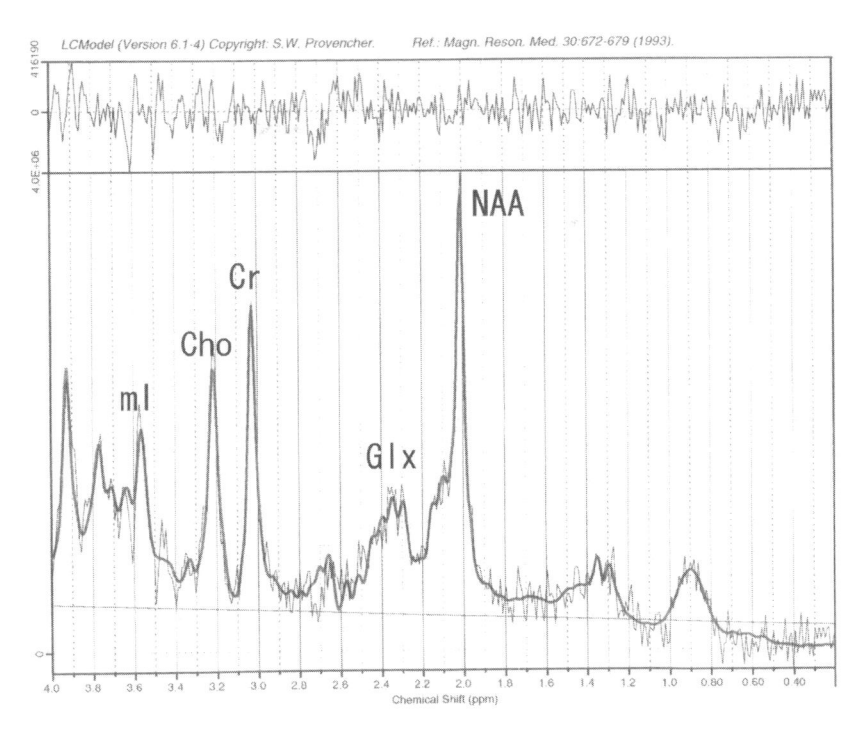

4-3 統合失調症や気分障害のMRの最新知見バイオマーカー（Ⅲ）　　73

図4-3-2　プロトンMRSで得られるスペクトル

は神経細胞に特異的なアミノ酸でありその神経細胞内における役割は未知の部分が多いが，神経細胞の密度や障害の程度を反映するとされている。NAAの左側の2つの大きなピークのうち，3.0ppm付近にみられるのはCr（creatine and phosphocreatine：クレアチン・クレアチンリン酸）の信号である。Crはエネルギー代謝に関連する比較的安定した物質で病的状態における変化が少ないために内部標準として用いられることもある。3.2ppm付近にみられるもうひとつのピークは，Cho（choline containing compound：コリン含有物質）の信号である。Choは細胞膜のリン脂質代謝に関連のある成分であり細胞膜の破壊や代謝亢進の指標とされる。図4-3-2にはみられないが，急性期の脳虚血や脳症では1.3ppm付近に二峰性のLac（lactate：乳

酸）の信号がみられることがある。Lac は嫌気性解糖に伴って生成されるため健常な状態ではほとんどみられないが，脳破壊の病的状態を経時的に捉えられることができる。2.1～2.5ppm 付近にみられる多峰性のピークには，Gln（glutamine：グルタミン），Glu（glutamate：グルタミン酸），GABA が混在している。このピークは Glx と呼ばれ，エコー時間を短くすることで明瞭になってくる信号である。グルタミン酸と GABA はそれぞれ脳内の興奮性，抑制性神経伝達物質として重要な役割を果たしており，精神疾患の病態生理にも深く関わっていると考えられている。エコー時間を短くすることで 3.6ppm 付近と 4.0ppm 付近に mI（myoinositol：ミオイノシトール）のピークも検出される。mI はアストロサイトに多く含まれ，細胞の浸透圧の調整と保持，および細胞形態の維持に必要な代謝物といわれている。これらのピークは 1.5Tesla 以上の MR 装置で検出されるが，3Tesla 以上の高磁場 MR 装置を用いればさらに高い精度で MRS のスペクトルを得ることができる。

　3Tesla 以上の MR 装置を用いると Gln と Glu を分離して定量することが可能となる。Glu は，興奮性ニューロンの神経伝達物質としての役割を担うが，構造や代謝にも関連するため，神経伝達物質としての Glu 放出の指標としては Glu 合成の基質となる Gln の変化を観察することが適切とされている。それゆえこれらを分離して定量できる意義は大きい。また，GABA は Glu から脳内で合成される抑制性アミノ酸でありベンゾジアゼピンの作用と関連して精神薬理学的に重要な物質であるが，通常の方法では 3.0ppm に存在する Cr のピークに重なってしまうため単独の同定は不可能であった。これも 3Tesla 以上の高磁場 MR 装置で MEGA-PRESS のシークエンスを用い，editing の後で差スペクトルをとることで検出が可能となった（図 4-3-3）。Glu，Gln，GABA の定量により，興奮性および抑制性のアミノ酸系神経伝達物質の生体内での動向を観察することが可能となったことは MRS の精神疾患のバイオマーカーとしての意義を高める。

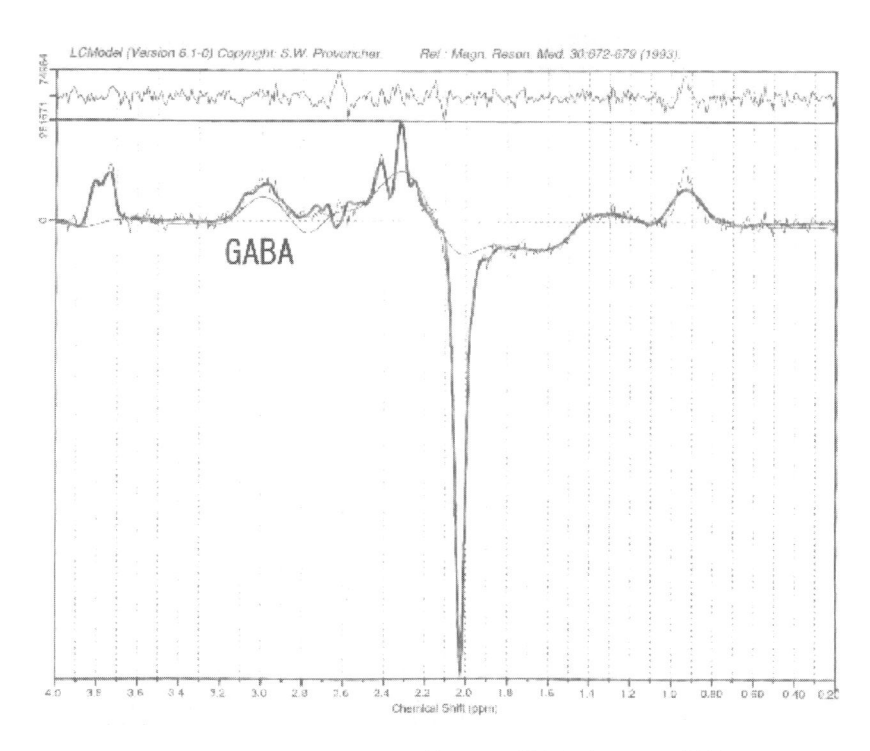

4-3 統合失調症や気分障害の MR の最新知見バイオマーカー（Ⅲ）

図 4-3-3　MEGA-PRESS 法により得られた GABA 信号

統合失調症の MRS 研究

　初期の統合失調症の MRS 研究では，低磁場装置でも精度よく定量できる NAA に注目が集まった。最初の報告は基底核と後頭葉で 4 名の患者と健康対照群との間の NAA レベルに違いがないというものであったが[24]，その後，多くの研究で前頭葉や側頭葉における NAA あるいは NAA/Cr の低下が報告されるようになり[7,11]，それは服薬をしていない患者でも示された[4]。現在では前頭葉，側頭葉における NAA レベルの低下はほぼ一致した結果となっている。メタアナリシスでも統合失調症患者の前頭葉，側頭葉，

視床のNAA低下が統一見解とされている[2,12,26]。当初，NAAは不可逆的な神経細胞脱落のマーカーとみなされていたが，現在では神経細胞機能の障害と回復に伴って可逆的に変化するものと考えられており，統合失調症においても治療前にみられたNAAの低下が治療後に回復するとされる[28]。ところで，プロトンMRSで得られるNAAピークの中にはNAAG（N-acetyl-aspartyl-glutamate）が含まれている。NAAGはNAAの前駆体でありNAAGからグルタミン酸が取り除かれてNAAが合成されるのであるが，このNAAGは，グルタミン酸の代謝調節型受容体であるmGluR3受容体のフルアゴニストであり，イオノトロピック受容体であるNMDA（N-methyl-d-aspartate）受容体の部分アゴニストとしての働きもあることが知られている[1]。ケタミンのようなNMDA受容体拮抗薬の投与が精神病様症状を惹起したり，統合失調症患者の陽性症状と陰性症状を増悪させることから，統合失調症の病態仮説のひとつとしてNMDA受容体機能低下に伴って起こるグルタミン酸の過剰放出による神経毒性が考えられている[17]。mGluR3受容体はNMDA受容体の調整を担うため，プロトンMRSで観察される統合失調症患者のNAAレベルの低下がNAAGの低下を反映しているものであるとしたら，この仮説の裏付けとなるかもしれない。しかし，今のところNAAとNAAGを分離して定量することはできない。

　この統合失調症のグルタミン酸仮説を踏まえて，統合失調症のプロトンMRS研究で注目を浴びるのはGluやGABAのようなアミノ酸系神経伝達物質の動向である。多くのプロトンMRS研究で統合失調症患者のGluの定量が試みられたが，初期のころは低磁場装置を用いていたためGluとGlnの分離が困難であった上，それぞれの研究のサンプル数も少なく，さらに測定部位，抗精神病薬の服薬の有無，重症度の違いなど研究デザインもまちまちであり，統一見解は得られなかった。その後，3Tesla以上の高磁場MR装置を用いた研究が行われるようになり，急性期の統合失調症患者でGln[33] Gln/Glu比[3]が高く，慢性期の統合失調症患者ではGlu[30,32]が低くなるという報告がみられるようになった。最近のメタアナリシスでは中前頭回における統

合失調症患者の Glu は健常者よりも低下しており，Gln は上昇していることが示されている[15]。薬物治療の前後の検討では，未治療統合失調症患者の前部帯状回と視床では Gln が有意に増加しているが，30ヵ月間の治療で健康対照群と差がみられなくなるという報告[34]や，未治療統合失調症患者の線条体での Glu の上昇が 4 週間の薬物治療後に正常化したという報告がみられている[6]。これらの結果は，統合失調症では急性期にグルタミン酸神経の過活動が起こるが，治療により正常化する可逆性を持つことや，慢性化すると今度は反対にグルタミン酸神経伝達が減少してゆくことを示唆する。これは，グルタミン酸神経の脱抑制によりグルタミン酸放出が過剰となり，神経毒性をもたらすという統合失調症のグルタミン酸仮説と矛盾しない。

ところで，グルタミン酸仮説では GABA 介在神経に存在する NMDA 受容体阻害が GABA 介在神経の機能低下を生じさせ，グルタミン酸神経回路の抑制が外れてグルタミン酸の放出が亢進するとされている。高磁場 MR 装置を用いた GABA の動態は，統合失調症患者では健常者と比較して低下しているという報告[9,36]，上昇しているという報告[10,19]，若年の患者では差がないが年長の患者では低下していたという報告[20]などまちまちで統一見解はない。われわれの研究では，慢性期の統合失調症患者では GABA レベルは健常者と有意な差がみられなかったが[30]，投与されている抗精神病薬の用量と前部帯状回における GABA 濃度に相関があるということが示された[29]。これらの報告は着目した撮像部位，急性期と慢性期の病相の違いによる症状，服薬の有無などに違いがあり，今後一致した見解を得るためにさらに多くの報告が必要となる。

まとめると，統合失調症の MRS 研究で，ほぼ一致した見解となっているのは，前頭葉における NAA レベルの低下と急性期の Gln の上昇であり，これは統合失調症のグルタミン酸仮説と矛盾しない結果となっている。

気分障害の MRS 研究

気分障害の MRS 研究は統合失調症ほど多くはない。

これまで，大うつ病に関してはメタアナリシスで基底核の Cho/Cr の上昇が示されたが，NAA には変化がなかったと報告されている[35]。この大うつ病における Cho レベルは薬物治療で下がるという報告[5]と，薬物治療や経頭蓋磁気刺激（transcranial magnetic stimulation : TMS）で上昇する[13,25]という報告があり一致した見解をみない。また，アミノ酸系神経伝達物質については，もうひとつ別のメタアナリシスで，うつ病エピソード中の前部帯状回の Glx の低下が示された[14]。この Glx の低下が電気けいれん療法（electroconvulsive therapy : ECT）により回復するという報告もみられる[16]。GABA は，後頭葉で低下しているが薬物治療や ECT で回復したという報告がある[21,22]。

双極性障害に関してはメタアナリシスで NAA の基底核における低下と前頭葉背外側面における上昇が示されている[12]。双極性障害群，統合失調症群，健常群の 3 群を比較した研究では，統合失調症にみられた帯状回における NAA レベルの低下や Cho レベルの上昇が，双極性障害群にはみられなかったという報告と慢性患者の前部前頭葉においては統合失調症患者と同様に NAA レベルが低下していたという報告がある[18,23]。アミノ酸系神経伝達物質については，もうひとつ別のメタアナリシスで，服薬の有無にかかわらず双極性障害患者の Glx の上昇が示されており，その変化は前頭葉で顕著だったとされる[8]。Glu と Gln を分離して検討した研究では，撮像時の状態像によってまちまちな結果が出ている[37]。また，3TeslaMR 装置を用いて大うつ病患者と双極性障害患者の後頭葉での代謝物質を比較した研究では両疾患とも GABA の低下が報告されている[23]。

気分障害の MRS に関しては，撮像時の状態像や服薬の影響も加味して，統一見解を得るためのさらなる研究が必要と思われる。

その他の精神疾患の MRS 研究

　統合失調症や気分障害の他にも，強迫性障害，パニック障害，PTSD，社会不安障害，摂食障害などを対象とした MRS 研究がみられる。これらの精神疾患の MRS 研究の結果に関してこれまでのところ統一見解はみられていないが，それは精神疾患の多様性が関与している可能性がある。われわれは強迫性障害患者を対象とした研究で，SSRI に反応のある患者群にはみられなかった前部帯状回の NAA 変化が SSRI に非定型抗精神病薬を付加して効果のあった患者群にみられたことを見出し，薬物応答性の違いにより強迫性障害患者の NAA のレベルに差があるということを報告した[27]。また，われわれは薬物が MRS データに与える影響を検討するために，健常者を対象として lithium carbonate を 2 週間服用した前後の MRS を撮像し，服用後は基底核における Gln が低下することを見出した[31]。精神疾患においては，各疾患の多様性，使用する薬物の影響，経時的な状態像の変化などを考慮して，臨床的な情報を十分に把握した上での研究が必要と考えられる。

おわりに

　MRS は非侵襲的に脳内代謝物の定量が可能な，安全で簡便な機能画像手法であるが，測定精度や信号解釈の問題により他の手法より発展が遅れた。しかし高磁場 MR 装置の普及や専用のソフトウエアの開発により急速に精神疾患の研究手法として可能性が広がっている。精神疾患の多くは多様性があり一元的に評価することは困難である。近年，画像データや認知機能データを中間表現型として遺伝子解析と組み合わせて生物学的マーカーを探索することに関心が寄せられているが，MRS は精神疾患に関連していると考えられるアミノ酸系神経伝達物質の生体内での動向をリアルタイムで捉えることが可能であることから，精神疾患のバイオマーカーとなりうる可能性が高

い。しかし，精神疾患における脳の機能的障害の可逆性を考慮すると，撮像時期の状態像の違いにより MRS で観察される代謝物の動態に違いが生じることが考えられる。また，無服薬の状態で撮像に協力できる被験者の割合が少ないため，服用している薬物の影響も考えなくてはならない。さらに，精神疾患において障害されていると推定される前頭葉や側頭葉は，基底核や後頭葉に比べると S/N 比が低下しやすいという問題もある。これらのことを考慮に入れて MRS で得られるデータを慎重に解析し，再現性を確認した上で結果を検討することが重要と思われる。

■文　献

1) Bergeron, R., Coyle, J.T., Tsai, G. et al.: NAAG reduces NMDA receptor current in CA1 hippocampal pyramidal neurons of acute slices and dissociated neurons. Neuropsychopharmacology, 30 : 7-16, 2005.
2) Brugger, S., Davis, J.M., Leucht, S. et al.: Proton magnetic resonance spectroscopy and illness stage in schizophrenia-a systematic review and meta-analysis. Biol. Psychiatry, 69 : 495-503, 2011.
3) Bustillo, J.R., Rowland, L.M., Mullins, P. et al.: H-1- MRS at 4Tesla in minimally treated early schizophrenia. Mol. Psychiatry, 15 : 629–636, 2010.
4) Cecil, K.M., Lenkinski, R.E., Gur, R.E. et al.: Proton magnetic resonance spectroscopy in the frontal and temporal lobes of neuroleptic naive patients with schizophrenia. Neuropsychopharmacology, 20 : 131–140, 1999.
5) Charles, H.C., Lazeyras, F., Krishnan, K.R. et al.: Brain choline in depression: in vivo detection of potential pharmacodynamic effects of antidepressant therapy using hydrogen localized spectroscopy. Prog. Neuropsychopharmacol. Biol. Psychiatry, 18 : 1121-1127, 1994.
6) de la Fuente-Sandoval, C., Léon-Ortiz, P., Azcárraga, M. et al.: Glutamate levels in the associative striatum before and after 4 weeks of antipsychotic treatment in first-episode psychosis: a longitudinal proton magnetic resonance spectroscopy study. JAMA Psychiatry, 70 : 1057-1066, 2013.
7) Delamillieure, P., Fernandez, J., Constans, J.M. et al.: Proton magnetic resonance spectroscopy of the medial prefrontal cortex in patients with

deficit schizophrenia: Preliminary report. Am. J. Psychiatry, 157 : 641-643, 2000.
8) Gigante, A.D., Bond, D.J., Lafer, B. et al.: Brain glutamate levels measured by magnetic resonance spectroscopy in patients with bipolar disorder: a meta-analysis. Bipolar. Disord., 14 : 478-487, 2012.
9) Goto, N., Yoshimura, R., Moriya, J. et al.: Reduction of brain gamma-aminobutyric acid (GABA) concentration on early-stage schizophrenia patients: 3T Proton MRS study. Schizophr. Res., 112 : 192-193, 2009.
10) Kegeles, L.S., Mao, X., Stanford, A.D. et al.: Elevated prefrontal cortex gamma-aminobutyric acid and glutamate-glutamine levels in schizophrenia measured in vivo with proton magnetic resonance spectroscopy. Arch. Gen. Psychiatry, 69 : 449-459, 2012.
11) Keshavan, M.S., Stanley, J.A., Pettegrew, J.W.: Magnetic resonance spectroscopy in schizophrenia: Methodological issues and findings-part II. Biol. Psychiatry, 48 : 369-380, 2000.
12) Kraguljac, N.V., Reid, M., White, D. et al.: Neurometabolites in schizophrenia and bipolar disorder-a systematic review and meta-analysis. Psychiatry Res., 203 : 111-125, 2012.
13) Luborzewski, A., Schubert, F., Seifert, F. et al.: Metabolic alterations in the dorsolateral prefrontal cortex after treatment with high-frequency repetitive transcranial magnetic stimulation in patients with unipolar major depression. J. Psychiatr. Res., 41 : 606-615, 2007.
14) Luykx, J.J., Laban, K.G., van den Heuvel, M.P. et al.: Region and state specific glutamate downregulation in major depressive disorder: a meta-analysis of (1) H-MRS findings. Neurosci. Biobehav. Rev., 36 : 198-205, 2012.
15) Marsman, A., van den Heuvel, M.P., Klomp, D.W. et al.: Glutamate in Schizophrenia: A Focused Review and Meta-Analysis of 1H-MRS Studies. Schizophr. Bull., 39 : 120-129, 2013.
16) Michael, N., Erfurth, A., Ohrmann, P. et al.: Metabolic changes within the left dorsolateral prefrontal cortex occurring with electroconvulsive therapy in patients with treatment resistant unipolar depression. Psychol. Med., 33 : 1277-1284, 2003.
17) Moghaddam, B., Adams, B., Verma, A. et al.: Activation of glutamatergic neurotransmission by ketamine: a novel step in the pathway from NMDA receptor blockade to dopaminergic and cognitive disruptions associated with the prefrontal cortex. J. Neurosci., 17 : 2921-2927, 1997.
18) Molina, V., Sánchez, J., Sanz, J. et al.: Dorsolateral prefrontal N-acetyl-

aspartate concentration in male patients with chronic schizophrenia and with chronic bipolar disorder. Eur. Psychiatry, 22 : 505-512, 2007.
19) Ongur, D., Prescot, A.P., McCarthy, J. et al.: Elevated gamma-aminobutyric acid levels in chronic schizophrenia. Biol. Psychiatry, 68 : 667-670, 2010.
20) Rowland, L.M., Kontson, K., West, J. et al.: In vivo measurements of glutamate, GABA, and NAAG in schizophrenia. Schizophr. Bull., 39 : 1096-1104, 2013.
21) Sanacora, G., Mason, G.F., Rothman, D.L. et al.: Increased occipital cortex GABA concentrations in depressed patients after therapy with selective serotonin reuptake inhibitors. Am. J. Psychiatry, 159 : 663-665, 2002.
22) Sanacora, G., Mason, G.F., Rothman, D.L. et al.: Increased cortical GABA concentrations in depressed patients receiving ECT. Am. J. Psychiatry, 160 : 577-579, 2003.
23) Sarramea Crespo, F., Luque, R., Prieto, D. et al.: Biochemical changes in the cingulum in patients with schizophrenia and chronic bipolar disorder. Eur. Arch. Psychiatry Clin. Neurosci., 258 : 394-401, 2008.
24) Sharma, R., Venkatasubramanian, P.N., Bárány, M. et al.: Proton magnetic resonance spectroscopy of the brain in schizophrenic and affective patients. Schizophr. Res., 8 : 43-49, 1992.
25) Sonawalla, S.B., Renshaw, P.F., Moore, C.M. et al.: Compounds containing cytosolic choline in the basal ganglia: a potential biological marker of true drug response to fluoxetine. Am. J. Psychiatry, 156 : 1638-1640, 1999.
26) Steen, R.G., Hamer, R.M., Lieberman, J.A.: Measurement of brain metabolites by 1H magnetic resonance spectroscopy in patients with schizophrenia: a systematic review and meta-analysis. Neuropsychopharmacology, 30 : 1949-1962, 2005.
27) Sumitani, S., Harada, M., Kubo, H. et al.: Proton magnetic resonance spectroscopy reveals an abnormality in the anterior cingulate of a subgroup of obsessive-compulsive disorder patients. Psychiatry Res., 154 : 85-92, 2007.
28) Szulc, A., Galinska, B., Tarasow, E. et al.: Proton magnetic resonance spectroscopy study of brain metabolite changes after anti psychotic treatment. Pharmacopsychiatry, 44 : 148-157, 2011.
29) Tayoshi, S., Nakataki, M., Sumitani, S. et al.: GABA concentration in schizophrenia patients and the effects of antipsychotic medication: A proton magnetic resonance spectroscopy study. Schizophr. Res., 117 : 83-91, 2010.
30) Tayoshi, S., Sumitani, S., Taniguchi, K. et al.: Metabolite changes and gender differences in schizophrenia using 3-Tesla proton magnetic resonance

spectroscopy (1H-MRS). Schizophr. Res., 108 : 69-77, 2009.
31) Tayoshi, S.S., Tayoshi, S., Sumitani, S. et al.: Lithiun effects on brain glutamatergic and GABAergic systems of healthy volunteers as measured by proton resonance spectroscopy. Prog. Neuropsychopharmacol. Bio. Psychiatry, 32 : 249-256, 2008.
32) Théberge, J., Al-Semaan, Y., Williamson, P.C. et al.: Glutamate and glutamine in the anterior cingulate and thalamus of medicated patients with chronic schizophrenia and healthy comparison subjects measured with 4.0-T proton MRS. Am. J. Psychiatry, 160 : 2231-2233, 2003.
33) Théberge, J., Bartha, R., Drost, D.J. et al.: Glutamate and glutamine measured with 4.0 T proton MRS in never-treated patients with schizophrenia and healthy volunteers. Am. J. Psychiatry, 159 : 1944-1946, 2002.
34) Théberge, J., Williamson, K.E., Aoyama, N. et al.: Longitudinal grey-matter and glutamatergic losses in first-episode schizophrenia. Br. J. Psychiatry, 191 : 325-334, 2007.
35) Yildiz-Yesiloglu, A., Ankerst, D.P.: Review of 1H magnetic resonance spectroscopy findings in major depressive disorder: a meta-analysis. Psychiatry Res., 147 : 1-25, 2006.
36) Yoon, J.H., Maddock, R.J., Rokem, A. et al.: GABA concentration is reduced in visual cortex in schizophrenia and correlates with orientation-specific surround suppression. J. Neurosci., 30 : 3777-3781, 2010.
37) Yuksel, C., Ongur, D.: Magnetic resonance spectroscopy studies of glutamate-relatede abnormalities in mood disorders. Biol. Psychiatry, 68 : 785-794, 2010.

5 統合失調症やうつ病の認知機能への影響

5-1 統合失調症の神経認知機能障害：BACSによる評価を中心に

住吉太幹

国立精神・神経医療研究センター病院臨床研究推進部

統合失調症と神経認知機能

統合失調症では特異的な神経認知機能（認知機能）の領域，すなわち記憶，実行（遂行）機能，語流暢性，注意，処理速度などが障害される（cognitive impairment in schizophrenia：CIS）。これは，後述する Brief Assessment of Cognition in Schizophrenia（BACS）[7] や Measurement and Treatment Research to Improve Cognition in Schizophrenia（MATRICS）-Consensus Cognitive Battery（MCCB）[11] のような神経心理学的検査バッテリーにより包括的に測定され，健常者と比べ1～2標準偏差程度の低下を示す（図5-1-1）。

CIS の概念は，"dementia praecox"（E. Kraepelin）や連合障害（弛緩）（E. Bleuler）などの記述にみられるように，早くから統合失調症の中核症状として捉えられていた[19]。こうした中，神経心理学的検査バッテリーを用いた CIS の定量化が Saykin ら[14] により試みられ，CIS に関する研究は，総じて言語記憶，遂行機能，語流暢性，注意などの認知機能領域（domain）

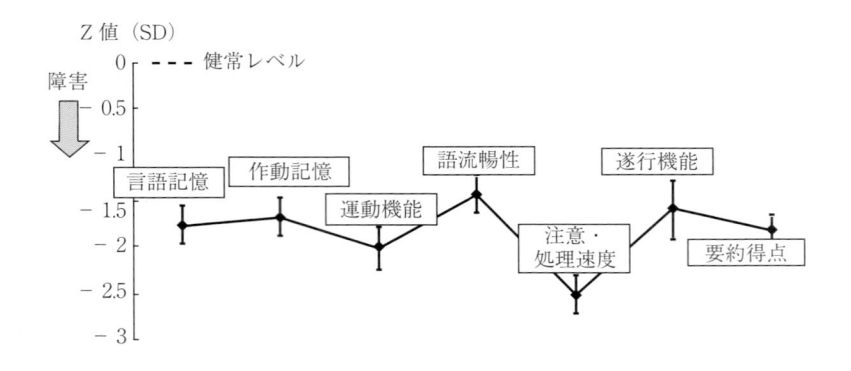

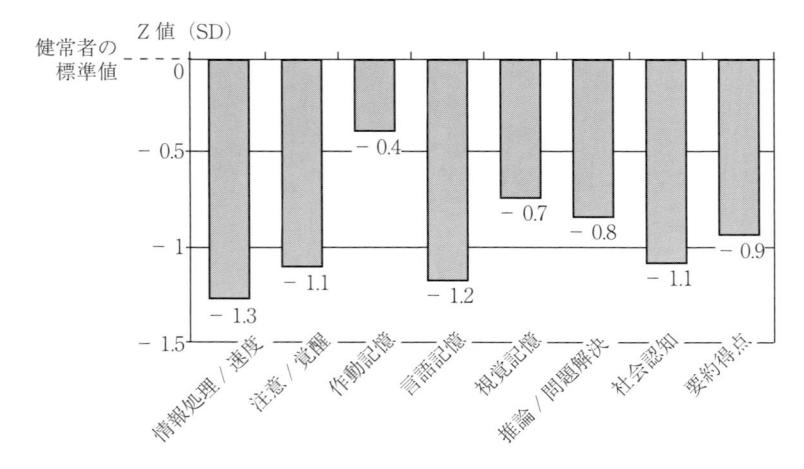

図 5-1-1　統合失調症の認知機能障害

BACS 日本語版（上図），および MATRICS Consensus Cognitive Battery（MCCB）日本語版（下図）の認知機能領域について示す。いずれの評価バッテリーによる計測においても健常者の標準値（健常レベル）と比較し，1～2 標準偏差ほどの要約得点の低下を認める（Kaneda ら 2007; 住吉ら 2008, 2013 を改変）。

の障害を示唆している[13]。

　CIS は統合失調症の生物学的マーカーの候補と考えられ[9]，その効果量は構造的脳画像などの神経生物学的モダリティーにおけるものより大きいとさ

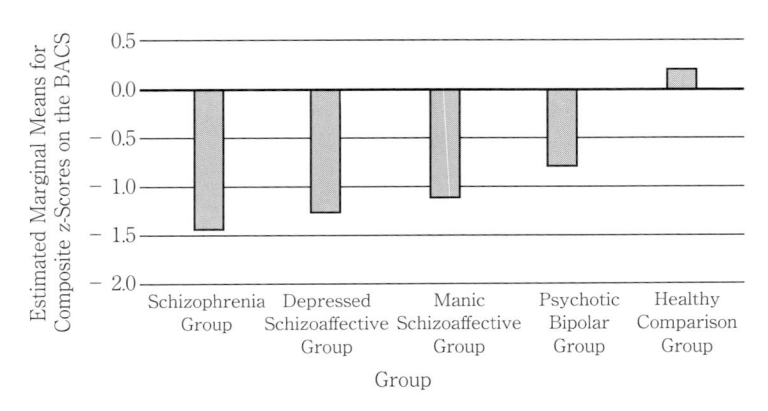

図 5-1-2　統合失調症圏障害および気分障害における BACS の所見
(Hill et al. Am. J. Psychiatry, 170：1275, 2013 より引用)

れる[3]。なお，CIS と類似した認知機能障害は，失調感情障害など関連する病態や双極性障害においても認めることが，BACS を用いて検討されている（図 5-1-2）。

評価法

認知機能（神経心理学的）検査バッテリーに望まれる要素として，1) 実施・採点法が定められている，2) 標準化されている，3) くり返し施行が可能，4) 信頼性・妥当性が高いことが挙げられる[19]。統合失調症で問題となる主要な認知機能領域を包括する国際標準レベルの検査バッテリーとしては，BACS，MCCB に加え，CogState Schizophrenia Battery[10] や CANTAB などコンピュータを用いたものが挙げられる。特に前 3 者については，日本語版も整備されている（図 5-1-3）。

このうち BACS は現在本邦で最も頻繁に多くの施設で用いられている。実施・採点時間が 35 分程度以内と短く，言語（学習）記憶，（言語的）作動記憶（ワーキングメモリー），語流暢性（verbal fluency）をカバーする[6,20]

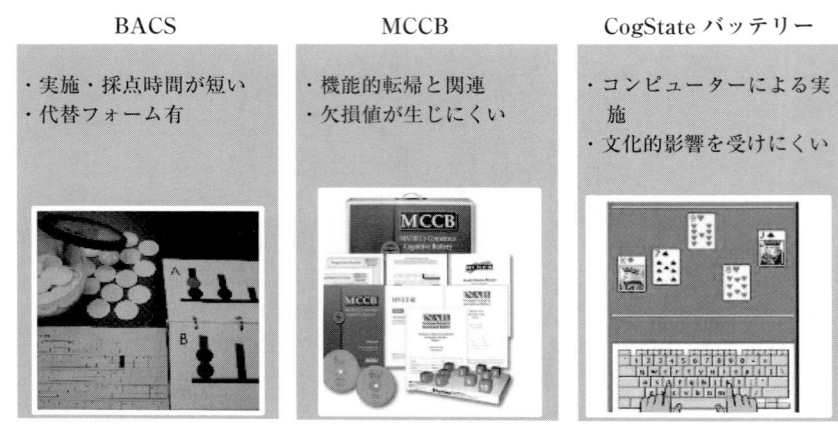

図 5-1-3 本邦で使用されている包括的認知機能評価バッテリー
(住吉 2013 より改変引用)

(図 5-1-4)。簡易な認知機能評価バッテリーとしては，他に Repeatable Battery for the Assessment of Neuropsychological Status (RBANS) などが挙げられる。BACS と RBANS の比較では，妥当性，信頼性および疾患感受性における BACS の優位性が確認されている[1] (図 5-1-5)。

社会機能・転帰との関連

CIS が統合失調症の臨床・研究において注目される大きな理由のひとつに，日常生活技能・社会適応を含む患者の機能的転帰への影響が挙げられる。現に，MCCB 開発に携わった専門家を対象とした米国での調査の結果，「機能的転帰の予測妥当性」「神経薬理の妥当性」「精神症状の予測妥当性」のうち，「機能的転帰の予測妥当性」が同バッテリーの内容的妥当性として最も重要とされた[15]。

BACS や MCCB のような神経心理学的検査の成績は，社会／機能状態を最上層とする機能的転帰の階層モデルの底辺（最も基本的なレベル）を構成するとみなすことができる[19,20]。

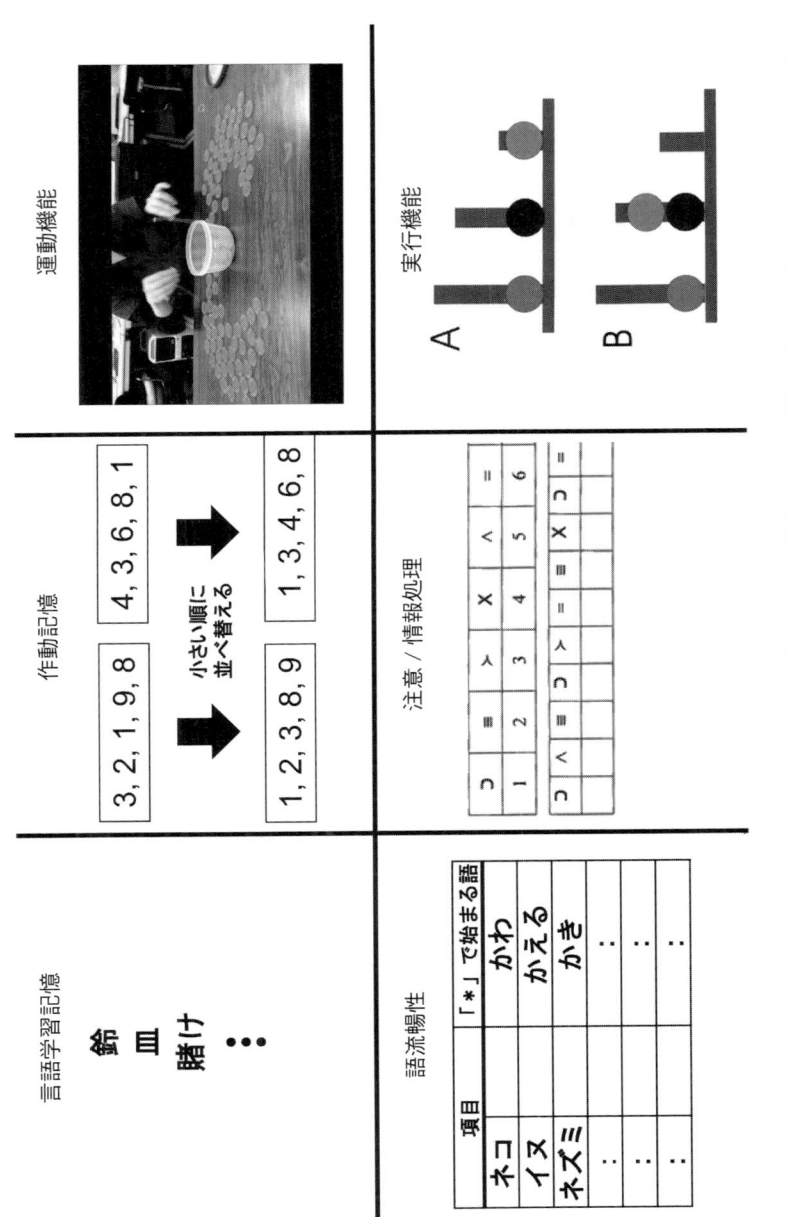

5-1 統合失調症の神経認知機能障害：BACSによる評価を中心に　89

図5-1-4 統合失調症認知機能簡易評価尺度日本語版（BACS）を構成する認知機能領域および各々に対応するテスト（巻頭カラー v 頁）(Sumiyoshi et al. Front Behav Neurosci 2013 より改変引用)

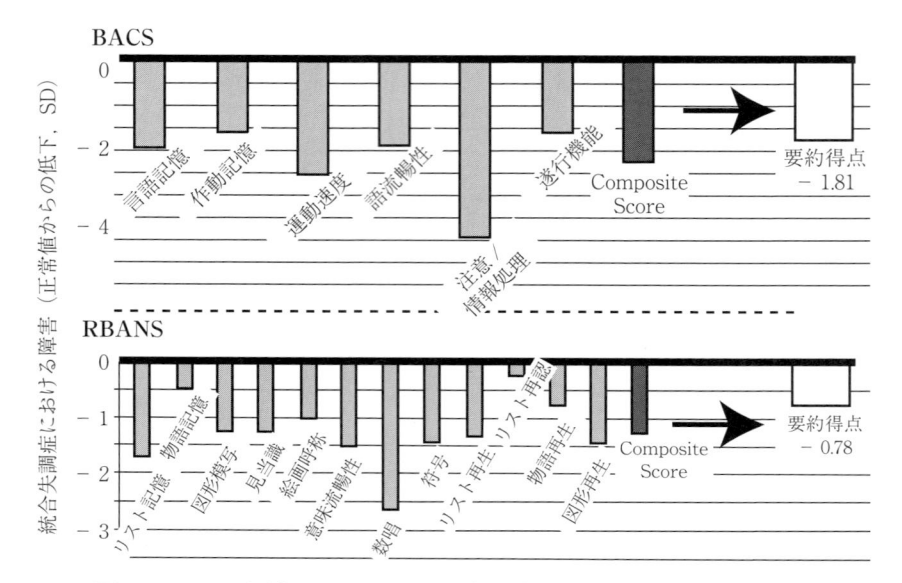

図 5-1-5 CIS 測定における BACS（上図）と RBANS（下図）の比較
BACS を用いた測定において，RBANS よりも大きい疾患感受性（効果量）を認める（Chianetta et al Schizophr Res 105:86, 2008 より引用改変）。

認知機能，および後述するコ・プライマリ測度（co-primary measures）と連動する社会機能評価尺度として，Social Function Scale/Social Adaptation Scale（MATRICS-PASS 版）[17] や SLOF（Specific Levels of Functioning Assessment）の日本語版[23] が本邦で開発され，それらの有用性をみる多施設共同研究が行われている。一方，統合失調症患者の就労・就学などの社会機能と認知機能との関連を直接対象とした定量的な検討は少なく，今後の課題である。

コ・プライマリ測度

前述の機能的転帰の階層モデルにおける最も基本的なレベルを構成する神経心理学的検査（primary measure）は，同モデルの最上層に位置す

る地域での活動，居住，対人関係などいわゆる機能的遂行力（functional performance）を予測すると期待された。しかし，経済状況，就労環境，社会・人的支援などの介在要因により，これら2つの機能的転帰レベルの関連が不明瞭になることも予想される[20]。

このような背景から，神経心理学的検査成績と機能的遂行力を介在する中間レベルとして機能的能力（functional capacity）が設定された[15,19,20]。機能的能力とは日常生活技能に直結する認知機能であり，その測定には，いわゆるコ・プライマリ測度[19,20]が用いられる。その代表例として，ロールプレイを用いるUniversity of California at San Diego Performance-based Skills Assessment（UPSA）簡易版（UPSA-Brief：UPSA-B）[12,22]や，面接法によるSchizophrenia Cognition Rating Scale（SCoRS）[8]が挙げられる。特にUPSA-B日本語版[22]の得点がMCCBの得点と相関することを，最近筆者らは確認した[18]。

臨床への応用

以上述べてきたような認知機能の測定が，実際の診療場面でどのように役立つか，自験例[4]を中心に述べる。

認知機能を含む臨床評価のフィードバックは，統合失調症患者の治療へのコンプライアンスを高め，社会機能向上につながる場合がある。例えば，陰性症状およびごく軽度の陽性症状が残存する拒薬状態の患者が，家族に伴われ筆者の外来を受診した。その後の良好な患者−治療者関係を築くためには，本人の納得の元に抗精神病薬の経口投与が適当と思われた。そこで，まず本人の同意の元にBACSを施行し，そのスコアの低下や神経生理学的検査の結果を呈示した。それらの指標の改善がQOLの向上につながる可能性を服薬についての心理教育に用いた。その結果，患者は数年ぶりに服薬を再開した。BACSスコアも改善し，そのことをフィードバックすることで服薬コンプライアンスは強固に保たれた。その後，ガソリンスタンドの管理職へ

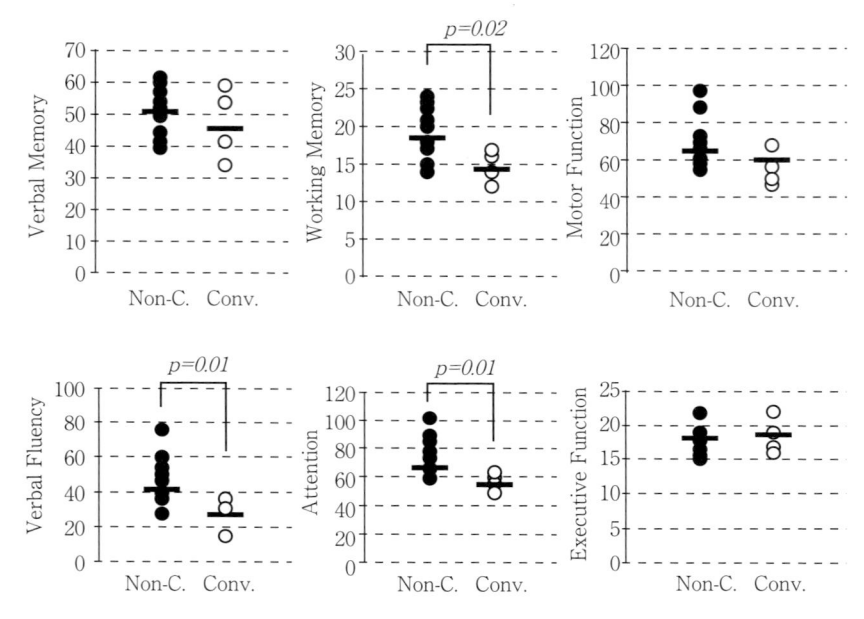

図 5-1-6　BACS による精神病ハイリスク者の認知機能測定
後に統合失調症に移行する群と移行しない群のベースラインにおける成績を比較すると，ワーキングメモリー，語流暢性，注意のスコアにおいて，移行群＞非移行群の有意差を認めた。Non-C, 非移行群；Conv, 移行群。(Higuchi et al. Front Behav. Neurosci., 2013 より引用)

の就任など，患者の社会機能の顕著な改善を認めた[4]。

　統合失調症の早期診断も，BACS などを用いた認知機能測定の応用分野として期待される。筆者らは，統合失調症の前駆期にある者を含む"アットリスク精神状態"と診断された患者を対象に，BACS による認知機能測定を施行した[5]。その結果，後に統合失調症に移行する群と移行しない群のベースラインにおける成績を比較すると，ワーキングメモリー，語流暢性，注意のスコアにおいて，移行群＞非移行群の有意差を認めた[5]（図 5-1-6）。同研究の知見は，メタ解析[2]の結果と一致する。日常診療で簡便に用いることができる他の神経認知機能の指標（事象関連電位，ERPs など）と組み合わせた，より鋭敏な発症予測法の開発が待たれる[21]。

結　論

　全般的知能とは独立したCISは患者の社会的予後に影響を与え，新規治療法の開発において本邦でも注目されつつある[19]。本稿で取り上げたBACSのような包括的バッテリーによる測定のみならず，認知機能の質的側面の評価[16]やQOLを鋭敏に予測する測定法の精緻化，さらにはより簡便な評価法の開発などが今後求められよう。

謝　辞

　本稿で紹介した研究の一部は日本学術振興会科学研究費補助金（No.26461761），厚生労働科学研究費補助金・障がい者対策総合研究事業（H24-精神-一般-002；H26-精神-一般-011）からの援助を受けて行われた。

■文　献

1) Chianetta, J.M., Lefebvre, M., Leblanc, R. et al.: Comparative psychometric properties of the BACS and RBANS in patients with schizophrenia and schizoaffective disorder. Schizophr. Res., 105(1-3): 86-94, 2008.
2) De Herdt, A., Wampers, M., Vancampfort, D. et al.: Neurocognition in clinical high risk young adults who did or did not convert to a first schizophrenic psychosis: A meta-analysis. Schizophr. Res., 149(1-3): 48-55, 2013.
3) 福田正人：臨床神経生理学から見た精神疾患の病態生理．精神神経学雑誌，115：187-193, 2013.
4) 樋口悠子，住吉太幹：認知機能の改善．大森哲郎編．統合失調症ケーススタディー．p.153-155, メディカルレビュー社，大阪，2014.
5) Higuchi, Y., Sumiyoshi, T., Seo, T. et al.: Mismatch negativity and cognitive performance for the prediction of psychosis in subjects with at-risk mental state. PLoS One, 8(1): e54080, 2013.

6) Kaneda, Y., Sumiyoshi, T., Keefe, R. et al.: Brief assessment of cognition in schizophrenia: validation of the Japanese version. Psychiatry Clin. Neurosci., 61(6): 602-609, 2007.
7) Keefe, R.S., Goldberg, T.E., Harvey, P.D. et al.: The Brief Assessment of Cognition in Schizophrenia: reliability, sensitivity, and comparison with a standard neurocognitive battery. Schizophr. Res., 68(2-3): 283-297, 2004.
8) Keefe, R.S., Poe, M., Walker, T.M. et al.: The Schizophrenia Cognition Rating Scale: an interview-based assessment and its relationship to cognition, real-world functioning, and functional capacity. Am. J. Psychiatry, 163(3): 426-432, 2006.
9) 倉知正佳：統合失調症と認知機能障害．精神医学，55(7): 615-625, 2013.
10) Maruff, P., Thomas, E., Cysique, L. et al.: Validity of the CogState brief battery: relationship to standardized tests and sensitivity to cognitive impairment in mild traumatic brain injury, schizophrenia, and AIDS dementia complex. Arch. Clin. Neuropsychol., 24(2): 165-178, 2009.
11) Nuechterlein, K.H., Green, M.F.: MATRICS Consensus Cognitive Battery. Los Angeles, MATRICS Assessment, Inc., 2006.
12) Patterson, T.L.: UCSD Performance-based Skills Assessment - Brief (UPSA-B; International Version): Administration and Scoring Manual. 2010.
13) Reichenberg, A., Harvey, P.D.: Neuropsychological impairments in schizophrenia: Integration of performance-based and brain imaging findings. Psychol. Bull., 133(5): 833-858, 2007.
14) Saykin, A.J., Gur, R.C., Gur, R.E. et al.: Neuropsychological function in schizophrenia: selective impairment in memory and learning. Arch. Gen. Psychiatry, 48: 618-624, 1991.
15) 住吉チカ：統合失調症患者における機能的転帰：MATRICS Consensus Cognitive Battery との関連．日本神経精神薬理学雑誌，31: 251-257, 2011.
16) 住吉チカ：神経心理学．福田正人，糸川昌成 他編．統合失調症．医学書院，東京，2013.
17) 住吉チカ，住吉太幹：社会機能評価尺度・社会機能適応評価尺度－職業転帰（修正版）(Modified SFS/SAS for MATRICS-PASS) 日本語版．2011.
18) Sumiyoshi, C., Takaki, M., Okahisa, Y. et al.: Utility of the UCSD Performance-based Skills Assessment-Brief Japanese version: discriminative ability and relation to neurocognition. Schizophr. Res. Cogn., in press.
19) 住吉太幹：統合失調症における認知機能障害．臨床精神医学，42: 1461-1467, 2013.
20) 住吉太幹，兼田康宏，住吉チカ 他：認知機能評価システムの構築：

MATRICS-CCB-J, BACS-J および社会機能測定法について．精神科治療学, 26(12): 1525-1531, 2011.
21) Sumiyoshi, T., Miyanishi, T., Seo, T. et al.: Electrophysiological and neuropsychological predictors of conversion to schizophrenia in at-risk subjects. Front. Behav. Neurosci., 7: 148, 2013.
22) 住吉太幹, 住吉チカ, Hemmi, C.：UCSD 日常生活技能簡易評価尺度 (UPSA-B) －日本語版；実施および採点マニュアル．2011.
23) 住吉太幹, 住吉佐和子：特定機能レベル評価尺度 (SLOF) －日本語版. 2012.

5 統合失調症やうつ病の認知機能への影響

5-2 抗精神病薬の認知機能への影響

堀　　輝，吉村玲児，香月あすか，阿竹聖和，守田義平

産業医科大学医学部精神医学教室

はじめに

　統合失調症は思春期から青年期にかけて好発し，抗精神病薬による治療が長期間にわたる。近年多くの新規抗精神病薬の上市により，錐体外路症状が軽減されている。しかしその一方で，患者の治療ゴールである機能転帰の向上は十分であるとはいいがたい。機能転帰を改善させるためには認知機能障害の改善が必要とされる。認知機能障害は疾患自体の病態生理に由来するものに加えて，抗精神病薬による薬剤起因性のものがある。その中でも薬剤起因性の認知機能障害は最小限に抑えるような工夫が必要であると考えられる。本稿では抗精神病薬による薬剤性の認知機能障害について，従来型抗精神病薬と新規抗精神病薬の比較，多剤併用療法と単剤治療の比較，抗精神病薬の投与量との関係，各新規抗精神病薬の投与量と認知機能障害の関連，多剤併用療法から単剤治療に切り替えることによる認知機能障害改善効果についてまとめた。

統合失調症の認知機能障害

　統合失調症は思春期〜青年期に大半が発症し，陽性症状や陰性症状のみならず認知機能障害を呈する。その中でも認知機能障害は，統合失調症患者の8割以上にみられ，陽性症状や陰性症状，解体症状と比較してもより多くの患者に共通してみられる。さらに，統合失調症の中核症状ともいわれており，社会的転帰，職業的な転帰を含めた機能的アウトカムを決定する最も重要な因子とされている[7,8]。統合失調症の認知機能障害は神経心理学的検査を用いた手法では，幅広い領域の認知機能が健常者と比較して低下していることが報告[16]されている。さまざまな精神病症状を呈する疾患の中でも統合失調症患者の認知機能障害が最も重度で広範囲に及ぶことが報告[25]された。このように，統合失調症患者は，人生において重要な時期に発症し幅広い領域の認知機能が障害されることにより機能的アウトカムが低下している可能性がある。また，統合失調症患者の認知機能障害は疾患自体の病態生理に由来するものが主体であるが同時に薬物療法による薬剤起因性のものがあり，その両者の鑑別は困難である。

第一世代抗精神病薬と第二世代抗精神病薬の認知機能障害に対する影響

　Misharaら[18]は，従来型（第一世代）抗精神病薬の認知機能に対する改善効果を調べた34の研究についてメタ解析を行っている。この報告では，運動機能を除いた幅広い認知機能障害が軽度〜中程度の効果量（effect size）をもって改善することが示された。しかし，従来型抗精神病薬は新規（第二世代）抗精神病薬と比較して，錐体外路症状を惹起しやすいことがくり返し報告されている。錐体外路症状の軽減目的で使用される抗コリン薬は認知機能に対して悪影響であることがわかっている。つまり，錐体外路症状を惹起しないような低

用量での従来型抗精神病薬では部分的な認知機能障害改善効果が期待できる。

　新規抗精神病薬の期待のひとつに従来薬と比較して認知機能改善作用が強い点があげられる。Harveyら[9]は，初発エピソードの統合失調症患者を対象としたhaloperidolとrisperidoneの二重盲検比較試験において，risperidone群では投与開始3ヵ月の時点で言語流暢性，遂行機能が改善したがhaloperidol群では変化がみられなかった。

　しかし，従来型抗精神病薬と新規抗精神病薬を比較する際に，従来型抗精神病薬の投与量が高用量であるために，新規抗精神病薬の改善の程度が大きいのではないかという指摘がある。Keefeら[14]は，低用量のhaloperidol群（平均4.9mg/day）とolanzapine群（平均11.3mg/day）の比較においては，投与開始後，12週，24週での認知機能複合スコアについては，olanzapine群が有意に改善していたが，52週，104週では有意差がみられなかったとされる。これは低用量の従来型抗精神病薬では新規抗精神病薬の優位性が低下することを意味している。

抗精神病薬が認知機能に与える影響

1. 多剤併用療法と単剤治療における薬物療法に与える影響

　われわれは，外来通院中の維持期統合失調症患者でかつ長期に処方変更のない患者を対象に，単剤治療群（N=72）と多剤併用治療群（N=64）の両群を比較検討したところ，多剤併用治療群のほうが認知機能のレベルが低い可能性があることを報告[11]した。しかしこの研究は横断的な研究であり，ベースラインの多剤併用治療群のほうが，年齢は高く，Positive and Negative Syndrome Scale（PANSS）得点が，chlorpromazine換算で有意に用量が多かった。この検討に用いられたBrief Assessment of Cognition in Schizophrenia Japanese language version（BACS-J）では同年代・同性の健常者と比較しているため年齢のバイアスは少なかったものの，そもそも多剤併用治療をせざるを得ないような重症例が組み入れられている可能性は否定

できないため解釈には十分な注意が必要である。

2. 多剤併用療法の中でも新規抗精神病薬同士併用の認知機能に対する影響

多くの統合失調症薬物治療ガイドライン[1,3,17,21]では，抗精神病薬の単剤治療が推奨されているにもかかわらず日本も含めた世界各国で，多剤併用療法が多くされていることが報告[4,5,20]されている。

さらに，日本の精神科医の処方パターンとしては，第一世代抗精神病薬（FGA：First Generation Antipsychotics）と第二世代抗精神病薬同士（SGA：Second Generation Antipsychotics）の併用が多いことと，近年では第二世代抗精神病薬同士の併用（SGA+SGA）が増えてきている[20]。第二世代抗精神病薬は共通してセロトニン$_{2A}$受容体遮断作用を持ち合わせていることが特徴であり，その特性のために錐体外路症状が少ないとされる。同時に陰性症状・認知機能障害に対しても改善作用があると期待されている。

それでは，認知機能改善効果がわずかな第二世代抗精神病薬を併用すれば認知機能改善作用は増強されるのであろうか。われわれは，単剤治療群（N=72），第一世代抗精神病薬と第二世代抗精神病薬の併用群（FGA+SGA）（N=26），第二世代抗精神病薬同士の併用群（SGA+SGA）（N=12）の3群で比較検討を行った。その結果としては単剤治療群がSGA+SGA群と比較し言語性記憶，注意と処理速度，遂行機能の項目が有意に良好で，単剤治療群がFGA+SGA群と比較し言語性記憶，運動機能，言語流暢性，注意と処理速度の項目で有意に良好だった（図5-2-1）。驚くべきことにSGA+SGA群とFGA+SGA群には差異は認めなかった。また，単剤治療群でもZ-scoreの値をみるとどの項目でもおよそ軽度～中等度障害を残すといった結果になった[11]。この検討ではやはり，多剤併用群のほうがchlorpromazine換算の値がベースラインの時点で大きかったという限界があるものの，第二世代抗精神病薬の単剤治療同士を併用することでは認知機能改善作用を増強することはできず，併用療法をしてしまうとその併用薬剤は第二世代抗精神病薬であろうと第一世代抗精神病薬であろうと関係ないのかもしれない。

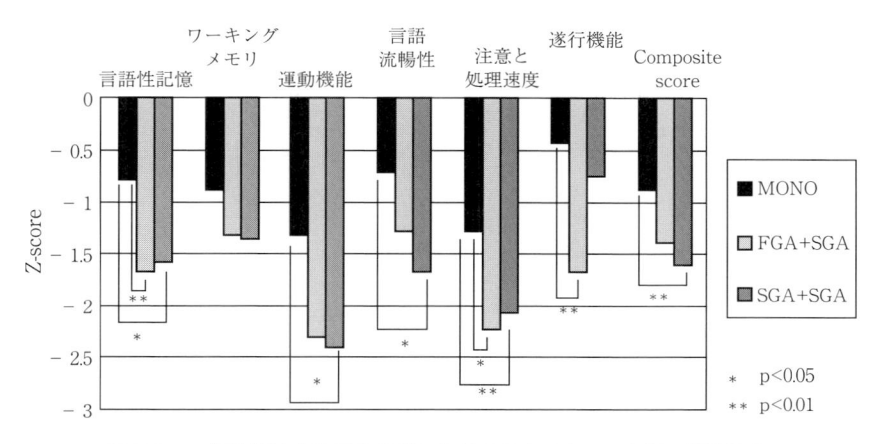

図5-2-1 維持期統合失調症患者における処方パターンと認知機能障害

3. 抗精神病薬の投与量と認知機能との関連

　先ほどの報告などから，投与量にすでに差異があることから併用療法の影響だけを考えるのではなく維持期の投与量についても検討が必要であると考えられる。Elieらは，risperidone換算で用量と認知機能の関連について調べているが，risperidoneの用量が増えるほど認知機能得点が低いと報告[6]をしている。また，Wangらは，prospective memoryに関してのメタ解析を行っているがそこでも投与量と負の相関があることが報告[24]されている。日本人の統合失調症患者のデータでも投与量と認知機能は負の相関があることがわかっている。またKawaiらは多剤併用療法の投与量を減量させることで，Wisconsin Card Sorting Testでの正答率が増加したと報告[13]している。これらの報告は，抗精神病薬の種類は問わずにすべてをrisperidone換算やchlorpromazine換算にまとめているため，それぞれの薬剤の特性は加味されていない。現在，さまざまな薬理学的な作用機序を有する非定型抗精神病薬が上市されているが，それらの薬剤ごとで，投与量との関連はみられないのだろうか。われわれは，3ヵ月以上処方変更のないrisperidone，olanzapine, aripiprazole単剤で治療されている維持期の統合失調症患者101

	risperidone		olanzapine		aripiprazole	
	r	p-value	r	p-value	r	p-value
言語性記憶	−0.33	0.048	−0.36	0.04	−0.08	0.66
ワーキングメモリ	−0.17	0.33	−0.20	0.27	−0.20	0.28
運動機能	−0.44	0.01	−0.40	0.012	0.16	0.38
言語流暢性	−0.31	0.07	−0.33	0.06	−0.06	0.76
注意と処理速度	−0.60	<0.0001	−0.32	0.07	−0.05	0.78
遂行機能	−0.01	0.97	−0.27	0.13	−0.09	0.61
composite score	−0.48	0.003	−0.43	0.01	−0.06	0.73

図5-2-2 維持期の新規抗精神病薬投与量と認知機能との関連

例を対象にBACSのZ-score値を比較したところ，全体のcomposite scoreには3群には差異がないことがわかった．投与量との関係では，risperidoneで長期に維持治療がされている患者は投与量と言語性記憶，運動機能，注意と処理速度は負の相関を示し，olanzapineは投与量と言語性記憶，運動機能と負の相関を示したものの，aripiprazoleはBACS-Jで測定される認知機能と投与量には有意な相関はなかった（図5-2-2）[12]．本検討は，長期間非定型抗精神病薬を単剤治療で維持されている患者を対象とした横断面での検討である．最近Takeuchiらは，Repeatable Battery for the Assessment of Neuropsychological Status（RBANS）を用いた認知機能評価バッテリーで，risperidoneやolanzapineを前向きに減量することで認知機能が改善したと報告[23]した．また，Sakuraiらは，Clinical Antipsychotic Trials of Intervention Effectiveness（CATIE）試験のサンプルを用いることで，抗精神病薬の血中濃度から脳内D_2受容体の占拠率を推察したところ，D_2受容体の占拠率が77％を超えると，認知機能の総合得点が有意に低下すると報告[22]している．つまり，全体的に概観すると，投与量が多くなると認知機能に対して，悪影響が考えられ，それは薬剤ごとの特性によって異なり，さらに安定した患者に対しては減量することで認知機能が改善する可能性がある．

Mizrahi らは，PET（Positron Emission Tomography）を用いて認知機能と関連がある主観的 well-being と線条体の受容体の占拠率についての関連について報告[19]している。この結果では，risperidone や olanzapine は受容体占拠率が高くなればなるほど，主観的 well-being が低いが，aripiprazole ではそのような関連がないと報告している。また，Kim らは線条体の D_2 受容体占拠率と認知機能には関連があることを報告[15]している。

これらの報告をまとめると，抗精神病薬間には大きな認知機能改善作用には差異がないと考えられるものの，各薬剤の投与量や受容体占拠率によってそれらは異なってくる可能性があり，risperidone や olanzapine のようなフルアンタゴニストの薬剤では投与量が多くなることで認知機能に対して悪影響を及ぼす可能性があり，aripiprazole のようなドパミン D_2 受容体に対するパーシャルアゴニスト作用をもたらす薬剤ではそのような影響はない可能性がある。

4. 多剤併用療法を単剤治療に切り替えると認知機能障害は改善されるのか？

今までの報告からもわかるように，多剤併用療法は非定型抗精神病薬同士の併用ですら認知機能改善作用が増強されるわけではなくむしろ悪影響を及ぼしている可能性があり，単剤治療が薬剤性の認知機能障害が軽度である。それでは多剤併用療法を単剤治療に切り替えることで，認知機能障害や社会機能障害の改善はみられるのであろうか。われわれは 39 名の抗精神病薬の 2 剤併用療法がされている統合失調症患者を無作為に単剤治療に切り替える群（Switching group）と，多剤併用療法を継続する群（Continuing group）の 2 群で切り替え前と 24 週の 2 回精神症状評価および BACS-J を使用した認知機能評価と Life Assessment Scale for the Mentally Ill（LASMI）を使用した社会生活障害尺度を用いた評価を行い両群の比較を行った。この検討では，定型薬＋非定型薬の併用の場合は非定型薬を単剤治療とし，非定型薬同士の併用の場合は，CP 換算が高いほうを単剤治療の薬剤と選択した。その結果では，Switching group のほうが有意に注意と処理速度の認知

[グラフ]

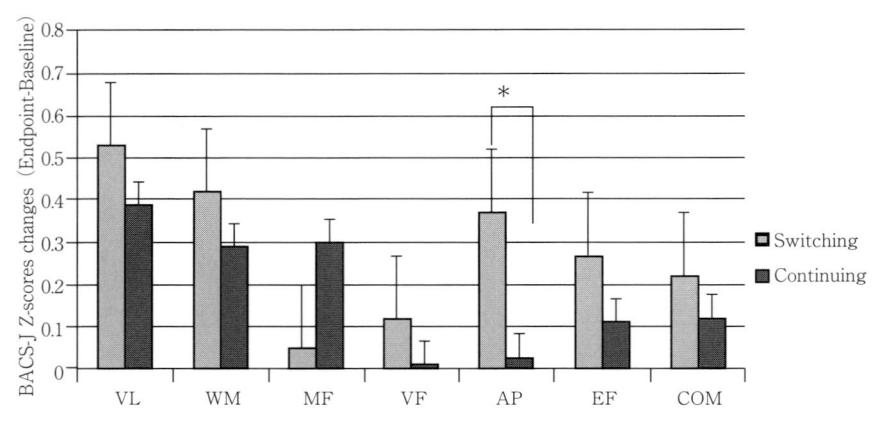

VL: Verbal learning; WM: Working memory; MF: Motor function; VF: Verbal fluency; AP: Attention and processing speed; EF: Executive function

図 5-2-3　多剤併用療法を単剤治療に切り替えることによる認知機能に対する影響

機能項目で改善を示した（図 5-2-3）[10]。つまり，多剤併用療法を単剤治療に切り替えることでいくつかの認知機能や社会生活障害が改善する可能性があり，長期を見据えた治療戦略では重要なオプションとなり得る。

おわりに

図 5-2-4 に抗精神病薬の認知機能に対する影響についてまとめた。急性期から維持期の認知機能レベルを考えた上では，非定型抗精神病薬を単剤で治療し，維持期の用量設定についても細かな配慮が必要であることが考えられる。また，個々の薬剤特性を生かした用量設定も必要になってくるかもしれない。また，現在多剤併用療法であっても，状態が安定していれば単剤化を目指す努力は必要であり，それに伴い認知機能障害や社会機能障害が改善する。ただし，やみくもに減量すればいいというものではない。再発のリスクも考え丁寧な薬物調整が必要であると考えている。再発期間が長いほど脳萎

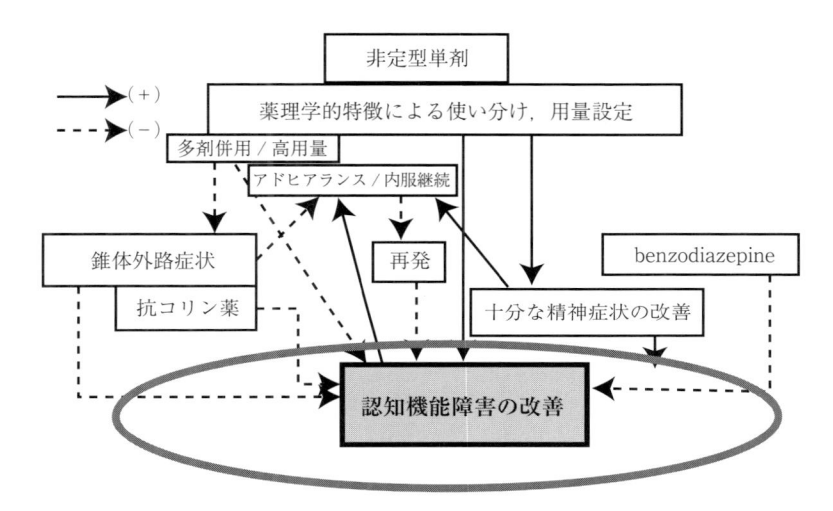

図 5-2-4　認知機能障害を配慮した薬物治療戦略

縮が進行し，抗精神病薬の強力な治療も脳に対するダメージが大きいことが長期のフォローアップ MRI 研究[2]で指摘されており，再発に対する配慮も必要と考えられる。つまり，再発することで抗精神病薬が増量され，それによってさらに認知機能障害に対して悪影響が起こる可能性もあると考えている。これらの知見を踏まえた現時点でできる現実的な薬物治療戦略が望まれる。

■文　献

1) American Psychiatric Association: Practice guidelines for the treatment of patients with schizophrenia. 2nd edition. Am. J. Psychiatry, 164：1-56, 2004.
2) Andreasen, N.C., Liu, D., Ziebell, S. et al.: Relapse duration, treatment intensity, and brain tissue loss in schizophrenia: a prospective longitudinal MRI study. Am. J. Psychiatry, 170(6)：609-615, 2013.
3) Buchanan, R.W., Kreyenbuhl, J., Kelly, D.L. et al.: Schizophrenia Patient

Ouctomes Research Team(PORT). The 2009 schizophrenia PORT psychopharmacological treatment recommendations and summary statements. Schizophr. Bull., 36(1): 71-93, 2010.
4) Canguly, R., Kotzan, J.A., Miller, L.S. et al.: Prevalence, trends, and factors associated with antipsychotic polypharmacy among Medicaid-eligible schizophrenia patients, 1998-2000. J. Clin. Psychiatry, 65(10): 1377-1388, 2004.
5) Centorrino, F., Eakin, M., Bahk, W.M. et al.: Inpatient antipsychotic drug use in 1998, 1993, and 1989. Am. J. Psychiatry, 159(11): 1932-1935, 2002.
6) Elie, D., Poirier, M., Chianetta, J. et al.: Cognitive effects of antipsychotic dosage and polypharmacy: a study with the BACS in patients with schizophrenia and schizoaffective disorder. J. Psychopharmacol. 24(7): 1037-1044, 2010.
7) Green, M.F.: What are the functional consequences of neurocognitive deficits in schizophrenia? Am. J. Psychiatry, 153 : 321-330, 1996.
8) Green, M.F., Kern, R.S., Braff, D.L. et al.: Neurocognitive deficits and functional outcome in schizophrenia: Are we measuring the "right stuff"? Schizophr. Bull., 26 : 119-136, 2000.
9) Harvey, P.D., Robinowitz, J., Eerdekens, M. et al.: Treatment of cognitive impairment in early psychosis: a comparison of risperidone and haloperidol in a large long-term trial. Am. J, Psychiatry, 162(10): 1888-1895, 2005.
10) Hori, H., Yoshimura, R., Katsuki, A. et al.: Switching to antipsychotic monotherapy can improve attention and processing speed, and social activity in chronic schizophrenia patients. J. Psychiatr. Res., 47(12): 1843-1848, 2013.
11) Hori, H., Yoshimura, R., Katsuki, A. et al.: Several prescription pattern of antipsychotic drugs influence cognitive functions in Japanese chronic schizophrenia patients. Int. J. Psychiatr. Clin. Pract., 16(2): 138-142, 2012.
12) Hori, H., Yoshimura, R., Katsuki, A. et al.: The cognitive profile of aripiprazole differs from that of other atypical antipsychotics in schizophrenia patients. J. Psychiatr. Res., 46(6): 757-761, 2012.
13) Kawai, N., Yamakawa, Y., Baba, A. et al.: High-dose of multiple antipsychotics and cognitive function in schizophrenia: the effect of dose-reduction. Prog. Neuropsychopharmacol. Biol. Psychiatry, 30 : 1009-1014, 2006.
14) Keefe, R.S., Seidman, L.J., Christensen, B.K. et al.: Comparative effect of atypical and conventional antipsychotic drugs on neurocognition in first-episode psychosis: a randomized, double-blind trial of olanzapine versus low doses of haloperidol. Am. J. Psychiatry, 161(6): 985-995, 2004.
15) Kim, J.H., Son, Y.D., Kim, H.K. et al.: Antipsychotic-associated mental side

effects and their relationship to dopamine D2 receptor occupancy in striatal subdivisions: a high-resolution PET study with [11C]raclopride. J. Clin. Psychopharmacol., 31(4): 507-511, 2011.
16) Meltzer, H.Y., Park, S., Kessler, R.: Cognition, schizophrenia, and the atypical antipsychotic drugs. Proc. Natl. Acad. Sci. U.S.A., 96 : 13591-13593, 1999.
17) Miller, A., Hall, C.S., Buchanan, R.W. et al.: The Texas medication algorithm project antipsychotic algorithm for schizophrenia: 2003 update. J. Clin. Psychiatry, 65(4): 500-508, 2004.
18) Mishara, A.L., Goldberg, T.E.: A meta-analysis and critical review of the effects of conventional neuroleptic treatment on cognition in schizophrenia: opening a closed book. Biol. Psychiatry, 15(10): 1013-1022, 2004.
19) Mizrahi, R., Mamo, D., Rusjan, P. et al.: The relationship between subjective well-being and dopamine D2 receptors in patients treated with a dopamine partial agonist and full antagonist antipsychotics. Int. J. Neuropsychopharmacol., 12(5): 715-721, 2009.
20) 中野和歌子, Yang, Shu-yu., 藤井千太 他：日本における統合失調症入院患者への薬物療法の特徴. 臨床精神薬理, 13(1): 103-113, 2010.
21) National Collaborating Centre for Mental Health: Schizophrenia core interventions in the treatment and management of schizophrenia in adults in primary and secondary care. NICE Clinical Guideline 1 National Institute for Health and Clinical Excellence, 2009.
22) Sakurai, H., Bies, R.R., Stroup, S.T. et al.: Dopamine D2 receptor occupancy and cognition in schizophrenia: analysis of the CATIE data. Schizophr. Bull., 39(3): 564-574, 2013.
23) Takeuchi, H., Suzuki, T., Remington, G. et al.: Effects of risperidone and olanzapine dose reduction on cognitive function in stable patients with schizophrenia: an open-label, randomized controlled, pilot study. Schizophr. Bull., 39(5): 993-998, 2013.
24) Wang, Y., Cui, J., Chan, R.C. et al.: Meta-analysis of prospective memory in schizophrenia: nature, extent, and correlates. Schizophr. Res., 114(1-3): 64-70, 2009.
25) Zanelli, J., Reichenberg, A., Morgan, K. et al.: Specific and generalized neuropsychological deficits: a comparison of patients with various first-episode psychosis presentations. Am. J. Psychiatry, 167(1): 78-85, 2010.

6 気分障害のバイオマーカー

6-1 気分障害のバイオマーカー（I）神経内分泌的負荷試験

寺尾　岳

大分大学医学部精神神経医学

はじめに

中枢セロトニン神経の関与が推定されている精神疾患には，うつ病，双極性障害などの気分障害に加え，摂食障害，強迫性障害，不安障害，衝動性や攻撃性を伴うパーソナリティ障害などがある。これらの精神疾患の病態生理を中枢セロトニン神経系の異常という切り口から探るという目的において，これから紹介するセロトニン系神経内分泌的負荷試験は有力なバイオマーカーになると考えられる。もうひとつ，視床下部・下垂体・副腎皮質系のバイオマーカーとしてdexamethasone/corticotropin-releasing hormone(DEX/CRH)試験も近年，注目をあびている。本稿においては，中枢セロトニン系神経内分泌的負荷試験を主に説明しながら，DEX/CRH試験についても言及する。

解剖学的基礎

視床下部は間脳に属するわずか4gの小さな器官であるが，辺縁系や脳幹，脊髄と相互連絡しており，また下垂体に神経支配ないしはホルモン支配を及ぼしている[11]。視床下部を構成する神経核の中で前方に位置する supraoptic nucleus と paraventricular nucleus (PVN) がそれぞれ大きな neurosecretary cells を含み（このため，これらの分泌系は magnocellular neurosecretary system と総称される），それらの細胞において antidiuretic hormone (ADH or arginine vasopressin) と oxytocin が生合成される。これらのホルモンは軸索（その多くが supraoptic nucleus に由来するので supraoptico-hypophysial tract と呼ばれている）内を下降し neurophysin (carrier protein のひとつ）と結合した後，活動電位の到来に応じて軸索末端から近傍の毛細血管に分泌される。ここは位置的には既に下垂体後葉内であり ADH や oxytocin は毛細血管から hypophyseal vein へ流れ込み血流に乗って標的臓器へ到着する。

他方，正中隆起の上に位置する arcurate (infundibular) nucleus と前述した PVN などの神経核には小さな neurosecretary cells が含まれ（このため，これらの分泌系は parvocellular neurosecretary system と呼ばれている），それらの細胞においてはさまざまな releasing factors, inhibiting factors が生合成される。Releasing factors の中で corticotropin-releasing hormone (CRH) や thyrotropin-releasing hormone (TRH) は PVN, gonadotropin-releasing hormone (GnRH) は preoptic area, growth-hormone-releasing hormone (GnRH) は arcurate nucleus で生合成される。また，inhibiting factors としてドパミン (prolactin-inhibiting factor) は arcurate nucleus, somatostatin (growth-hormone-inhibiting hormone) は periventricular region で生合成されることが判明している。

これらのホルモンも軸索 (tuberoinfundibular tract or tuberohypophysial tract) を下降し，活動電位の到来に応じて正中隆起内の毛細血管へ分泌さ

れ portal vein を介して下垂体前葉へ到着する。下垂体前葉において別のホルモンの分泌を調整する点が ADH や oxytocin と異なるところで，たとえば CRH は adrenocorticotropic hormone（ACTH）の分泌を促し，TRH は thyrotropin（thyroid-stimulating hormone：TSH）のみならず，prolactin（PRL）の分泌も促す。このように視床下部のホルモンによって下垂体前葉のホルモン分泌は調節され，これらのホルモンは下垂体後葉ホルモンと同様，毛細血管から hypophyseal vein へ流れ込み血流に乗って標的臓器へ到着する。

　さて，視床下部におけるホルモン分泌を調節しているさまざまな要因の中でセロトニンは重要な調節因子のひとつである。以下は動物実験からのデータであるが，セロトニンは視床下部からの CRH 分泌を刺激する結果，ACTH や cortisol 分泌が増加することが判明している[9]。このような所見は，先述した視床下部のホルモン産生細胞にセロトニン受容体が存在し，この受容体に対するセロトニン刺激により，ホルモンが分泌されることを示唆するものである。実際にヒト死後脳研究において，視床下部に 5-HT$_{2C}$ 受容体が存在すること[12]や 5-HT$_{2A}$ 受容体の存在[5]が報告されている。最近，精神疾患に関する positron emission tomography（PET）研究が盛んになっており[15]，ヒト生体脳に応用できそうに思えるが，筆者の知る限りでは現時点で，視床下部におけるセロトニン受容体の存在を PET で確認したものはない。おそらく，解像度の問題がかかわっているのであろう。

セロトニン系薬物を用いた神経内分泌的負荷試験の原理

　周知のごとく，ホルモン分泌に影響を与えるのはセロトニンだけではない。ドパミン，睡眠，運動，寒冷刺激，低血糖，精神的ストレスなどさまざまな要因も影響を与える。これらすべての影響をホルモンの基礎値は含んでいる。そこで，セロトニンに関する変化を選択的に拾い上げるためにセロトニン神経に対する何らかの刺激薬（負荷薬）を投与し，セロトニンに関連す

るところを大きくして見せることが必要となる。

　理論的には，セロトニンの前駆物質を負荷後に生じるホルモン反応はシナプス前セロトニン神経におけるセロトニンの生合成の機能やシナプス間隙への放出能（以上がシナプス前セロトニン機能），さらにはシナプス後セロトニン受容体の機能などを合わせて反映する（シナプス前＋シナプス後セロトニン機能）であろうし，セロトニン受容体の agonist を負荷後に生じるホルモン反応は主にシナプス後セロトニン受容体の機能（シナプス後セロトニン機能のみ）を反映するであろう。何が見たいのかをはっきりさせることで，どちらの負荷薬を用いるべきか決まってくる。いずれにせよ，被験者に負荷薬を投与した後のホルモン分泌反応を静脈血中のホルモン濃度を継時的に採血することで測定することにより，セロトニン神経機能を推定することが可能となる。

　さらに，セロトニン受容体の拮抗薬で前処置して負荷薬を投与した場合には，負荷薬のみを投与したときと比較してホルモン反応が有意に低下することが多くの研究で示されており，このことから逆にこのホルモン反応がセロトニン系を介するものであることが示される。以上が，セロトニン系薬物を用いた神経内分泌的負荷試験の原理である。

負荷薬の種類

　シナプス前負荷試験用の負荷薬とシナプス後負荷試験用の負荷薬に大別される[13]。

1. シナプス前負荷試験用負荷薬

　シナプス前セロトニン神経に作用する負荷薬としては，セロトニンの前駆物質である L-tryptophan や 5-hydroxytryptophan (5-HTP)，セロトニンの放出を促進する fenfluramine，セロトニンの再取り込みを抑える citalopram などの SSRIs や clomipramine などがある。マイナスの負荷，すなわち

tryptophan欠乏液（他の必須アミノ酸は含有している）を負荷すること[4]も広い意味でシナプス前負荷試験である。

2. シナプス後負荷試験用負荷薬

シナプス後5-HT$_{1A}$受容体に作用する負荷薬としては，buspirone, ipsapirone, gepirone, tandospirone, flesinoxanなどがある。シナプス後5-HT$_{2A/2C}$受容体に作用する負荷薬としては，trazodoneの活性代謝産物であるmeta-chlorophenylpiperazine（m-CPP），MK-212などがある。

ホルモン反応とセロトニン受容体の亜型

上記の負荷薬で視床下部の細胞を刺激することで得られたホルモン反応が，視床下部のホルモン産生細胞膜に存在するどのセロトニン受容体を介して得られたものか明らかにするために，セロトニン受容体の拮抗薬を用いた研究が進められている。たとえば，cyproheptadineは主として5-HT$_{2C}$受容体に拮抗することが知られている。何らかの負荷薬を投与する前にcyproheptadineを投与しておくと視床下部の5-HT$_{2C}$受容体はcyproheptadineにより既に占拠されている。もしもその負荷薬の作用が5-HT$_{2C}$受容体を介するものであれば，有意なホルモン反応は得られないはずである。実際には，同一被験者にplacebo（前処置）＋負荷薬（検討したいもの）投与とcyproheptadine（前処置）＋負荷薬（検討したいもの）投与を，異なる時期にrandomized, double-blind, cross-over studyの形で行い，両者のホルモン反応の間に有意差がなければ5-HT$_{2C}$受容体を介するホルモン反応ではないということになる。もしplacebo（前処置）＋負荷薬と比較してcyproheptadine（前処置）＋負荷薬投与時のほうで有意にホルモン反応が低下していれば，その負荷薬によるホルモン反応は5-HT$_{2C}$受容体を，少なくとも一部は介した反応と判断される。このような方法を用いて，前述したシナプス後負荷試験用負荷薬の特性が同定されてきたわけである。

またシナプス前負荷試験用負荷薬を負荷した場合には，理論的にはシナプス間隙に蓄積したセロトニンはシナプス後セロトニン受容体に平等に作用するはずであるが，実際には必ずしもそうではなく，この方法でその偏りを同定する作業が進んでいる。たとえば，L-tryptophan 負荷によるホルモン反応は主に 5-HT$_{1A}$ 受容体を介すること，fenfluramine や 5-HTP 負荷によるホルモン反応は主に 5-HT$_2$ 受容体を介することが明らかになっている[3]。シナプス前負荷試験用負荷薬を負荷した場合に，なぜこのような偏り（種々のシナプス後セロトニン受容体へのセロトニンの選択性）が生じるかに関しては不明である（Cowen 教授との私信）。しかしながら，たとえば fenfluramine に関して，この薬物が dorsal raphe nucleus 由来のセロトニン神経の神経末端に特に高い親和性を有することが明らかにされており，この神経末端にシナプス後 5-HT$_2$ 受容体が豊富に存在すること[3]と合わせて考えると，このような偏りの少なくとも一部は説明できそうである。

負荷薬の特性とは別に，ホルモン反応とセロトニン受容体の関連も次第に明らかとなってきた。現時点では，ACTH や cortisol 分泌反応（視床下部においては CRH 分泌反応）には 5-HT$_{1A}$ および 5-HT$_{2A}$ 受容体の関与，prolactin 分泌反応（視床下部においては PRL-RH）には 5-HT$_{2A}$ および 5-HT$_{2C}$ 受容体と 5-HT$_3$ 受容体の関与，GH 分泌反応（視床下部においては GH-RH）には 5-HT$_{1A}$ 受容体の関与，oxytocin 分泌反応には 5-HT$_{1A}$ 受容体と 5-HT$_{2A}$ および 5-HT$_{2C}$ 受容体の関与，renin 分泌反応には 5-HT$_{2A}$ 受容体の関与，vasopressin 分泌反応には 5-HT$_{2C}$ 受容体の関与が知られている[13]。

負荷試験の実際

ここでは，シナプス前負荷試験として paroxetine を用いた負荷試験を取り上げる。Paroxetine については Reist ら[14]が，その 40mg 経口投与で placebo と比較して有意な cortisol 反応が導かれることを明らかにしていた

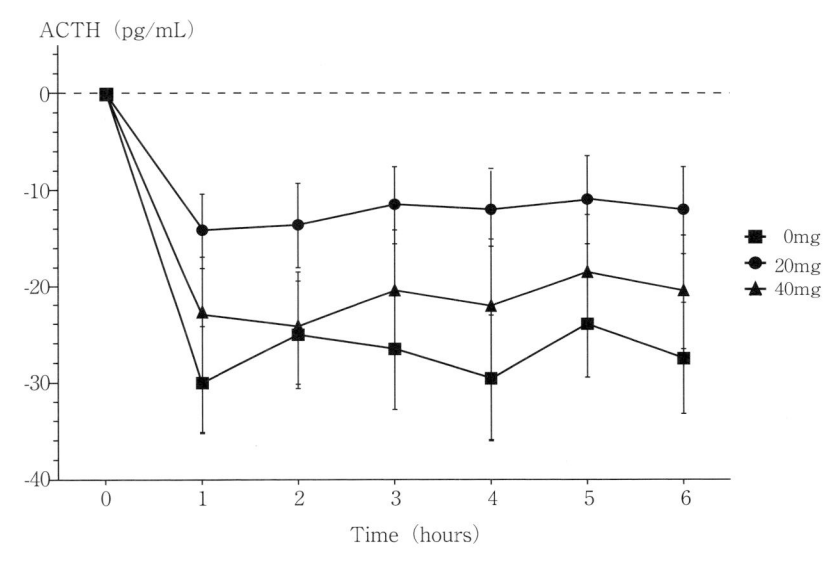

6-1 気分障害のバイオマーカー（Ⅰ）

図 6-1-1　Paroxetine を用いた負荷試験

Paroxetine 20mg のほうが 40mg や placebo よりも有意に大きな prolactin 反応が得られた。なお，投与法は経口投与である。図は，(Kojima et al, 2003)[8] を引用した。

が，筆者らはもっと少ない量で有意なホルモン反応が導かれる可能性を検討した[8]。その結果，paroxetine 20mg のほうが 40mg よりも大きな ACTH 分泌反応を引き出し，さらに副作用も少ないことが判明した（図 6-1-1）。さらに，paroxetine による ACTH 分泌反応は cyproheptazine の前処置によって有意に低下することが判明した。このことから paroxetine によりシナプス間隙に蓄積するセロトニン刺激の一部が少なくとも 5-HT$_{2A/2C}$ 受容体を介してホルモン反応を導くことが判明した。

　この負荷試験のことをもう少し詳しく説明する。被験者には，前日の夕食後から絶食を保っていただいた上で，当日午前 7 時 40 分頃には実験室に来ていただく。リクライニングチェアもしくはベッドの上で安静を保っていただき，8 時前に最初の採血を行い，ACTH もしくは cortisol 値を測定し基礎値とする。8 時に paroxetine 20mg 錠を若干の水とともに服用してもら

い，以後1時間おきに午後2時まで計7回採血を繰り返し，ACTHもしくはcortisolの推移を測定するわけである．ホルモンのピーク値から基礎値を差し引く簡便な方法でセロトニン機能の指標にするやり方と，ホルモン値の推移をグラフにして曲線下面積（Area under the curve：AUC）を計算してセロトニン機能の指標にするやり方がある．

　この方法の応用として，月経前不快気分障害に関する研究を紹介する．この病態生理は十分には明らかにされていない．そこで，月経前不快気分障害を有する女性，月経前不快気分障害の診断基準には該当しないが月経前緊張症に該当する女性，いずれにも該当しない健常女性の3群に分けて，卵胞期，黄体前期，黄体後期の3回，paroxetine負荷試験を行った[7]．その結果，図6-1-2に示すように，月経前不快気分症候群を有する女性は，卵胞期に中枢セロトニン機能が高く，黄体期に低下することを発見した．月経前不快気分障害の患者に対して，黄体期にのみSSRIを投与する間欠的投与が欧米においては広がっているが，筆者らの所見はこの方法に理論的根拠を与えるものと考えられた．

セロトニン系負荷試験の長所と短所

　この負荷試験の最大の長所は，特別な機器を必要としないことである．安静にできる環境，負荷薬，数時間の時間さえあれば，継時的に採血をくり返すだけで検査可能である．被験者は，この間，退屈であるが眠ってはいけない．眠るとホルモン反応に影響するからである．また，飲食も不可である．このような条件さえ守れば，比較的簡便に脳内セロトニン神経機能を推定することが可能となる．以前より，セロトニンの代謝産物である5-hydroxyindoleacetic acid（5-HIAA）を測定して中枢セロトニン神経機能を推定しようという方法があった．血中5-HIAAは大部分が末梢由来なので論外であるが，髄液中5-HIAAは比較的，中枢セロトニン機能を反映する指標としていまだに使用されている．今回紹介した負荷試験とこの髄液中

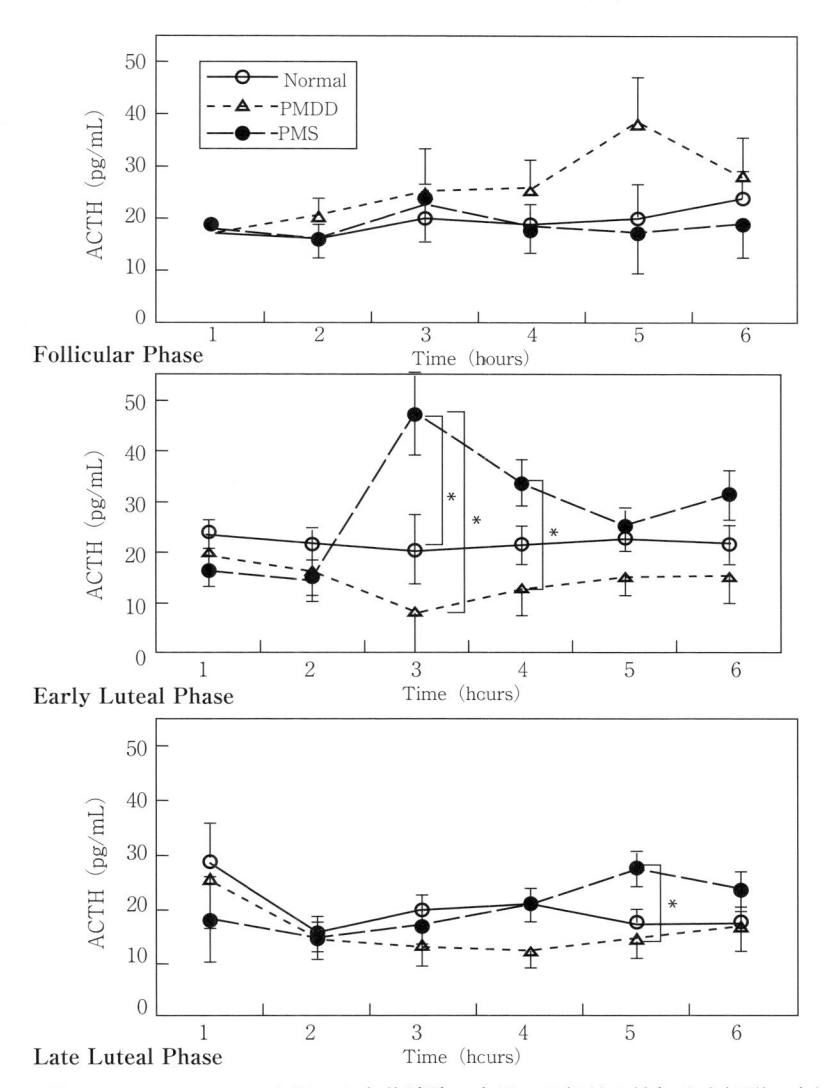

図 6-1-2 Paroxetine を用いた負荷試験の応用：月経前不快気分症候群の中枢セロトニン機能の月経周期による変動

＊P<0.05。月経前不快気分障害を有する女性，月経前不快気分障害の診断基準には該当しないが月経前緊張症に該当する女性，いずれにも該当しない健常女性の3群に分けて，卵胞期，黄体前期，黄体後期の3回，paroxetine 負荷試験を行った。その結果，図に示すように，月経前不快気分症候群を有する女性は，卵胞期に中枢セロトニン機能が高く，黄体期に低下することを発見した。図は，(Inoue et al, 2007)[7] を引用した。

5-HIAA のどちらが中枢セロトニン機能を正確に推定できるか比較した研究がある[2]。中枢セロトニン機能が反映されるものとしてパーソナリティ障害の患者の攻撃性尺度得点を用いた場合に，負荷試験によるホルモン反応は攻撃性尺度得点と有意な負の相関を示したが，髄液中 5-HIAA は相関しなかったという。これらの所見を解釈するにあたって，中枢セロトニン神経機能が低下すると攻撃性が亢進するという前提が必要になるが，これが正しいならば，負荷試験のほうが髄液中 5-HIAA よりも正確に中枢セロトニン神経機能を推定できることになる。

この負荷試験の短所としては，視床下部におけるセロトニン神経機能に脳全体のセロトニン神経機能を代表させようとするところである。当然のことながら，視床下部と他の部位とのセロトニン神経機能が同じという保証はなく，おそらくは部位によって異なるであろう。この問題点を解消するには，やはり負荷試験だけに頼るのではなく，fMRI や PET，SPECT などの機能画像の所見も参考にする必要があろう。

DEX 抑制試験（DST）や DEX/CRH 負荷試験

視床下部・下垂体・副腎皮質系の最終的なアウトプットは coritisol である。起床後 30 分以内に cortisol が 50 ～ 75% 上昇することが知られており，これを cortisol awakening rise（CAR）と呼ぶ[16]。気分障害の患者は寛解期もうつ病期にも CAR が高く，うつ病期では健常者の 25% 高値であったという報告がある。

Dexamethasone suppression test（DST）は，dexamethasone（DEX）を午後 11 時に経口投与し，翌朝の cortisol を測定する。Carroll[1] らは，内因性うつ病の患者 42 名と他の精神疾患に罹患した患者 42 名に DST を施行したところ，内因性うつ病群は血漿や尿中 cortisol が DST 前にも DEX 服用後にも高かったと報告した。通常は，投与した DEX が下垂体や視床下部に作用して negative feedback が働き，cortisol の分泌が抑制される。したがっ

て，内因性うつ病はこの negative feedback が効きにくい病態生理を有すると考えられた。当初は，この方法で内因性うつ病と神経症性うつ病を鑑別できるとされたが，その後，否定的な結果が蓄積された[10]。

　DST をさらに改良した負荷試験が dexamethasone/cortisol releasing hormone (DEX/CRH) test である。これは，1.5mg の DEX を午後11時に経口投与した上で，さらに翌日の午後3時に 100μg の CRH を静脈内投与し，午後2時から午後6時まで15分おきに採血して cortisol や ACTH の測定を行うというものである。Heuser と Holsboer ら[6]は，大うつ病性エピソードを有する96名の患者，躁病エピソードを有する11名の患者，パニック障害を有する9名の患者，統合失調症を有する24名の患者，そして健常者82名に DEX/CRH test を施行した。その結果，精神科の患者140名は診断分類にかかわらず，年齢をマッチさせた健常者よりも高い cortisol や ACTH を示した。このことは，精神疾患に罹患した患者は急性期において視床下部・下垂体・副腎皮質系での negative feedback が効きにくいことを示している。次に，DEX/CRH test の sensitivity（感度，鋭敏度：疾患がある人を正しく疾患があると判断できる確率）が大うつ病エピソードに対してはおよそ80％の高さを示した。これは，DST の sensitivity がメタ解析で44％，この研究では25％であったことを考慮すると，はるかに高い。さらに，年齢を35歳未満，35歳から50歳，50歳から70歳，70歳以上と層別化すると，DEX/CRT test の sensitivity は90％にまで上昇した。最後に，ACTH や cortisol の測定のための採血を15時，15時30分，15時45分，16時，16時15分の5ポイントまで減らしても sensitivity は低下しなかったため，簡略化が期待できる。

　その後，DEX/CRH test について多くの研究がなされた。最近，Mokhtari[10]により8つの研究に対しメタ解析が行われ，全体としてうつ病患者のほうが健常者よりも有意に高い cortisol 反応を生じることが示された。しかしながら，うつ病患者の中には DEX/CRH test で cortisol 反応が低く，過剰抑制を示す一群が存在し，難治性と関連する可能性が指摘されて

いる。DEX/CRH test の有用性を評価されるべきであるが、さらに検討が必要である。

おわりに

本邦では視床下部・下垂体系の機能を探る DST や DEX/CRH 負荷試験などは行われても、中枢セロトニン神経機能を探るための負荷試験としては以前、clomipramine を用いた負荷試験がいくつかの研究機関で行われていたにすぎなかったと記憶している。せっかく本邦でもいくつかの SSRIs が使用可能になったので、これらを負荷薬として使用することにより、中枢セロトニン神経機能を推定するひとつの手段、そして気分障害のバイオマーカーとして使えることをご理解いただければ幸いである。なお、中枢セロトニン系神経内分泌的負荷試験に関しては、先に詳細な総説[17]を発表しているために、本稿はそれを要約し、DEX/CRH test の説明を付け加えた。

■文　献

1) Carroll, B.J., Curtis, G.C., Mendels, J.: Neuroendocrine regulation in depression. II. Discrimination of depressed from nondepressed patients. Arch. Gen. Psychiatry, 33 : 1051-1058, 1976.
2) Coccaro, E.F., Kavoussi, R.J., Cooper, T.B. et al.: Central serotonin activity and aggression: inverse relationship with prolactin response to d-fenfluramine, but not CSF 5-HIAA concentration, in human subjects. Am. J. Psychiatry, 154 : 1430-1435, 1997.
3) Cowen, P.J.: Serotonin receptor subtypes in depression: evidence from studies in neuroendocrine regulation. Clin. Neuropharmacol., 16(suppl 3): S6-S18, 1993.
4) Cowen, P.J., Smith, K.A.: Serotonin, dieting, and bulimia nervosa. Adv. Exp. Med. Biol., 467 : 101-104, 1999.
5) Dwivedi, Y., Pandey, G.N.: Quantification of 5-HT2A receptor mRNA in

human postmortem brain using competitive RT-PCR. Neuroreport, 9 : 3761-3765, 1998.
6) Heuser, I., Yassouridis, A., Holsboer, F.: The combined dexamethasone/CRH test: a refined laboratory test for psychiatric disorders. J. Psychiatr. Res., 28 : 341-356, 1994.
7) Inoue, Y., Terao, T., Iwata, N. et al.: Fluctuating serotonergic function in premenstrual dysphoric disorder and premenstrual syndrome: findings from neuroendocrine challenge tests. Psychopharmacology, 190 : 213-219, 2007.
8) Kojima, H., Terao, T., Iwakawa, M., et al.: Paroxetine as a 5-HT neuroendocrine probe. Psychopharmacology, 167 : 97-102, 2003.
9) Larsen, P.J., Hay-Schmidt, A., Vrang, N. et al.: Origin of projections from the midbrain raphe nuclei to the hypothalamic paraventricular nucleus in the rat: a combined retrograde and anterograde tracing study. Neuroscience, 70 : 963-988, 1996.
10) Mokhtari, M., Arfken, C., Boutros, N.: The DEX/CRH test for major depression: a potentially useful diagnostic test. Psychiatry Res., 208 : 131-139, 2013.
11) Nolte, J.: The human brain: an introduction to its functional anatomy, 4th Ed, pp539-547, Mosby, St. Louis, 1999.
12) Pasqualetti, M., Ori, M., Castagna, M. et al.: Distribution and cellular localization of the serotonin type 2C receptor messenger RNA in human brain. Neuroscience, 92 : 601-611, 1999.
13) Raap, D.K., Van der Kar, L.D.: Selective serotonin reuptake inhibitors and neuroendocrine function. Life Sci., 65 : 1217-1235, 1999.
14) Reist, C., Helmest, D., Albers, L. et al.: Serotonin indices and impulsivity in normal volunteers. Psychiatry Res., 60 : 177-184, 1996.
15) Savitz, J.B., Drevets, W.C.: Neuroreceptor imaging in depression. Neurobiol. Dis., 52 : 49-65, 2013.
16) Spijker, A.T., van Rossum, E.F.: Glucocorticoid sensitivity in mood disorders. Neuroendocrinology, 95(3): 179-186, 2012.
17) 寺尾岳：セロトニン系薬物を用いた神経内分泌的負荷試験の現況．九州神経精神医学，53 : 26-35, 2007.

6 気分障害のバイオマーカー

6-2 気分障害のバイオマーカー（Ⅱ）モノアミン代謝産物・サイトカイン・脳由来神経因子

吉村玲児

産業医科大学医学部精神医学教室

はじめに

うつ病は異種性の高い疾患である。また，その病態生理仮説も一致をみない。本稿では，モノアミン仮説，神経炎症仮説，神経可塑性・神経新生仮説の側面から，うつ病を考えて，そのバイオマーカーとなりうる可能性がある物質を探索する。さらには，それらの物質と抗うつ薬への反応性予測に関しても言及する。

モノアミン仮説

うつ病患者の脳内では，神経伝達物質として重要な役割を果たすノルアドレナリン（NA），セロトニン（5-HT），ドパミン（DA）が欠乏しており，それがうつ病の症状を出現させるという仮説である。しかし，このモノアミン仮説の最も大きな弱点は，一般的に抗うつ薬を投与すると，うつ病患者で

低下している脳内のモノアミン量は数時間で回復するのに対して，抗うつ薬が抑うつ症状を改善するまでには少なくとも4～8週間が必要である。このタイムラグがモノアミン仮説の矛盾である。しかし，現在うつ病治療に使用されている抗うつ薬の作用分子はモノアミン再取り込み部位（モノアミン・トランスポーター）であることやうつ病が寛解した患者に対して，特別な食事や薬物により体内のモノアミンを欠乏させると，再発・再燃が高まるという報告[14]があり，うつ病の病態生理へのモノアミンの果たす役割は現在も色あせてはいない。

神経炎症仮説

うつ病では脳内の神経に炎症が生じているという仮説がある。実際，うつ病患者の血中 CRP や脳内の IL-2, IL-6, TNF α, IFN γ などの炎症性サイトカインが上昇している。そして脳内の慢性炎症状態が神経幹細胞やオリゴデンドロサイトを傷害する可能性がある。その結果，うつ病患者ではシナプス可塑性や神経新生が抑制されていることが想定される[19]。

神経可塑性・神経新生仮説

うつ病で増加することが多いグルココルチコイドは，脳内の神経可塑性を障害する。また，特に海馬の歯状回や CA1, CA3 領域での神経新生も抑制する。その理由のひとつとして脳由来神経栄養因子（BDNF）を低下させることが想定されている。抗うつ薬は脳内の NA, 5-HT, DA 量を増加させ，PKC, AKT, MEK 系を介して pCREB を増加させることで mBDNF や BDNF 蛋白を増やすと考えられている[2]。その結果，細胞骨格蛋白関連遺伝子やシナプス関連遺伝子が活性化される。この BDNF は血液脳関門を通過する。うつ病患者では血中（血漿・血清）BDNF 濃度が低下している（図6-2-1）[1,5,21]。気分変調症患者でも健常者と比較して血清 BDNF 濃度が低下してい

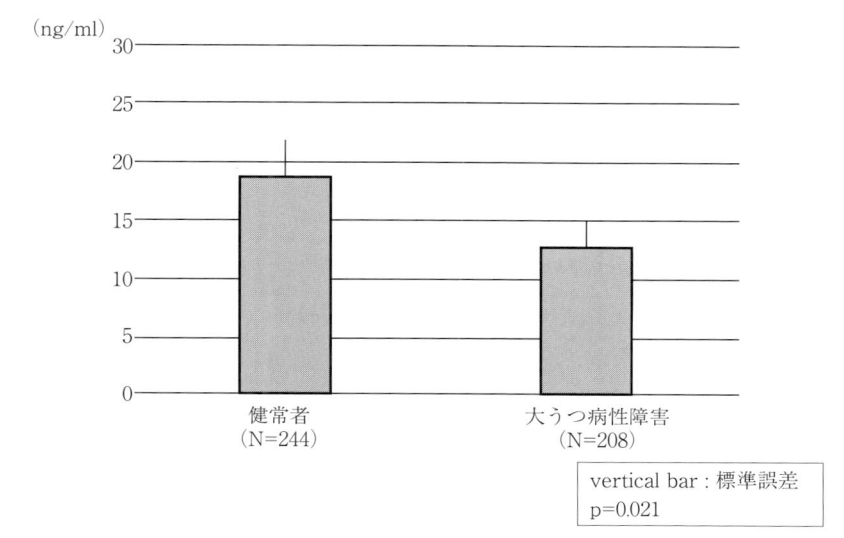

図 6-2-1　血清 BDNF 濃度

る[33]。うつ病の改善とともに健常者レベルにまで回復する。抗うつ薬・経頭蓋的磁気刺激療法，電気けいれん療法いずれも，うつ病患者の血中（血清・血漿）BDNF 濃度を増加させることも報告されている[32]（図 6-2-2）。

カテコールアミン代謝産物によるうつ病のサブタイプ分類

われわれは Seretti らによるハミルトンうつ病評価尺度のカテゴリー分類を元に，抑うつ症状と NA の主要代謝産物である MHPG の血中濃度との関連を検討した。その結果，血中 MHPG 濃度が健常者群より低値の大うつ病性障害患者では不安・焦燥項目得点が高かった。一方，血中 MHPG 濃度が健常者群より高値の大うつ病性障害患者群では，精神運動項目得点が高かった（図 6-2-3）。また，ドパミンの主要代謝産物である HVA の血中濃度は大うつ病性障害患者の精神病像の有無と関連があった。すなわち，精神病性特徴を有する大うつ病性障害患者群では有さない群よりも血中 HVA 濃度が

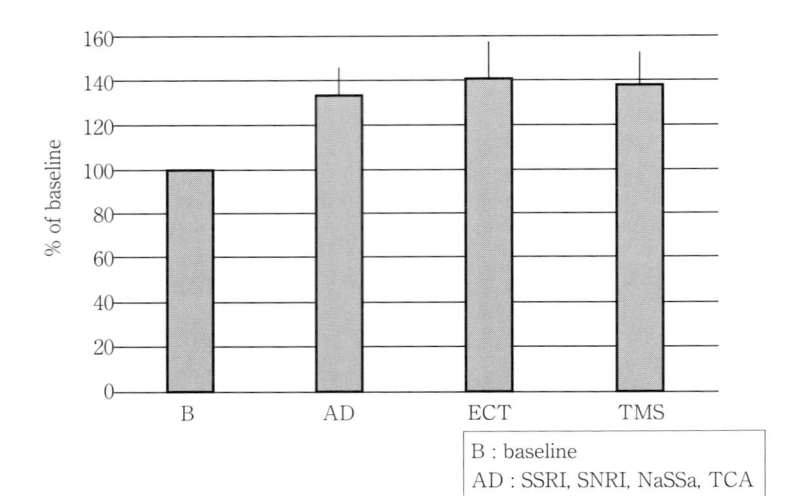

図 6-2-2　治療法による血清 BDNF の増加

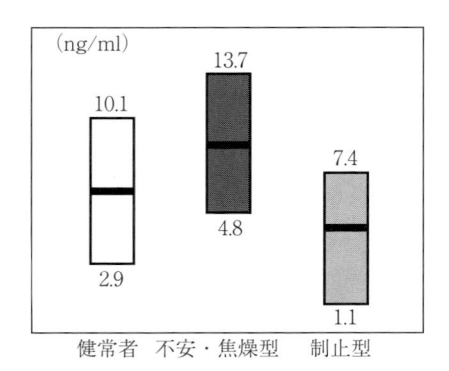

図 6-2-3　血漿 MHPG 濃度

高値であった．さらに健常者群とでの比較では，精神病性特徴を有する大うつ病性障害群では健常者群と比較して有意に血中 HVA 濃度が高値であったが，精神病性特徴を有さない大うつ病性障害群は健常者群と差がなかっ

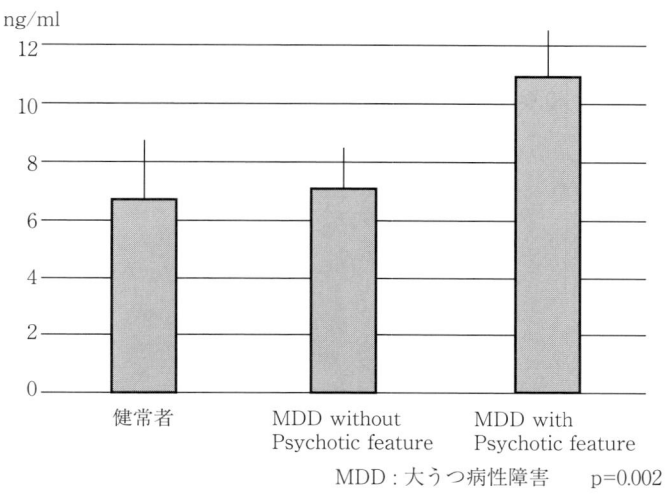

図 6-2-4 血漿 HVA 濃度

MDD：大うつ病性障害　　p=0.002

た[6,23)]（図 6-2-4）。さらに，大うつ病性障害とアルコール依存症を合併した群，アルコール依存症を合併していない大うつ病性障害群，健常者群の3群で血中 MHPG 濃度と HVA 濃度を比較した。その結果，アルコール依存症を合併した群のみの血中 HVA 濃度が健常者と比較して有意に低値であった（図 6-2-5）。一方，血中 MHPG には3群で差がなかった[25)]（図 6-2-6）。

BDNF によるうつ病のサブタイプ分類

うつ病サブタイプ分類ごとの血清 BDNF 濃度の比較を行った。健常者群と比較して，大うつ病性障害患者および双極 I 型障害，双極 II 型障害（いずれも，うつ病エピソード）群では血清 BDNF 濃度が低値であった（図 6-2-7）。一方，精神運動制止症状得点高値群，不安・焦燥得点高値群，精神病性特徴を有する群，精神病性特徴を有さない群，気分変調性障害群の各群間で血清 BDNF 濃度に差はなかった。一方，双極 I 型障害躁病エピソード群では，大うつ病性障害群と同様に健常者群と比較して血清 BDNF が低値で

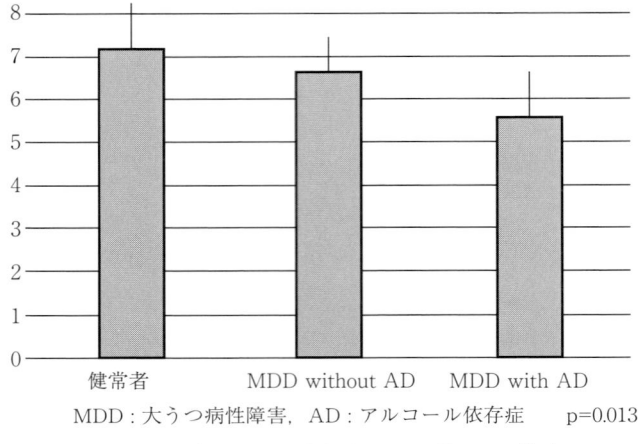

図 6-2-5　飲酒問題の有無による血漿 HVA 濃度
MDD：大うつ病性障害，AD：アルコール依存症　　　p=0.013

図 6-2-6　血漿 MHPG 濃度
n.s.

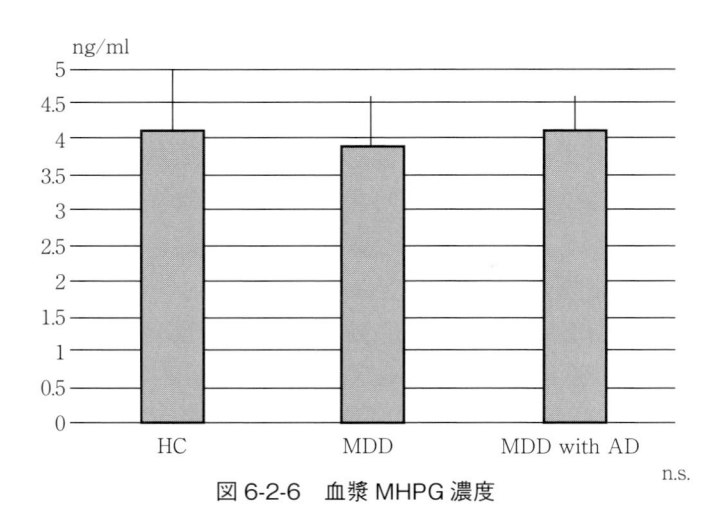

あるとの報告がある[18]。しかし，われわれの結果では，双極Ⅰ型障害躁病エピソード患者では健常者群とは差がなかった。血中（血清・血漿）BDNF濃度と抑うつ症状重症度との関連について検討した報告については意見の一

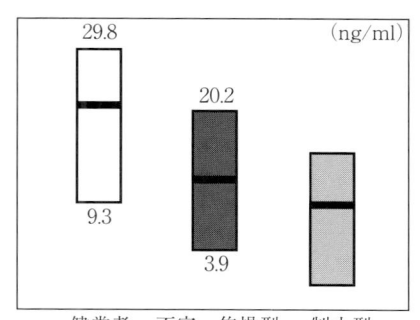

図 6-2-7　血清 BDNF 濃度

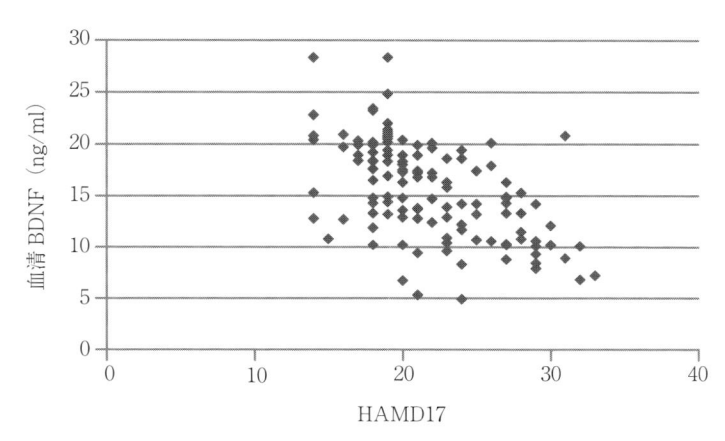

図 6-2-8　大うつ病性障害患者の血清 BDNF とうつ状態重症度

HAMD17：ハミルトンうつ病評価尺度 17 項目得点

致をみていない。関連がないという報告と HAMD 得点と血清 BDNF 濃度との間には負の相関が認められたとの報告がある[16,20,22,31]。われわれの報告では有意に負の相関が認められた[31]（図6-2-8）。このことは，すなわち抑うつ状態が重症なほど血中 BDNF 濃度が低いことを意味する。BDNF が血液脳関門を通過するとしても，当然血中 BDNF 濃度がどの程度脳内の神経可

塑性や神経新生を反映するのかという疑問は残る。しかし，神経可塑性や神経新生に重要な役割を果たす脳内 NAA 濃度と血清 BDNF 濃度が相関するという報告[11]や血清 BDNF 濃度と海馬体積に相関が認められたという報告[11]は，支持的な証拠である。

ストレスと血中 BDNF 濃度

日本人健常勤労者を対象にして，血清 BDNF 濃度と精神的ストレスとの関連を検討した。その結果，心理的ストレスを自覚している者ほど，血清 BDNF 濃度が低値を示した。一方，注意集中力と血清 BDNF 濃度との間には関連はなかった[12,15]。また，神経症的性格（ニューロティシズム）と血清 BDNF との関連を示した報告もあり，その結果は神経症的傾向が強い者ほど血清 BDNF 濃度が低値であった[10]。

血清 proBDNF, BDNF 濃度とうつ病

proBDNF から，プロセッシングを受けて mature BDNF（mBDNF）となる。そのプロセッシングには，MMP-9 や plasmin などの酵素が関与している。mBDNF は前述したように TrkB 受容体に結合することで，神経可塑性や神経新生に関与している。一方，proBDNF は p75 受容体に結合して神経細胞死（アポトーシス）に関連する[8]。Western Blot 法により測定したところ，うつ病患者の血中 proBDNF が増加していたとの報告がある。われわれは大うつ病性障害患者群と健常対象者群の 2 群で血漿 proBDNF 濃度と血漿 mBDNF 濃度を測定した。その結果，血漿 mBDNF 濃度は大うつ病性障害患者群が健常対象者群より有意に低値であった。われわれは，血漿 proBDNF 濃度も ELISA kit を用いて，両群間でも比較した。しかし，残念ながらすべての血漿サンプルの 48％しか血漿 proBDNF 濃度を測定できなかった。しかも，その結果は両群ともに差はなかった。さらに proBDNF/mBDNF 比に関

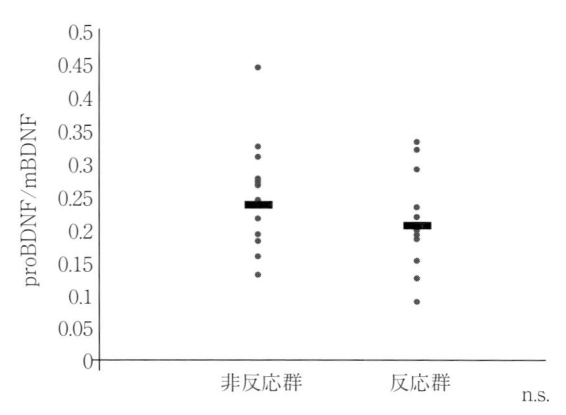

図 6-2-9 SSRI（fluvoxamine）反応と proBDNF/mBDNF 比

しても 2 群間に差はなかった。今後は，より測定感度の高い ELISA kit あるいは Western Blot 法を用いてこの予備的な結果を追試する必要がある[30]（図 6-2-9）。

血清 BDNF 濃度からのうつ病再発・再燃予測

大うつ病性障害の約半数以上は 1 年以内に再発・再燃する。われわれは血漿 BDNF 濃度の変化から，大うつ病性障害の予防予測をすることを検討した。SSRI および SNRI に非定型抗精神病薬の追加投与を行うことで寛解状態に至った患者 38 例を 1 年間追跡した。エンドポイントの 1 年後まで follow-up できた患者は，19 例（50％）であった。1 年間再発・再燃しなかった患者は 8 例（42％）であった（図 6-2-10）。採血は 3 ヵ月間隔で行い血清 BDNF 濃度を縦断的に測定した。大うつ病性エピソードの再発・再燃の 3 ヵ月および 1 ヵ月前と非再発群との間には差はなかった。以上の結果，少なくとも 1 ヵ月前の血清 BDNF 濃度は大うつ病エピソードの再発・再燃を予測することはできなかった。また，寛解時からの変化も再発時・再燃 3 ヵ月前・1 ヵ月前では生じなかった[27]（図 6-2-11）。

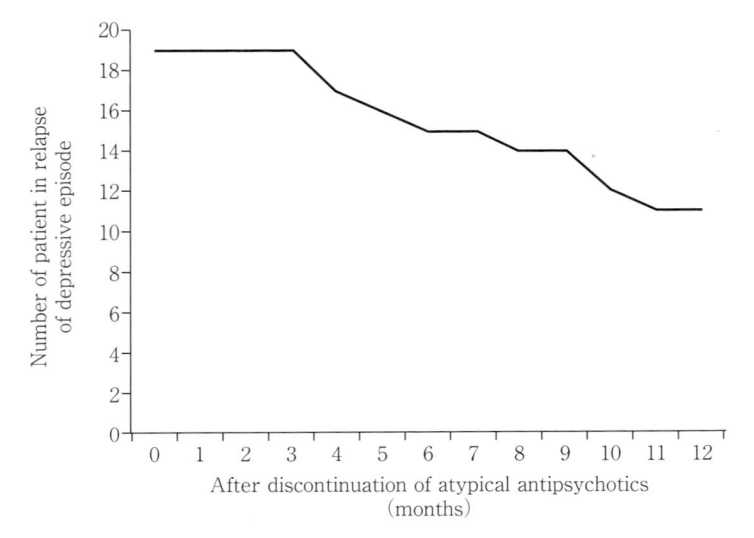

図 6-2-10　非定型抗精神病薬中止後の再発数
非定型抗精神病薬を中止して3ヵ月間は再発／再燃はない。

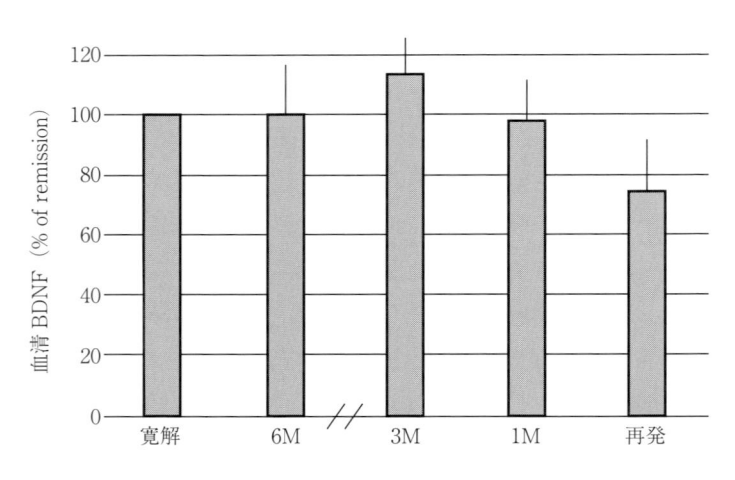

図 6-2-11　寛解後血清 BDNF 濃度の推移

表 6-2-1 Independent factors regarding response to SSRIs

Dependent variable	Independent variable	Wald chi square	P	Adjusted R2
Responder/ Nonresponder	Change in BDNF (T4-T0) /T0	0.522	0.47	**0.0218**
	sex	0.727	0.394	
	age	0.125	0.724	
	Dose of SSRIs at T8	0.018	0.893	
	HAMD-17 at T0	0.254	0.614	

血清 BDNF 濃度からの SSRI への反応予測

 SSRI 投与前の血清 BDNF 濃度は 8 週後の時点での SSRI の反応性は予測できなかった。さらに SSRI 投与による 0 週から 4 週までの血清 BDNF 濃度の変化も 8 週時（エンドポイント）の SSRI への反応性を予測できなかった[29]（表 6-2-1）。一方，1 週間後の血清 BDNF の変化が 4 週後の抗うつ薬への反応を予測するとの報告もある[13]。さらには，2 週間後の血清 BDNF 濃度の増加と HAMD17 得点の減少から 4 週間後のアウトカムを予測するとの報告もある[3]。

血中炎症性サイトカイン濃度と抑うつ症状

 炎症性サイトカインはセロトニン・トランスポーター（5-HTT）機能へ影響を及ぼす。IL-1β，IL-6，IFN-γ，TNF-α などは，5-HTT mRNA 発現を促進させる[9]。われわれは血漿 IL-6 濃度を大うつ病性障害群と健常者群とで比較した。その結果，大うつ病性障害群で有意に高値であった。また，うつ病を精神運動制止型うつ病，不安・焦燥型うつ病，精神病性特徴を伴ううつ病に分類した場合，これら 3 群間の血漿 IL-6 濃度には有意差はなかった[33]（図 6-2-12）。さらに，気分変調性障害群も大うつ病性障害群と同様に

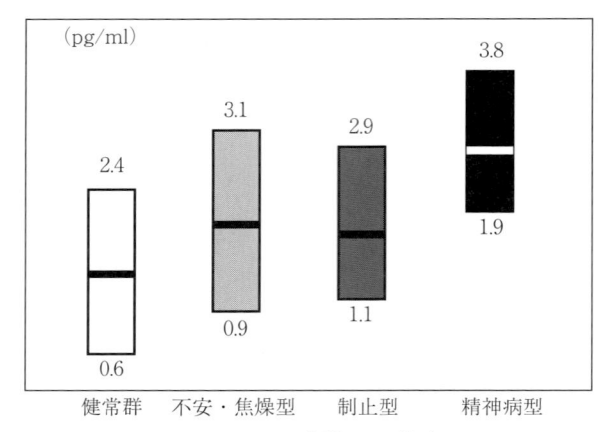

図 6-2-12　血漿 IL-6 濃度

健常者群と比較して有意に血漿 IL-6 濃度が高値であった[33]。次に，抗うつ薬への反応性と血漿 IL-6 濃度との関連を検討した。難治性うつ病群（少なくとも 1 種類の SSRI あるいは SNRI を最大量投与 8 週間以上投与しても HAMD 得点が 50% 未満の改善しか得られなかった症例）では非難治性うつ病群と比較してさらに血漿 IL-6 濃度が高値であった[26]。最近では，IL-11 遺伝子の GpC アイランドのメチレーションが抗うつ薬の反応と関係があったという興味深い報告がある[17]。

未治療初発大うつ病性障害と健常者との遺伝子発現の　パターンの相違

われわれは，未治療初発の大うつ病性障害群と健常対照群とで，モノアミン神経系・コルチゾール系・炎症性サイトカイン・神経可塑性因子などに関与する遺伝子パターンの発現を解析した。その結果 2 群間には遺伝子発現のいくつかの相違が認められた。しかし，これらの再現性・この結果の意味・解釈に関しては慎重に進めていく必要がある（投稿準備中）。

表 6-2-2　臨床症状からの抗うつ薬の使い分け

心気症状・不安焦燥症状	fluvoxamine・paroxetine
意欲低下・思考制止症状	milnacipran・sertraline・duloxetine・sulpiride
体重減少	mirtazapine
SSRI vs SNRI	SSRI=SNRI
SSRI が無効な場合	2剤目は他の SSRI=SNRI
精神病性うつ病	（SSRI or SNRI）＋少量の非定型抗精神病薬

薬物反応性と血漿カテコールアミン代謝産物

ノルアドレナリンの主要代謝産物である MHPG と抗うつ薬と抗うつ薬への反応性の検討を行った。その結果，精神運動制止項目得点が高い大うつ病性障害群では，milnacipran・duloxetine への反応が良好であり，不安・焦燥・心気項目得点が高い大うつ病性障害群では，paroxetine・fluvoxamine への反応性が良好であった。一方，弱いドパミン・トランスポーター阻害作用を有する sertraline は精神運動制止症状得点が高い大うつ病性障害で有効であった。精神病性特徴を有する大うつ病性障害では，DA の代謝産物が高い群ほど，抗うつ薬（三環系抗うつ薬・SSRI・SNRI）と少量の非定型抗精神病薬（例えば，risperidone 0.5〜1.0mg, olanzapine 1.0〜5.0mg 程度）の併用療法への効果が高かった。その効果は，精神病症状に対してのみでなく，抑うつ症状改善効果にも及んでいた[32]（表 6-2-2）。

BDNF 遺伝子 Val66Met 多型と抗うつ薬への反応性

BDNF 遺伝子には選択的スプライシングを受ける領域に一塩基多型が存在する。すなわち BDNF 遺伝子の 196 番目の塩基が G から A へと置換されることにより 66 番目のアミノ酸のバリン（Val）がメチオニン（Met）に変化する。Met 保有群では Val/Val 保有者と比較して BDNF の分泌が低下する[4]。BDNF 遺伝子 Val66Met 遺伝子 Val/Val 保有群と Met 保有群とで SSRI および SNRI への反応性の検討を行った。その結果，Val/Val 保有群

と Met-保有群間に SSRI と SNRI への差は認められなかった[30]。

BDNF 遺伝子 Val66Met 多型と治療抵抗性うつ病における抗うつ薬と非定型抗精神病薬の併用療法の反応性

少なくとも2種類の SSRI と SNRI に十分な反応を示さない大うつ病性障害に対して，少量の非定型抗精神病薬（risperidone 0.5 ～ 1mg, olanzapine 1 ～ 5mg, quetiapine 25 ～ 75mg, perospirone 4 ～ 8mg, aripiprazole 3 ～ 6mg）を追加投与した。その結果追加4週間以内に33%が反応し，12%が寛解状態となった。非定型抗精神病薬追加療法への反応性と BDNF 遺伝子 Val66Met 多型との間には関連がなかった。さらに，8週間以内に寛解状態となった19名を3ヵ月後に併用の非定型抗精神病薬を中止したところ，1年以内に50%が再発・再燃した[28]。

COMT 遺伝子 Val148Met 多型と BDNF 遺伝子 Val66Met 多型と神経走行 (Diffusion Tensor Imaging Study)

カテコール-O-トランスフェラーゼ（COMT）はカテコールアミン代謝に重要な酵素である。COMT 遺伝子は置換されることにより，148番目のアミノ酸が Val から Met へと変更される[7]。Met 保有者では Val/Val 保有群と比較してカテコールアミン代謝機能が3～4倍低下する。初発の未治療，抗うつ薬投与歴のない大うつ病性障害患者と性別・年齢を一致させた健常者群の脳内神経走行を比較した。右側頭葉（内包）では COMT 遺伝子 Val148Met 多型（Val/Val 保有群と Met 保有群に分類）の Met 保有群では大うつ病性障害群で健常者群と比較して FA 値が低下していた。一方，BDNF 遺伝子 Val66Met 多型では両群に差は認められなかった（図6-2-13, 14）。以上の結果は，うつ病でも脳内カテコールアミン量の減少が少ないサブタイプのほうが，側頭葉（内包）の白質変化を来しやすい可能性を示唆し

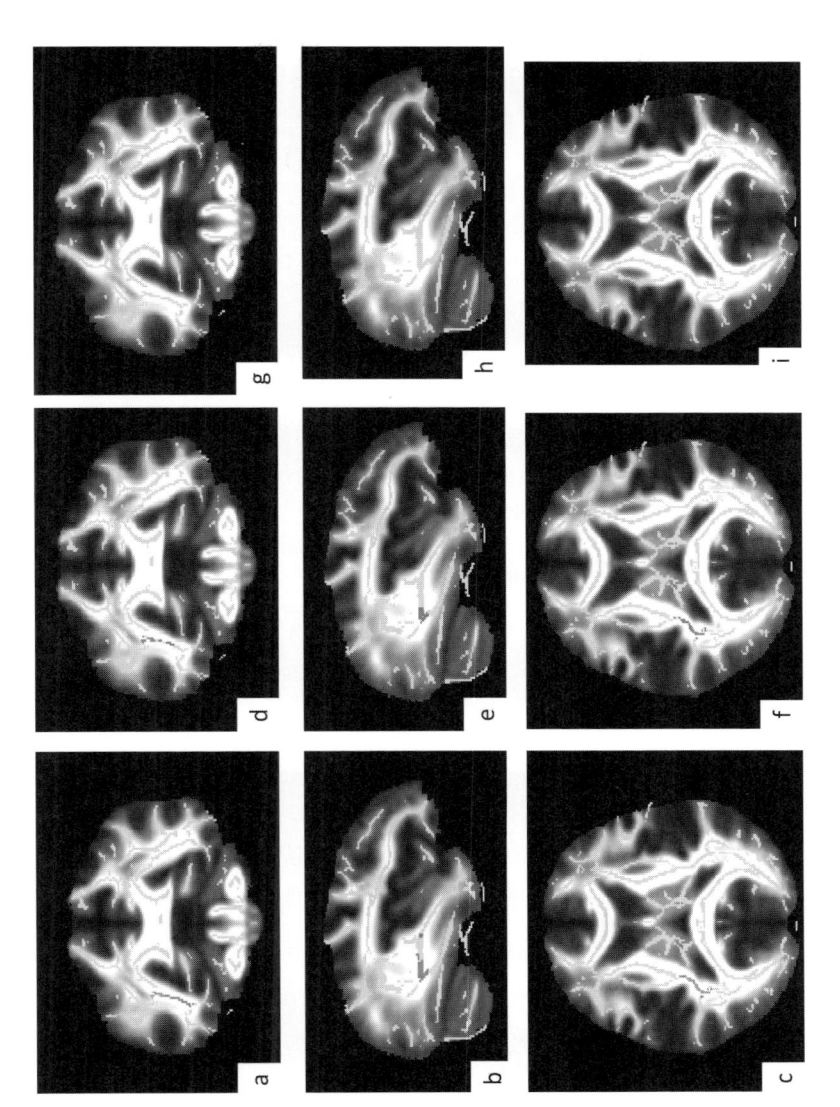

6-2 気分障害のバイオマーカー（Ⅱ）

図6-2-13 COMT遺伝子Val148MetとFAの変化（巻頭カラーⅵ頁）

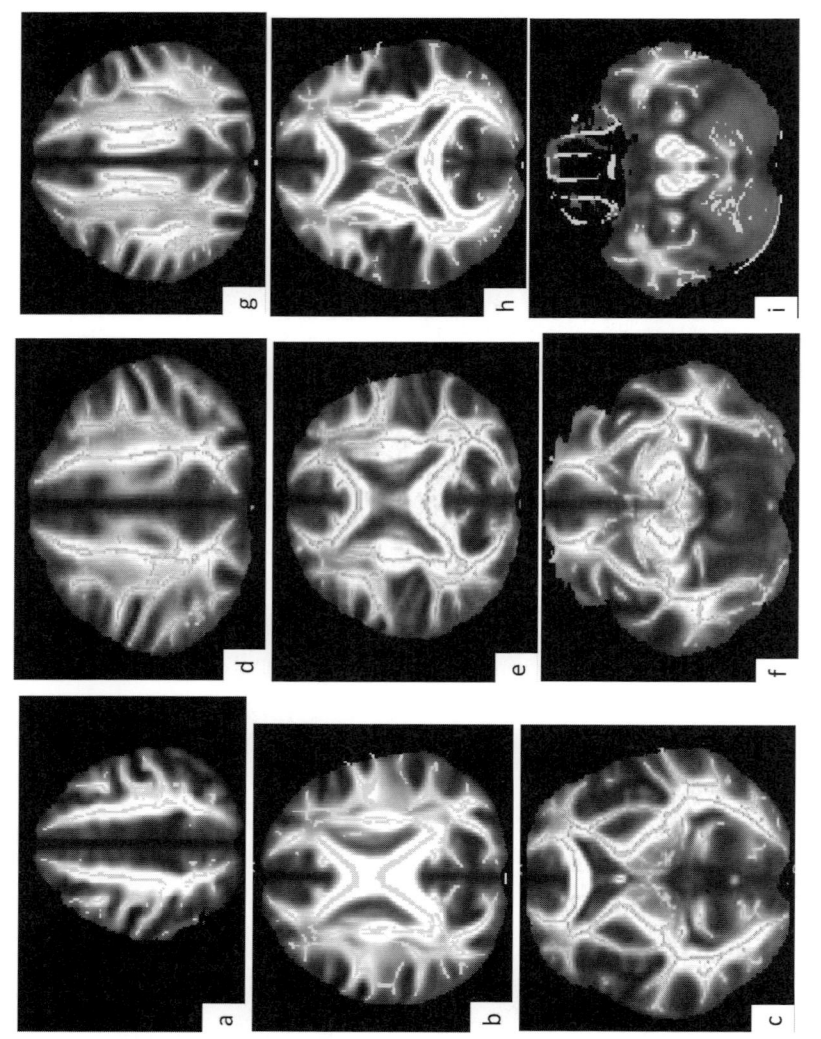

図6-2-14 BDNF遺伝子Val66MetとFAの変化（巻頭カラー — vii頁）

ているのかもしれない[7]。

SSRIによる消化器症状の出現と血漿中5-HIAA濃度

　SSRIの投与初期に嘔気・下痢など消化器症状が出現することがある。われわれは，5-HTの代謝産物である血漿中5-HIAA濃度と消化器症状による2週間以内のSSRI服用中断に関して検討を行った。その結果，SSRI服用開始1週間後に血漿5-HIAA濃度増加が多い群ほど，消化器症状による中断例が有意に多かった。また，通常投与開始量の半分量から開始した群では通常投与開始量で始めた群より消化器症状の出現が有意に少なかった。SSRIの嘔気の出現は，脳内セロトニン増加によるセロトニン受容体（5-HT$_3$）刺激作用が関係すると考えられている[24]。血中の5-HIAAはそのほとんどが末梢由来であるので，末梢でのセロトニン増加（その大部分が血小板由来である）が，消化管に存在するセロトニン受容体を刺激することが消化器症状の発現に関与している可能性も考えられる[24]。

まとめ

　われわれのグループがこれまで行ってきた一連の研究結果を元に，カテコールアミン，BDNF，サイトカインの血中濃度，さらには遺伝子発現パターンの相違からの大うつ病性障害の分類や薬物反応性の検討を概観した。その過程で明らかになったことは，"うつ病"概念の混沌さ，曖昧さである。症状の緻密な観察，養育歴や生活歴，性格・行動パターン・レジリエンス・遺伝子やプロテオーム解析，脳内回路，これら複数の要因を考慮することの重要性である。さらに研究を発展させることにより，"うつ病"の異種性を明らかにしたい。

■文　献

1) Bocchio-Chiavetto, L., Bagnardi, V., Zanardini, R. et al.: Serum and plasma BDNF levels in major depression: a replication study and meta-analyses. World J. Biol. Psychiatry, 11(6): 763-773, 2010.
2) Castrén, E.: Neuronal network plasticity and recovery from depression. JAMA Psychiatry, 70(9): 983-989, 2013.
3) Dreimüller, N., Schlicht, K.F., Wagner, S. et al.: Early reactions of brain-derived neurotrophic factor in plasma (pBDNF) and outcome to acute antidepressant treatment in patients with Major Depression. Neuropharmacology, 62(1): 264-269, 2012.
4) Egan, M.F., Kojima, M., Callicott, J.H. et al.: The BDNF val66met polymorphism affects activity-dependent secretion of BDNF and human memory and hippocampal function. Cell, 112(2): 257-269, 2003.
5) Fernandes, B.S., Gama, C.S., Ceresér, K.M., et al.: Brain-derived neurotrophic factor as a state-marker of mood episodes in bipolar disorders: a systematic review and meta-regression analysis. J. Psychiatr. Res., 45(8): 995-1004, 2011.
6) Goto, M., Yoshimura, R., Kakihara, S. et al.: Risperidone in the treatment of psychotic depression. Prog. Neuropsychopharmacol. Biol. Psychiatry, 30(4): 701-707, 2006.
7) Hayashi, K., Yoshimura, R., Kakeda, S. et al.: COMT Val158Met, but not BDNF Val66Met, is associated with white matter abnormalities of the temporal lobe in patients with first-episode, treatment-naïve major depressive disorder: a diffusion tensor imaging study. Neuropsychiatr. Dis. Treat., 10 : 1183-1190, 2014.
8) Jiang, C., Salton, S.R.: The Role of Neurotrophins in Major Depressive Disorder. Transl. Neurosci., 4(1): 46-58, 2013.
9) Katafuchi, T., Kondo, T., Take, S. et al.: Brain cytokines and the 5-HT system during poly I:C-induced fatigue. Ann. N. Y. Acad. Sci., 1088 : 230-237, 2006.
10) Lang, U.E., Hellweg, R., Gallinat, J.: BDNF serum concentrations in healthy volunteers are associated with depression-related personality traits. Neuropsychopharmacology, 29(4): 795-798, 2004.
11) Lang, U.E., Hellweg, R., Seifert, F. et al.: Correlation between serum brain-derived neurotrophic factor level and an in vivo marker of cortical integrity. Biol. Psychiatry, 62(5): 530-535, 2007.
12) Mitoma, M., Yoshimura, R., Sugita, A. et al.: Stress at work alters

serum brain-derived neurotrophic factor (BDNF) levels and plasma 3-methoxy-4-hydroxyphenylglycol (MHPG) levels in healthy volunteers: BDNF and MHPG as possible biological markers of mental stress? Prog. Neuropsychopharmacol. Biol. Psychiatry, 32(3): 679-685, 2008.
13) Molendijk, M.L., Bus, B.A., Spinhoven, P. et al.: Serum levels of brain-derived neurotrophic factor in major depressive disorder: state-trait issues, clinical features and pharmacological treatment. Mol. Psychiatry, 16(11): 1088-1095, 2011.
14) Moreno, F.A., Parkinson, D., Palmer, C. et al.: CSF neurochemicals during tryptophan depletion in individuals with remitted depression and healthy controls. Eur. Neuropsychopharmacol., 20(1): 18-24, 2010.
15) Okuno, K., Yoshimura, R., Ueda, N. et al.: Relationships between stress, social adaptation, personality traits, brain-derived neurotrophic factor and 3-methoxy-4-hydroxyphenylglycol plasma concentrations in employees at a publishing company in Japan. Psychiatry Res., 186(2-3): 326-332, 2011.
16) Ozan, E., Okur, H., Eker, C. et al.: The effect of depression, BDNF gene val66met polymorphism and gender on serum BDNF levels. Brain Res. Bull., 80(3): 158-162, 2009.
17) Powell, T.R., Smith, R.G., Hackinger, S. et al.: DNA methylation in interleukin-11 predicts clinical response to antidepressants in GENDEP. Transl. Psychiatry, 3 : e300, 2013.
18) Rabie, M.A., Mohsen, M., Ibrahim, M. et al.: Serum level of brain derived neurotrophic factor (BDNF) among patients with bipolar disorder. J. Affect. Disord., 162 : 67-72, 2014.
19) Raedler, T.J.: Inflammatory mechanisms in major depressive disorder. Curr. Opin. Psychiatry, 24(6): 519-525, 2011.
20) Satomura, E., Baba, H., Nakano, Y. et al.: Correlations between brain-derived neurotrophic factor and clinical symptoms in medicated patients with major depression. J. Affect. Disord., 135(1-3): 332-335, 2011.
21) Sen, S., Duman, R., Sanacora, G.: Serum brain-derived neurotrophic factor, depression, and antidepressant medications: meta-analyses and implications. Biol. Psychiatry, 64(6): 527-532, 2008.
22) Shimizu, E., Hashimoto, K., Okamura, N. et al.: Alterations of serum levels of brain-derived neurotrophic factor (BDNF) in depressed patients with or without antidepressants. Biol. Psychiatry, 54(1): 70-75, 2003.
23) Shinkai, K., Yoshimura, R., Ueda, N. et al.: Associations between baseline plasma MHPG (3-methoxy-4-hydroxyphenylglycol) levels and clinical

responses with respect to milnacipran versus paroxetine treatment. J. Clin. Psychopharmacol., 24(1): 11-17, 2004.
24) Ueda, N., Yoshimura, R., Shinkai, K. et al.: Higher plasma 5-hydroxyindoleacetic acid levels are associated with SSRI-induced nausea. Neuropsychobiology, 48(1): 31-34, 2003.
25) Umene-Nakano, W., Yoshimura, R., Ikenouchi-Sugita, A. et al.: Serum levels of brain-derived neurotrophic factor in comorbidity of depression and alcohol dependence. Hum. Psychopharmacol., 24(5): 409-413, 2009.
26) Yoshimura, R., Hori, H., Ikenouchi-Sugita, A. et al.: Plasma levels of interleukin-6 and selective serotonin reuptake inhibitor response in patients with major depressive disorder. Hum. Psychopharmacol., 28(5): 466-470, 2013.
27) Yoshimura, R., Hori, H., Sugita-Ikenouchi, A. et al.: Serum brain-derived neurotrophic factor levels at 6 months after remission are not associated with subsequent depressive episodes. J. Clin. Psychopharmacol., 33(1): 142-143, 2013.
28) Yoshimura, R., Kishi, T., Hori, H. et al.: No Association between the Response to the Addition of an Atypical Antipsychotic Drug to an SSRI or SNRI and the BDNF (Val66Met) Polymorphism in Refractory Major Depressive Disorder in Japanese Patients. Clin. Psychopharmacol. Neurosci., 10(1): 49-53, 2012.
29) Yoshimura, R., Kishi, T., Hori, H. et al.: Serum Levels of Brain-Derived Neurotrophic Factor at 4 Weeks and Response to Treatment with SSRIs. Psychiatry Investig., 11(1): 84-88, 2014.
30) Yoshimura, R., Kishi, T., Hori, H. et al.: Serum proBDNF/BDNF and response to fluvoxamine in drug-naïve first-episode major depressive disorder patients. Ann. Gen. Psychiatry, 13 : 19, 2014.
31) Yoshimura, R., Kishi, T., Suzuki, A. et al.: The brain-derived neurotrophic factor (BDNF) polymorphism Val66Met is associated with neither serum BDNF level nor response to selective serotonin reuptake inhibitors in depressed Japanese patients. Prog. Neuropsychopharmacol. Biol. Psychiatry, 35(4): 1022-1025, 2011.
32) Yoshimura, R., Nakamura, J.: Blood brain-derived neurotrophic factor levels and mood disorders. HandBook of Neurotoxicity, Kostrezewa RM (ed), Springer, New York, 2014.
33) Yoshimura, R., Umene-Nakano, W., Hoshuyama, T. et al.: Plasma levels of brain-derived neurotrophic factor and interleukin-6 in patients with dysthymic disorder: comparison with age- and sex-matched major depressed patients and healthy controls. Hum. Psychopharmacol., 25(7-8): 566-569, 2010.

6 気分障害のバイオマーカー

6-3 気分障害のバイオマーカー（Ⅲ）うつ病・双極性障害のエピジェネティック・バイオマーカーの開発
—DNA メチル化およびマイクロ RNA を用いた試み—

森信　繁

高知大学医学部神経精神科学

はじめに

　厚生労働省の指針の改訂から，国民の健康に大きな影響をおよぼす五疾患のひとつとして精神疾患も取り上げられ，その予防も含めた早期対策が必要とされている。なかでもうつ病のもたらす健康への被害の大きさは，うつ病が全世界での障害調整平均余命低下要因の第2位になることが2012年に報告される[24]など，大きな社会問題となっている。日本のうつ病の生涯有病率は約6.6%と報告されており[13]，日本での気分障害患者数は，厚生労働省の調査で2001年が44万人であったものが2013年には96万人となっており[12]，急増していることがわかる。

　その一方で現在の精神疾患の診断は，アメリカ精神医学会（American Psychiatric Association）の提唱する診断分類である Diagnostic and Statistical Manual of Mental Disorders 5th edition（DSM-5）や，WHO の提唱する診断分類である International Statistical Classification of Diseases and Related Health Problems 10th edition（ICD-10）に，準拠して行われている。上記診断分類は，基本的に問診による患者および家族からの情報と医師の主観的な判断により診断がなされるため，治療者間で診断が異なることも稀ではない。このような精神疾患をめぐる診断上の混乱は，薬物治療の標準化への障害や適切な治療薬選択上の障害ともなっており，客観的なバイオマーカーを用いた診断法の創出とこれに基づく薬物治療アルゴリズムの開発が必要とされている。

　このような精神科診断を巡るバイオマーカーの必要性は世界的にも共有されており，これまでにもゲノムワイドな一塩基多型（SNP）を用いた試みや，制限酵素多型を用いた挑戦が行われてきたが，その結果は満足できるものではなかった。これらの試みは生得的な遺伝子上の変異を対象としたバイオマーカーの開発であり，うつ病のように幼少期の養育環境をはじめ多様な環境因が複雑に発症に関与すると考えられている疾患では，ストレス要因によって変化する可変的な現象に焦点を当てたマーカー探索が妥当と思われる。このため本稿では，近年，特に遺伝子の転写や翻訳過程に作用して遺伝子発現を調節し，環境要因によって可塑的な変化も報告されている，DNAメチル化およびマイクロRNA（miRNA）を用いた，うつ病診断バイオマーカーの最近の研究成果を紹介する。

DNAメチル化とは

　DNAメチル化はヒストン修飾（アセチル化など）と並んで，エピジェネティクスという分野に属する現象である。エピジェネティクスとは，遺伝子の塩基配列の変化を伴わない機序での遺伝子発現の変化を導く現象の総称と要約される。このDNAメチル化およびヒストン・アセチル化は，クロマチン構造を変化させることによって，転写因子のDNA上の特異的結合部位への結合を制御するため，遺伝子の転写を調節することになる。

　DNAメチル化はDNA methyltransferase（Dnmt）によって，DNAを構

成する塩基のひとつであるシトシンの5位にメチル基の付く反応である。このシトシンのメチル化の亢進は、クロマチン構造を凝集させるため転写因子の特異的なDNA上の結合部位への結合が抑制され、結果的に遺伝子の転写が抑制されることになる。逆に、脱メチル化はTet methylcytosine dioxygenase（Tet1）によるhydroxymethylation反応後にcytidine deaminaseであるactivation-induced deaminase/apolipoprotein B mRNA-editing enzyme complex familyによって導かれることがわかってきた。脱メチル化反応の促進によって凝集していたクロマチン構造が緩やかになり、転写因子が特異的な結合部位に容易に結合できるようになり、結果として遺伝子の転写が亢進することになる。このようにDNAメチル化反応は、DnmtとTet1をはじめとするいくつかの酵素群との間で制御される、可塑的な現象である。

環境因が本当に脳内のDNAメチル化に影響を及ぼし、脳内の遺伝子発現を変化させるのかについては大きな疑問であった。これに対してMcGill大学のWeaverらのグループ[25]が、低養育環境が仔ラットの海馬グルココルチコイド受容体（GR）のプロモーターのDNAメチル化の亢進を引き起こし、成長後のストレス暴露に対してGR遺伝子の転写が抑制され、HPA系のネガティブフィードバックの不全を導くことを報告して以来、環境因によるDNAメチル化の変化がさかんに研究されるようになってきた。

BDNF遺伝子メチル化によるうつ病および双極性障害のバイオマーカー開発（表6-3-1）

DNAメチル化を用いたうつ病のバイオマーカーの開発は、ごく最近になってアレイ法であるHuman Methylation 450 BeadChip（Illumin）を用いたゲノムワイドな探索も行われているが、現状ではこれまでの精神薬理学的研究から報告されている、病態関連遺伝子や治療薬標的遺伝子を対象としたメチル化研究が一般的である[11]。うつ病を対象にBDNF遺伝子のメチル化を解析した報告は筆者らの研究をはじめ、これまでにいくつかの報告がみら

表 6-3-1　大うつ病を対象とした BDNF 遺伝子メチル化研究

研究者	文献	年	解析部位（解析した CpG 数）	解析方法
Fuchikami	6)	2011	Chr11: 27743473 - 27744564 35 CpGs	MassARRAY
Kang	10)	2013	-714 ～ -604（転写開始点から）7 CpGs	Pyrosequencing
Carlberg	1)	2014	exon I promoter	MethyLight
Song	21)	2014	Chr11: 27743473 - 27744564 10 CpGs	HM450*

*HM450：Human Methylation 450（Illumina）

れる。筆者ら[6]は BDNF 遺伝子の exon I プロモーター領域の CpG アイランドおよび exon IV プロモーター領域の CpG のメチル化解析を，未治療うつ病患者 20 名と身体疾患および精神疾患の既往がない健康対照者 18 名の参加を得て行った。BDNF 遺伝子 exon I, IV のプロモーター領域の CpG のメチル化プロフィールを二次元階層的クラスター解析で解析し，ヒートマップで視覚化した。その結果，exon I 上流の DNA メチル化プロフィールによって，うつ病群と健康対照者群とが重なりなく分類されることがわかった。同様に exon IV のプロモーター領域の CpG のメチル化を解析したところ，わずかな重なりはあるものの exon I 同様にうつ病群と健康対照者群に分類できることがわかった。特に exon I プロモーター領域の 81 個のうち，方法論上の問題から 35 個の CpG のメチル化率のみが計測できたが，うつ病群と健康対照者群とでメチル化率に有意な差のあった CpG は 29 個と，うつ病の診断バイオマーカーとして有力であることがわかった。

　筆者らの報告以外にうつ病を対象に BDNF 遺伝子のメチル化を解析した報告として，2 つの報告がある。Kang ら[10]の研究では 108 名のうつ病患者のみを対象にしており，健康者との間でのメチル化率の比較は行っていない。この研究ではメチル化率と臨床症状や社会的背景などの関連を解析しており，メチル化率の亢進は過去の自殺企図，治療中の自殺念慮，12 週間の治療後の自殺念慮や高い Beck Scale for Suicide Ideation 値および自殺念慮

への低い治療効果と，有意な相関があったことを示している。これに対してSongら[21]の報告は，BDNF遺伝子 exon I プロモーター領域のCpGアイランドのメチル化を774名の日本人勤労者を対象に計測している。この研究ではDSM-IV-TRなどの精神科診断基準は用いておらず，うつ状態をKessler's K6 questionnaireで評価しているが，K6で高得点群は低得点群に比べて有意にメチル化率に低下のみられることを報告している。この報告は筆者ら[6]の報告と比べて方法論的な違いはあるものの，結果的にはBDNF遺伝子exon I プロモーター領域のメチル化率が，うつ病の診断バイオマーカーとなる可能性を支持していると考えられる。この他にも個人的な情報であるがEmory大学のResslerやSmithらも，筆者らと全く同じ方法でうつ病患者と健康者でBDNF遺伝子メチル化の解析を行ったが，筆者らの結果を支持する結果は得られていない。筆者らとEmory大学との研究結果の差異の原因として，未治療であるか否かの問題や，幼少期の虐待体験の有無などの養育環境の違いなどがあると推測される。

　未治療うつ病の診断バイオマーカーとしてだけではなく，BDNF遺伝子のexon I プロモーターのCpGアイランドのメチル化解析は，難治性うつ病の診断マーカーとなる可能性もある。筆者らは電気けいれん療法が適応となった大うつ病15例の治療前・治療後で，BDNF遺伝子のメチル化率を計測し，そのプロフィールを用いて健康者や未治療うつ病群との比較を試みた。その結果，電気けいれん療法群のメチル化プロフィールは，健康者群や未治療うつ病と比べて，異なった分布を示すことがわかった（図6-3-1）。このような難治性うつ病に特徴的なBDNF遺伝子のメチル化プロフィールは，病気による結果かこれまでの治療薬による結果であるのか，現時点ではわからない。ただこのような結果は，BDNF遺伝子の大うつ病の病態への密接な関連を示唆していると思われる。

　BDNF遺伝子のプロモーター領域のメチル化と双極性障害との関連を解析した研究も，うつ病同様にいくつかみられる。D'Addarioら[2]は94名の双極性障害患者と52名の健康者を対象に解析を行っており，双極性障害II

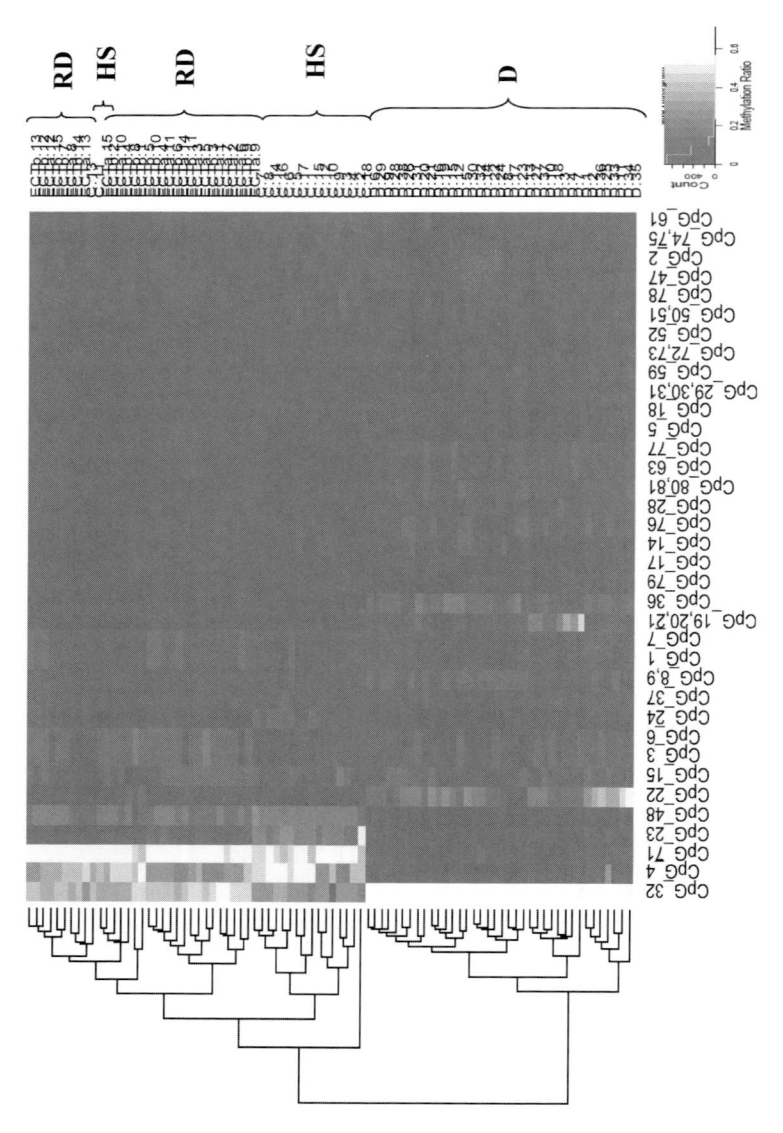

図 6-3-1 電気けいれん療法を受けた難治性大うつ病患者の BDNF 遺伝子 exon I プロモーターのメチル化プロフィール (巻頭カラー viii 頁) D: 未治療うつ病群 (38 名), RD: 難治性うつ病群 (15 名×2), HS: 健康対照者群 (18 名)

型群にメチル化率の亢進がみられ,高いメチル化率は気分安定薬と抗うつ薬による治療を受けている患者で特異的にみられていたと報告している。加えてこの研究では lithium および sodium valproate の服用がメチル化率の有意な低下と関連していることも報告しており,双極性障害の診断バイオマーカーとして遺伝子メチル化を考える場合には,薬物の作用にも注意が必要であることを提唱している。Dell'Osso ら[3] は大うつ病 43 例・双極性障害 I 型 61 例・II 型 50 例を対象に解析を行っており,I 型に比べて大うつ病群および II 型群でメチル化率の亢進を報告している。なかでも大うつ病群で高いメチル化率が報告され,D'Addario ら[2] の報告同様に lithium や sodium valproate の服用は低メチル化と関連していることも報告している。Carlberg ら[1] は大うつ病 207 名・双極性障害 59 名・健康者 278 名を対象に BDNF 遺伝子 exon I プロモーターのメチル化率を解析しており,大うつ病群でメチル化率の有意な亢進を報告している。加えてこの研究では高い大うつ病群でのメチル化率は抗うつ薬治療との有意に関連することを示している反面,筆者らの報告同様にうつ病症状の重症度とメチル化率の間には有意な相関はみられなかったことも報告している。

SLC6A4 遺伝子によるうつ病および双極性障害のバイオマーカー開発(表 6-3-2)

うつ病を対象に SLC6A4 遺伝子のメチル化を解析した Kang ら[9] の報告は,健康者群とのメチル化の比較は行っておらず,むしろ抗うつ薬治療によるメチル化率の変化や,病状および養育環境を含めたストレス因に焦点を当てた研究である。この研究からは SLC6A4 遺伝子 exon I プロモーター上のメチル化率は,幼少期の不遇な養育環境と有意な相関を示すほか,うつ病の家族歴や現状でのストレス重症度などとも有意な相関を示していたが,治療による病状変化との間に関連はみられなかった。Zhao ら[26] は SLC6A4 遺伝子 exon I プロモーター上のメチル化を 84 組の一卵性双生児を対象に計測

表6-3-2 大うつ病を対象としたSLC6A4遺伝子メチル化研究

研究者	文献	年	解析部位（解析したCpG数）	解析方法
Kang	9)	2013	-479～-350（転写開始点から）7 CpGs	Pyrosequencing
Zhao	26)	2013	-213～-69（転写開始点から）20 CpGs	Pyrosequencing
Okada	16)	2014	chr17: 28562360 - 28563221	MassARRAY
Domschke	4)	2014	chr: 28563286 - 28562652 9 CpGs	DS

DS：Direct sequencing

し，うつ病の重症度（Beck Depressive Inventory II）との関連を解析している。この研究では，双生児間のCpGメチル化率の違いはうつ病症状の違いと相関しており，メチル化率が10%増大するとうつ病スコアが4.4増大すると報告している。これらの研究結果からは，SLC6A4遺伝子のメチル化がうつ病診断マーカーになるという結論は導かれなかった。これに対して筆者ら[16]は未治療うつ病50例と健康者50例を対象に，SLC6A4遺伝子exon Iプロモーター上のメチル化を解析している。われわれの研究結果によると，BDNF遺伝子とは異なりメチル化プロフィールそのものによるうつ病と健康者との分類はできず，2群間で有意にメチル化率の異なるCpGも検出されなかった。ただし，抗うつ薬による治療効果と有意に相関するCpG部位を発見しており，うつ病診断マーカーではなく抗うつ薬による治療反応性のマーカーになる可能性を提唱している。同様にSLC6A4遺伝子exon Iプロモーター上のメチル化とうつ病治療効果を解析したDomschkeら[4]の研究では，低メチル化率は抗うつ薬による低い治療効果と相関していたことが報告されている。うつ病を対象とした研究ではないが，地域を対象とした疫学調査の中でうつ病の既往の有無でSLC6A4遺伝子のexon Iを囲むCpGアイランドのメチル化を解析した研究もみられるが，抑うつ症状とメチル化率の間に有意な相関は得られなかった[17]。この他にもうつ病の既往とSLC6A4遺伝子のメチル化率をみた研究もあるが，この研究では平均メチル化率がう

つ病の既往で高くなる傾向を報告している[19]。このような現時点でのうつ病を対象としたSLC6A4遺伝子exon Iプロモーター上のメチル化解析の結果は、うつ病の診断マーカーとしての可能性ではなく、むしろ、抗うつ薬による治療反応性との関連を示唆しており、Surrogate markerとしての可能性を提唱する結果となっている。同様にうつ病の診断バイオマーカーとは異なるが、うつ病発症の危険因子である虐待を含む幼少期の不遇な環境と、SLC6A4遺伝子のメチル化率との相関や被虐待児で高いメチル化率を示す報告もある[9,16,18]。

SLC6A4遺伝子exon Iを含む領域のメチル化と、双極性障害の関連を解析した報告もみられる。Sugawaraら[22]は一卵性双生児間でのリンパ芽球由来のDNAを用いてSLC6A4遺伝子のメチル化率の比較を行っており、その結果は双極性障害患者でメチル化率の亢進を示していた。同時にこの研究では双極性障害患者の死後脳でも、同様のメチル化率の亢進を報告している。本研究の成果は、SLC6A4遺伝子exon Iを含むCpGアイランドのショアに位置するCpGのメチル化率が、双極性障害の診断マーカーとなる可能性を提唱している。

その他の遺伝子メチル化によるうつ病および双極性障害のバイオマーカー開発の現状

BDNFやSLC6A4遺伝子以外にも、うつ病を対象としたメチル化研究の報告はみられる。Zillら[27]はAngiotensin converting enzyme（ACE）遺伝子の発現調節領域のメチル化を大うつ病81名と健康者81名を対象に解析し、うつ病群での有意なメチル化率の亢進を報告している。Melasら[14]は女性のうつ病群82名と健康者群92名を対象に唾液由来のDNAを用いて、Monoamine oxidase A遺伝子のexon Iプロモーター領域のCpGのメチル化を計測し、うつ病群での有意な低下を報告している。うつ病の病態関連遺伝子のメチル化を標的とした研究とは異なり、Uddinら[23]はHuman

Methylation 27 BeadChip (Illumina) を用いたアレイでの, うつ病と関連する遺伝子メチル化の変化を解析している。この研究は lifetime depression を対象とした疫学調査を母集団とした研究であり, ゲノムワイドにメチル化率の変化をうつ病既往者 33 名と健康者 67 名で比較している。複数のメチル化率の低下している遺伝子が lifetime depression 群で見いだされているが, なかでも IL-6 遺伝子のメチル化の低下と IL-6 発現量との間の負の相関が報告されている。

双極性障害のメチル化研究でも, BDNF あるいは SLC6A4 遺伝子以外の遺伝子を対象とした研究がみられる。Ghadirivasfi ら[8]はセロトニン$_{2A}$（5-HT$_{2A}$）受容体遺伝子プロモーター領域のメチル化を計測しており, 一塩基置換部位である T102C 多型部位のシトシンのメチル化率が双極性障害群および統合失調症群で健康者群と比べて有意に低下していた。その上に, 患者群の第一親等でも同様に有意なメチル化の低下がみられていた。このような結果は 5-HT$_{2A}$ 受容体のこの部位のメチル化の低下が, 双極性障害の診断バイオマーカーではなく疾患 trait マーカーである可能性を示唆していると考えらえる。Nohesara ら[15]は自分たちで行った, 双極性障害者や統合失調症者の死後脳での Membrane-bound catechol-O-methyltransferase (MB-COMT) 遺伝子プロモーターのメチル化率低下が, 末梢血でも反映されるか検証を行っている。この研究では MB-COMT 遺伝子プロモーターのメチル化率が健康者に比べて双極性障害群および統合失調症群では 50% まで低下していることを報告しているが, 双極性障害と統合失調症を分類することは困難であったため, 双極性障害に特異的な診断マーカーとは言えないと思われる。

マイクロ RNA を用いたうつ病・双極性障害のバイオマーカーの開発

miRNA はタンパク質に翻訳されないノンコーディング RNA で, 約 25

kb 程度の短い RNA である。miRNA も DNA から二本鎖の pri-miRNA として転写され，Drosha によって pre-miRNA に切り出され，Exportin-5 によって核内から細胞質に運搬される。その後は Dicer によって一本鎖の miR となり，相補的塩基配列をもつ 3' 側の非翻訳領域に結合して，翻訳を阻害することや，mRNA の分解を導くことが報告されている。

Garbett ら[7]は 16 例の大うつ病患者と健康者間で線維芽細胞由来の miRNA 量の比較を行い，38 種類の miRNA 発現量に有意な差のみられたことを報告している。Fan ら[5]は 723 種類の miRNA の比較が行える Affymetrix アレイを用いて，大うつ病群と健康者群の間で有意に発現が変化している 26 種類の miRNA を抽出している。この結果を基盤に real-time PCR 法を用いて，大うつ病 81 名と健康者 46 名を対象に 26 種類の miRNA 発現の差を検証したところ，5 種類の miRNA (miRNA-26b, miRNA-1972, miRNA-4485, miRNA-4498, miRNA-4743) の発現量に有意な亢進の得られたことが報告されている。

双極性障害に関する miRNA の研究では，Rong ら[20]が双極性障害躁状態患者 21 名と健康者 21 名を対象に miRNA-134 の発現を real-time PCR 法を用いて解析しており，未治療・治療 2, 4 週間後の miRNA-134 の発現量は，健康者と比べて有意な低下を示していた。miRRNA-134 発現量は躁症状評価と比べて負の相関を示しており，miRNA-134 の発現量が急性躁状態の診断バイオマーカーや気分安定薬による治療反応を推測する Surrogate marker となる可能性を提唱している。

このように miRNA を対象としたバイオマーカー研究は報告が少なく，アレイを用いた大規模な研究も行われているが，今後の多数の研究が必要と思われる。

まとめ

大うつ病および双極性気分障害に関するエピジェネティック・バイオマー

カーとして，DNA メチル化と miRNA を対象とした研究を筆者らの結果も合わせ紹介した．末梢血や唾液由来の DNA を用いたメチル化研究の現状をまとめると，BDNF 遺伝子 exon I プロモーター領域の CpG アイランドのメチル化は，うつ病の診断マーカーとなる可能性があり，今後の未治療うつ病多数例を対象とした研究による，マーカーとしてメチル化率を計測する CpG の部位の組み合わせの抽出が必要と思われる．その一方で SLC6A4 遺伝子の exon I を囲む領域のメチル化は，うつ病の診断マーカーとしての可能性は乏しく，むしろ，幼少期の不遇な養育環境やうつ病症状の重症度との関連を示唆するマーカーと考えられる．同時に SLC6A4 遺伝子のメチル化率は，抗うつ薬との治療反応性を推測する Surrogate marker としての役割が期待される状況である．双極性障害の DNA メチル化による診断バイオマーカーの開発については，lithium や sodium valproate によるメチル化率の低下が報告され，気分安定薬服用と未服用の患者では結果の異なることが予想される上に，うつ病と異なり未治療の双極性障害の診断の困難さも，このような研究の進展を妨げる要因と考えられる．

　気分障害のみならず精神疾患の診断バイオマーカーの開発については，DNA メチル化も miRNA も同様であるが，健康者間での範囲や性差あるいは年齢による変化など，まだまだ基礎的な解析が不足していると思われる．特に DNA メチル化に関しては，メチル化解析を行う領域やメチル化率を計測する方法論の違いもある上に，未治療と治療中の対象者との違いも推測され，今後の大規模な研究による検証が期待されるところと思われる．

謝辞（敬称略）

　BDNF および SLC6A4 遺伝子メチル化率の解析に，ご協力をいただきました先生方に深謝申し上げます．——淵上学，岡田怜，瀬川昌弘（広島大学）

　未治療うつ病患者さんの診察および採血に，ご協力をいただきました先生方に深謝申し上げます．——岡本泰昌，山脇成人（広島大学），井上猛，久住一郎，小山司（北海道大学），土山幸之助，寺尾岳（大分大学），小久保羊介

(昭和大学),三村將(慶應義塾大学)

難治性うつ病患者さんの診察および採血に,ご協力をいただきました先生方に深謝申し上げます。——中村純,吉村玲児(産業医科大学)

■文　献

1) Carlberg, L., Scheibelreiter, J., Hassler, M.R. et al.: Brain-derived neurotrophic factor (BDNF) -epigenetic regulation in unipolar and bipolar affective disorder. J. Affect. Disord., 168 : 399-406, 2014.
2) D'Addario, C., Dell'Osso, B., Palazzo, M.C. et al.: Selective DNA methylation of BDNF promoter in bipolar disorder: differences among patients with BDI and BDII. Neuropsychopharmacol., 37 : 1647-1655, 2012.
3) Dell'Osso, B., D'Addario, C., Carlotta Paiazzo, M. et al.: Epigenetic modulation of BDNF gene: differences in DNA methylation between unipolar and bipolar patients. J. Affect. Disord., 166 : 330-333, 2014.
4) Domschke, K., Tidow, N., Schwarte, K. et al.: Serotonin transporter gene hypomethylation predicts impaired antidepressant treatment response. Int. J. Neuropsychopharmacol., 17 : 1167-1176, 2014.
5) Fan, H.M., Sun, X.Y., Guo, W. et al.: Differential expression of microRNA in peripheral blood mononuclear cells as specific biomarker for major depressive disorder patients. J. Psychiatr. Res., 2014 (in press).
6) Fuchikami, M., Morinobu, S., Segawa, M. et al.: DNA Methylation Profiles of the Brain-Derived Neurotrophic Factor (BDNF) Gene as a Potent Diagnostic Biomarker in Major Depression. PLos ONE, 6 : e23881, 2011.
7) Garbett, K.A., Vereczkei, A., Kalman, S. et al.: Coordinated messenger RNA/microRNA changes in fibroblasts of patients with major depression. Biol. Psychiatry, 2014 (in press).
8) Ghadirivasfi, M., Nohesara, S., Ahmadkhaniha, H.R. et al.: Hypomethylation of the serotonin receptor type-2A Gene (HTR2A) at T102C polymorphic site in DNA derived from the saliva of patients with schizophrenia and bipolar disorder. Am. J. Med. Genet. B Neuropsychiatr. Genet., 156 (B) : 536-545, 2011.
9) Kang, H.J., Kim, J.M., Stewart, R. et al.: Association of SLC6A4 methylation with early adversity, characteristics and outcomes in depression. Prog.

Neuropsychophramacol. Biol. Psychiatry, 44 : 23-28, 2013.
10) Kang, H.J., Kim, J.M., Lee, J.Y. et al.: BDNF promoter methylation and suicidal behavior in depressive patients. J. Affect. Disord., 151 : 679-685, 2013.
11) Klengel, T., Pape, J., Binder, E.B. et al.: The role of DNA methylation in stress-related psychiatric disorders. Neuropharmacol., 80 : 115-132, 2014.
12) 厚生労働省：平成23年患者調査. 2011.
13) 厚生労働省：自殺・うつ病等の現状と今後のメンタルヘルス対策. 2013.
14) Melas, P.A., Wei, Y., Wong, C.C.Y. et al.: Genetic and epigenetic associations of MAOA and NR3C1 with depression and childhood adversities. Int. J. Neuropsychopharmacol., 16 : 1513-1528, 2013.
15) Nohesara, S., Ghadirivasfi, M., Mostafavi, S. et al.: DNA hypomethylation of MB-COMT promoter in the DNA derived from saliva in schizophrenia and bipolar disorder. J. Psychiatr. Res., 45 : 1432-1438, 2011.
16) Okada, S., Morinobu, S., Fuchikami, M. et al.: The potential of SLC6A4 gene methylation analysis for diagnosis and treatment of major depression. J. Psychiatr. Res., 53 : 47-53, 2014.
17) Olsson, C.A., Foley, D.L., Parkinson-Bates, M. et al.: Prospects for epigenetic research within cohort studies of psychological disorder: A pilot investigation of a peripheral cell marker of epigenetic risk for depression. Biol. Psychology, 83 : 159-165, 2010.
18) Ouellet-Morin, I., Wong, C.C.Y., Dabese, A. et al.: Increased serotonin transporter gene (SERT) DNA methylation is associated with bullying victimization and blunted cortisol response to stress in childhood: a longitudinal study of discordant monozygotic twins. Psychol. Med., 43 : 1813-1823, 2013.
19) Philibert, R.A., Sandhu, H., Hollenbeck, N. et al.: The relationship of 5HTT (SLC6A4) methylation and genotype on mRNA expression and liability to major depression and alcohol dependence in subjects from the Iowa adoption studies. Am. J. Med. Genet. B Neuropsychiatr. Genet., 147B : 543-549, 2008.
20) Rong, H., Liu, T.B., Yang, K.J. et al.: MicroRNA-134 plasma levels before and after treatment for bipolar mania. J. Psychiatr. Res., 45 : 92-95, 2011.
21) Song, Y., Miyaki, K., Suzuki, T. et al.: Altered DNA methylation status of human brain derived neurtrophis factor gene could be useful as biomarker of depression. Am. J. Med. Genet. B Neuropsychiatr. Genet., 165 : 357-364, 2014.
22) Sugawara, H., Iwamoto, K., Bundo, M. et al.: Hypermethylation of serotonin transporter gene in bipolar disorder detected by epigenome analysis of discordant monozygotic twins. Transl. Psychiatry, 1 : e24, 2011.

23) Uddin, M., Koenen, K.C., Aiello, A.E. et al.: Epigenetic and inflammatory maker profiels associated with depression in a community-based epidemiologic sample. Psychol. Med., 41 : 997-1007, 2011.
24) Vos, T., Flaxman, A.D., Naghavi, M. et al.: Years lived with disability (YLDs) for 1160 sequelae of 289 diseases and injuries 1990-2010: a systematic analysis for the Global Burden of Disease Study 2010. Lancet, 380 : 2163-2196, 2012.
25) Weaver, I.C., Cervoni, N., Champagne, F.A. et al.: Epigenetic programming by maternal behavior. Nat. Neurosci., 7 : 847-854, 2004.
26) Zhao, J., Goldberg, J., Bremner, J.D. et al.: Association between promoter methylation of serotonin transporter gene and depressive symptoms: a monozygotic twin study. Psychosom. Med., 75 : 523-529, 2013.
27) Zill, P., Baghai, T.C., Schule, C. et al.: DNA methylation analysis of the angiotensin converting enzyme (ACE) gene in major depression. PLoS One, 7 : e40479, 2012.

7 不安障害のバイオマーカー

山田茂人

佐賀大学

はじめに

これまでさまざまな不安障害に関するバイオマーカーが報告されてきたが，残念ながら臨床に応用されているバイオマーカーは未だない。バイオマーカーはその用途から予防に有用な発症危険因子，病気の診断や予後を予見する疾病マーカー，治療に有用な薬物反応性の予見因子などがある。本稿では不安障害のバイオマーカーとしての唾液中 3-methoxy-4-hydroxyphenylglycol（MHPG）の妥当性と有用性について行ったわれわれの研究を紹介し，後半では主にパニック障害（PD）と心的外傷後ストレス障害（PTSD）のバイオマーカーについて最近の知見を概観する。

3-methoxy-4-hydroxyphenylglycol（MHPG）

不安の程度を評価する指標としては 1960 年代後半から 1970 年代にかけて測定されたノルアドレナリンの代謝産物である 3-methoxy-4-hydroxyphenylglycol（MHPG）をもって嚆矢とする。当時は生物学的精神医学の勃興期に在り，ガスクロマトー質量分析計（GC-MS）を用いてアミ

ン代謝産物を中心に精神疾患との関連に関する研究が米国を中心に盛んに行われた。特に体液中 MHPG は不安や緊張で増加することが知られており，航空母艦発着訓練におけるパイロットの緊張を評価したり，痛みを伴う皮膚電気刺激の予告による血漿中 MHPG 濃度の上昇を不安の指標とするなど多くの報告が知られている。

しかし，診断の指標や薬物選択の指標など実際の臨床での応用はほとんどなく，もっぱら臨床家の経験と勘で診断や薬物の選択が行われているのが実情であり，生物学的なマーカーを用いた評価はなされていない。これは，DSM 診断による表現型としての疾病カテゴリーにはさまざまな異種性を含むという基本的な問題もさることながら，所詮末梢の体液中の物質では中枢神経系の状態は窺うことはできないという悲観論も影響していると思われる。採取が簡便な唾液を試料とし，唾液中の MHPG を測定することにより，不安障害の診断や治療などの手掛かりになるかについて検討したわれわれの研究を紹介する。

1. 健常者における唾液中 MHPG（sMHPG）の性質

専用スピッツ（Salivette）を用いて唾液を採取し，MHPG の測定は GC-MS を用いた。

唾液は血液や脊髄液に比べて採取に侵襲がないことや尿のように蓄尿の必要がないという利点があり，また日内変動する物質の変化を随時採取することができる点で有利である。特に Salivette を用いて簡便に唾液を採取することができるようになり cortisol をはじめ MHPG, α-amylase, chromogranin A などの交感神経系の指標の測定を通じて不安に関する臨床的な研究が大きく進展した。MHPG はノルアドレナリンの代謝産物であり，中枢のノルアドレナリン神経活性を反映する指標として 1960 年代より数多くの研究がなされている。2000 年代に入り唾液中 MHPG（sMHPG）濃度と髄液中の MHPG 濃度との高い相関が示された。

学生を対象とした sMHPG の性質を調べた研究では血漿中の MHPG の半

分以上が硫酸抱合体として存在するのに対しsMHPGはfree-MHPGとして存在し,血漿中free-MHPGと高い相関を示した（n=15, r=0.94）。また起床時は低値であるが朝8時から夜8時までほぼ一定であり,運動により増加することが明らかになった[18]。

職場健診時に147名（男性59名,女性88名；年齢22～62歳）の唾液を採取し唾液中MHPG濃度と性別,年齢,血圧および脈拍数との関連を調べた。その結果sMHPGは収縮期血圧,拡張期血圧および脈発数には男女ともに有意な相関はなかった。一方,年齢とsMHPGは男性では有意な相関はみられなかったものの女性では正の相関（r=0.22）が認められ,特に40歳以上で高い相関（r=0.38）が認められた。以上の結果はsMHPGは静穏な状態であれば循環器系の影響はないことを示唆している。一方,女性の年齢と正の相関がみられたことは閉経に伴うホルモンの変化を反映していることが示唆される。実際,成人女性の性周期に伴う変化をみると,排卵後にsMHPGは増加し月経直前に最高値を示し月経直後に急激な低下を示すことが明らかになった。

2. 健常者の精神状態とsMHPG

健常者の精神状態とsMHPGの関連を調べるために270名の健常者に一般健康調査票（GHQ-28）を施行し,同時に唾液を採取しsMHPG濃度を測定した。その結果,女性においてGHQ-28の総得点と有意な負の相関が見出され,特に社会機能不全（social dysfunction score）項目と強い負の相関が見出された[11]。すなわち,女性ではGHQ-28で抽出される社会活動低下がノルアドレナリン神経系の低活性に関連していた。また学生を対象に内田－クレペリンテスト（UKT）の成績とテスト前のsMHPGとの相関を検討した。UKTは1分間に隣り合った数字の和の一桁をできるだけ早く記していくもので,5分間の休憩をはさみ,前後10分間ずつ行う。健常な成人の一般的傾向は,前期・後期ともに,最初の1分間の作業量が最も多く（初頭努力),前期では2分以後作業が低下していき,7～10分目ごろから再び上昇する

（練習効果）。後期は，前期よりも作業量は多く（休憩後効果），2分目以後下降し，4〜5分で一時上昇し，後は最後まで下降していく。テスト前後におけるsMHPGの変化はみられなかったが，UKTの初頭努力量と正の相関が認められた[10]。UKTの初頭努力の低さは，抑うつ的あるいは非活動的とされており，逆に高ければ新しい環境への順応性が高いといわれている。これは覚醒状態（Vigilance）にノルアドレナリン神経系が関与していることと関係しており，MHPGが覚醒状態を評価するマーカーになる可能性を示している。この結果はα-2受容体作動薬であるclonidine投与でノルアドレナリン分泌を抑えると加算作業能力が低下するというCoullらの報告と矛盾しない[4]。

3. 不安障害と唾液中MHPG

外来を受診し，DSM-IVで不安障害と診断された未服薬の患者（n=42）の初診時のsMHPGと年齢を統制した健常者のsMHPGを比較検討した。その結果，男性では全年齢にわたって不安障害患者のsMHPGは有意に高値を示した。一方，女性では高齢患者のsMHPGは有意に高値を示したが，40歳以下では健常者との差は認めず年齢と疾患の有無に交互作用が認められた[20]（図7-1）。若年女性の不安障害ではsMHPGが増加しないという結果は先に述べた女性健常者のGHQ-28得点がsMHPGと負の相関を示す結果と合わせて考えると興味深い。すなわち，若年女性では不安やストレスに伴うsMHPG増加を抑える機構が働いている可能性を示唆している。この結果は女性ホルモンがノルアドレナリン神経活性を抑制するというこれまでの報告と矛盾しない。

不安障害と診断された未服薬の患者（n=17）の初診時と抗不安薬投与1週間後の唾液を採取しsMHPGを測定した。初診時の不安障害患者のsMHPGは年齢を統制した健常者のsMHPGの約2倍の値を示した。1週間の抗不安薬の投与でハミルトン不安スコア（HAS）が半分以下になった反応群12例のsMHPGは初診時に比べ有意に減少していた。一方，抗不安薬の効果が半

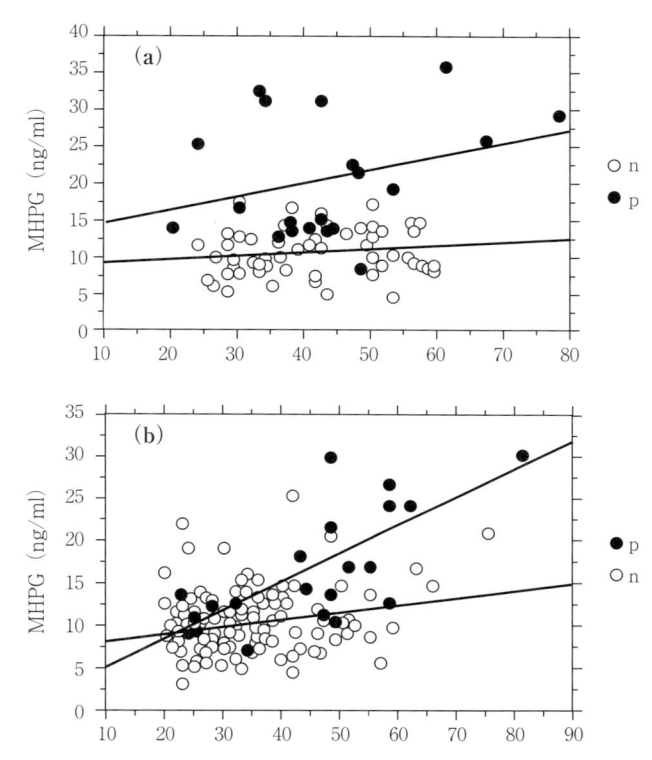

図 7-1 不安障害患者と健常者の年齢（横軸）と sMHPG 濃度（縦軸, ng/ml）
上の図（a）が男性, 下の図（b）が女性を示す. 黒丸が患者, 白丸が健常者を示す. 40歳以下の患者の sMHPG は健常者の sMHPG と変わりないことに注目.

分以下にならなかった非反応群 5 例の初診時 sMHPG は反応群の sMHPG と有意な違いは認められず, 治療後の低下も認められなかった[19]（図 7-2）。別の研究で不安障害患者に対して alprazolam または tandospirone を投与して 1 週間後の治療効果と sMHPG の変化を調べた。Alprazolam 群は症状の改善と sMHPG の低下が認められたが, tandospirone 群は症状の改善も sMHPG の低下も認められなかった[21]。以上の結果は, 若年女性以外は sMHPG の測定が不安障害患者の不安の程度を評価する指標になる可能性を示唆している。警察学校の訓練生を対象とした国外の研究では子ども時代に心的トラウマを

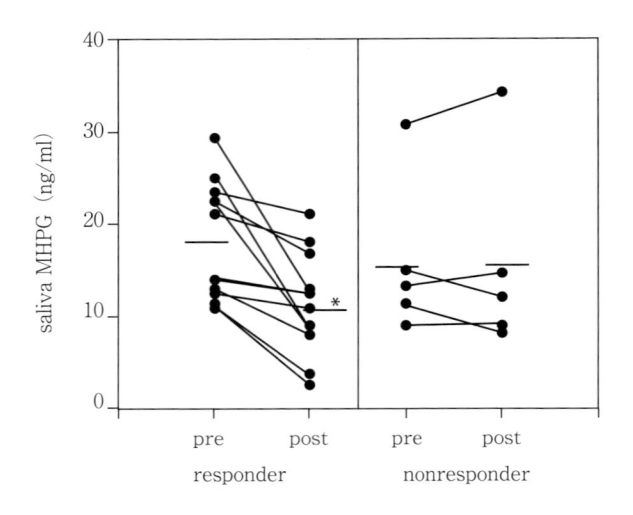

図 7-2　不安障害患者の sMHPG 濃度：alprazolam 1 週間治療前後の変化
*P<0.01（pre の平均値に対して）。左カラムが薬物反応群，右のカラムが非反応群を示す。

経験している被験者は悲惨な事故のビデオを観た後に sMHPG の上昇幅が大きく[13]，ストレスによる sMHPG の上昇の幅が大きい訓練生は職場に配属された後 PTSD に罹患しやすいとの報告があり[2]，sMHPG は職業適性の指標として応用できる可能性がある。

パニック障害（PD）

PD には家族内集積が認められ heritability は 48％と言われている。PD の病態として呼吸調節機能不全と Hypothalamus-Pituitary-Adrenal（HPA）-axis 系の調節不全が注目されている。一回換気量の不安定さや溜息の頻度は平時の ACTH 濃度と高い相関があり両者の関連が示唆されている。35％の CO_2 の吸入でパニック発作を起こす割合は PD 患者で 14.4％，健常対照群で 3.9％であり，CO_2 への過感受性のある PD 患者に対して reboxetine より paroxetine が CO_2 吸入によるパニック発作を抑制すると言われてい

る[14]。またCO_2（20%）吸入による不安反応の強さはその後の社会不安障害の発症を予見する因子になる[16]。

1. PDとHPA-axis系

不安障害のHPA-axis系について多くの研究があるが，結果は一致していない。PD患者では夜間のcortisol濃度が高く，不眠の程度と相関する。HPA-axisに直接作用しないパニック起因性の呼吸刺激剤の投与でcortisolとACTHが増加する。パニックを引き起こす刺激によりPD患者のACTH分泌が亢進する。パニックそのものはHPA-axisの活性化がなくても起こる。PD患者はpentagastrin刺激でACTH分泌が亢進する。しかしこの反応亢進は慣れた環境や新奇性を減らしコントロール可能な環境におけば正常化する。すなわち，PD患者にみられるHPA-axis系の異常は新奇刺激に対する過剰反応であるとの報告がある[1]。しかし，血中，唾液中cortisolを指標とした人前でのスピーチによるストレスに対する反応は健常者に比べPD患者で低い[15]とする最近の報告もある。同様に高齢の全般性不安障害（GAD）患者はcortisolが高いという報告や，不安症状とcortisol濃度に相関はないとの報告がある。またストレスのない状態ではGAD症状の有無でcortisol濃度に違いはないとの報告もある。Hekら[7]は高齢のGAD患者で覚醒時のcortisol上昇反応が減少していることを見出した。これらの結果の不一致は暴露されたストレスの期間や罹病期間が関係しているようである。急性ストレスによりHPA-axis系は活性化するが，ストレスが持続するとcortisolによるnegative feedbackの過感受性が生じHPA-axis系の活性は低下すると言われている[8]。同様に不安障害と診断された高齢者の唾液中cortisol濃度の覚醒上昇反応が鈍くなっている。このように慢性的な不安・ストレスはHPA-axis系の低活性を来すのは確かなようである。

PD患者のリンパ球β-adrenonceptor受容体の親和性（1/Kd）は低下しており，paroxetineの投与で正常化する。治療前のβ-adrenonceptor受容体の親和性（1/Kd）の低値はparoxetineの効果を予見するマーカーである[9]。

2. PDの精神生理学的研究

　PDとうつ病およびその両者を併存した患者を対象とした研究では，予期不能な音刺激に対する驚愕反応はPDの家族歴のある患者で増強するが，うつ病の家族歴がある患者では増強しない。これらの関連は対象患者のDSM-IV診断とは独立して認められる。またPD患者では予期できるか否かにかかわらず音刺激に対する過感受性がみられるが，PDの家族歴がある患者では予期不能な刺激に対する驚愕反応のみ過感受性が認められる。すなわち，予期不能な刺激に対する過感受性はPDの危険因子と言える。逆にアルコール症の家族歴のある患者では予期不能な刺激に対する驚愕反応の感受性は低下する[17]。

　脳波のパワースペクトル分析を用いて報酬が期待される状況での左前頭葉の非対称性を指標とした研究ではうつ病の家族歴のある患者は非対称性が減じるが，PDの家族歴がある患者ではこの変化が認められない[12]。家族歴との関連がみられたこれらの指標は中間表現型としての意義があるように思われる。

　その他，Angiotensin-converting enzyme（ACE）はsubstance Pを分解する酵素で不安関連行動に関係しておりパニック発作の病因のひとつと考えられ，特に男性のPDとACE1多型との関連が報告されている[3]。

心的外傷後ストレス障害（PTSD）

　PTSDは戦闘や性的暴行，生命を脅かすような出来事によって引き起こされる。PTSDは過覚醒，外傷場面の想起，外傷場面の回避を主症状とする不安障害である。同じ外傷体験を受けても，PTSDを発症する人もいれば，しない人もいる。それは個々人の発症リスク因子や発症抵抗因子の違いによる。発症抵抗因子には家族のサポートの程度や認知の再評価や楽観主義などの心理的因子や，生物学的マーカーとして一塩基多型，内分泌因子，神経伝達システムがあり，これらがPTSDの発症しやすさや重症度，薬物反応に

影響する。

1. HPA-axis Dysregulation

　少なくともある種の PTSD では HPA-axis が中心的な役割があるとの報告が多い。髄液の corticotropin-releasing hormone（CRH）が PTSD で上昇しているという報告がある一方で，PTSD 患者への外傷に関連した音刺激による CSF CRH の上昇反応が低下しているという報告もある。PTSD 患者の cortisol 濃度も対照群と比べて低下しているとの報告から上昇しているとの報告までさまざまである。結局，大多数の研究では PTSD 患者の HPA-axis 反応性低下仮説が支持されている。PTSD には大うつ病や薬物依存が併存することが多く，これらの影響が結果の不一致に関与していると考えられるがまだ結論が出ていない。

　戦地に派遣された兵士の CRP の基礎値は帰還後の PTSD 発症の予見因子となると報告され PTSD の発症に炎症系が関与していることが示唆されている[6]。

2. PTSD と副腎髄質交感神経系（SAM）

　PTSD 患者では副腎髄質交感神経系（SAM）の過活性があるという多くの報告がある。尿中や血中ノルアドレナリン濃度が少なくともうつ病を伴わない PTSD 群で高いと報告されている。外傷に対する過度のアドレナリン神経の興奮により，PTSD では長期に病的な記憶形成がなされるという仮説がある。その証拠としてアドレナリン受容体の遮断によって PTSD 症状が防止されるという報告もあるが，それを否定する報告もある。ノルアドレナリン神経の過活性は悪夢や過覚醒などの PTSD の症状を伴う。フラッシュバックや侵入症状などの再体験症候は恐怖条件づけの範疇で考えられるかもしれない。

3. PTSDの精神生理学的研究

運動反射である驚愕反応は最も明瞭なPTSDの疾病マーカーである。PTSD患者でも動物モデルでも驚愕反応の増加はくり返し報告されている。驚愕反応は大きな音や接触刺激，突然の空気の吹付により生じる。驚愕反応の大きさはcortisol濃度と正の相関があり，ステロイドホルモンであるdehydroepiandrosterone（DHEA-S）と負の相関がある。

睡眠脳波の研究ではREM期に右前頭葉に現れるθ律動の多さはPTSDへの抵抗性に関連しており，REM期に右半球に現れるθ律動は外傷に曝された人の感情記憶過程を適応的にする能力の指標になる可能性が示唆されている[5]。

結　語

不安障害のバイオマーカーにはさまざまな指標が報告されているが一貫しておらず，互いに矛盾するものも多い。これは同じDSM診断にヘテロな病態が混入していることが原因のひとつと思われる。そこで今後は家族歴や双子研究などを組み合わせ中間表現型として研究を進める必要があるだろう。

■文　献

1) Abelson, J.L., Khan, S., Liberzon, I.: Young EAHPA axis activity in patients with panic disorder: review and synthesis of four studies. Depress. Anxiety, 24 : 66-76, 2007.
2) Apfel, B.A., Otte, C., Inslicht, S.S. et al.: Pretraumatic prolonged elevation of salivary MHPG predicts peritraumatic distress and symptoms of post-traumatic stress disorder. J. Psychiatr. Res., 45 : 735-741, 2011.
3) Bandelow, B., Saleh, K., Pauls, J. et al.: Insertion/deletion polymorphism in the gene for angiotensin converting enzyme（ACE）in panic disorder: A gender-specific effect? World J. Biol. Psychiatry, 11 : 66-70, 2010.

4) Coull, J.T., Frith, C.D., Dolan, R.J. et al.: The neural correlates of the noradrenergic modulation of human attention, arousal and learning. Eur. J. Neurosci., 9 : 589-598, 1997.
5) Cowdin, N., Kobayashi, I., Mellman, T.A.: Theta frequency activity during rapid eye movement (REM) sleep is greater in people with resilience versus PTSD. Exp. Brain Res., 232 : 1479-1485, 2014.
6) Eraly, S.A., Nievergelt, C.M., Maihofer, A.X. et al.: Marine Resiliency Study Team: Assessment of plasma C-reactive protein as a biomarker of posttraumatic stress disorder risk. JAMA Psychiatry, 71 : 423-431, 2014.
7) Hek, K., Direk, N., Newson, R.S. et al.: Anxiety disorders and salivary cortisol levels in older adults: a population-based study. Psychoneuroendocrinology, 38 : 300-305, 2013.
8) Houshyar, H., Galigniana, M.D., Pratt, W.B. et al.: Differential responsivity of the hypothalamic-pituitary-adrenal axis to glucocorticoid negative-feedback and corticotropin releasing hormone in rats undergoing morphine withdrawal: possiblemechanisms involved in facilitated and attenuated stressresponses. J. Neuroendocrinol., 13 : 875-886, 2001.
9) Lee, I.S., Kim, K.J., Kang, E.H. et al.: beta-adrenoceptor affinity as a biological predictor of treatment response to paroxetine in patients with acute panic disorder. J. Affect. Disord., 110 : 156-160, 2008.
10) Li, G.Y., Ueki, H., Kawashima, T. et al.: Involvement of the noradrenergic system in performance on a continuous task requiring effortful attention. Neuropsychobiology, 50 : 336-340, 2004.
11) Li, G.Y., Ueki, H., Yamamoto, Y. et al.: Association between the scores on the general health questionnaire-28 and the saliva levels of 3-methoxy-4-hydroxyphenylglycol in normal volunteers. Biol. Psychol., 73 : 209-211, 2006.
12) Nelson, B.D., McGowan, S.K., Sarapas, C. et al.: Biomarkers of threat and reward sensitivity demonstrate unique associations with risk for psychopathology. J. Abnorm. Psychol., 122 : 662-671, 2013.
13) Otte, C., Neylan, T.C., Pole, N. et al.: Association between childhood trauma and catecholamine response to psychological stress in police academy recruits. Biol. Psychiatry, 57 : 27-32, 2005.
14) Perna, G., Bertani, A., Caldirola, D. et al.: Modulation of hyperreactivity to 35% CO2 after one week of treatment with paroxetine and reboxetine: a double-blind, randomized study. J. Clin. Psychopharmacol., 24 : 277-282, 2004.
15) Petrowski, K., Wintermann, G.B., Schaarschmidt, M. et al.: Blunted salivary and plasma cortisol response in patients with panic disorder under

psychosocial stress. Int. J. Psychophysiol., 88 : 35-39, 2013.
16) Schmidt, N.B., Timpano, K.R., Buckner, J.D.: Fear responding to 35% CO(2) challenge as a vulnerability marker for later social anxiety symptoms. J. Psychiatr. Res., 42 : 763-768, 2008.
17) Shankman, S.A., Nelson, B.D., Sarapas, C. et al.: A psychophysiological investigation of threat and reward sensitivity in individuals with panic disorder and/or major depressive disorder. J. Abnorm. Psychol., 122 : 322-338, 2013.
18) Yajima, J., Tsuda, A., Yamada, S. et al.: Determination of saliva free-3-methoxy-4-hydroxy-phenylglycol in normal volunteers using gas chromatography mass spectrometry. Biogenic. Amines., 16 : 173, 2001.
19) Yamada, S., Yajima, J., Harano, M. et al.: Saliva level of free 3-methoxy-4-hydroxyphenylglycol in psychiatric outpatients with anxiety. Int. Clin. Psychopharmacol., 13 : 213-217, 1998.
20) Yamada, S., Yamauchi, K., Yajima, J. et al.: Saliva level of free 3-methoxy-4-hydroxyphenylglycol (MHPG) as a biological index of anxiety disorders. Psychiatry Res., 93 : 217-223, 2000.
21) Yamauchi, K., Yamada, S., Morita, K. et al.: Comparative study of short-term anxiolytic potency of alprazolam and tandospirone in psychiatric outpatients with anxiety disorders. Hum. Psychopharmacol., 16 : 469-473, 2001.

8 モノアミン・トランスポーター遺伝子多型と抗うつ薬への反応性

8-1 モノアミン・トランスポーター遺伝子多型と人格傾向

松本祥彦,鈴木昭仁,大谷浩一

山形大学医学部精神医学講座

はじめに

人間の言動を規定する大きな要因である人格の特徴は,認知,感情,対人関係,衝動制御などの様式に現れる。これまでにいくつかの人格の構造論が提唱されており,それらに基づいた人格評価方法も考案されている。現在の主流はCloningerの精神生物学的モデルとそれに基づくTemperament and Character Inventory (TCI)[7]と辞書的研究で得られた5因子モデルとそれに基づくRevised NEO Personality Inventory (NEO-PI-R)[9]の2つである。

うつ病や不安障害をはじめとする種々の精神疾患の発症には特徴的な病前人格が存在することが知られており,またこれらの精神疾患の治療反応性にも病前人格が関与するとの報告もみられる。したがって,人格の成因を明らかにすることは精神疾患の発症機序解明,予防,治療改善につながるものと考えられる。

人格形成の機序については明確な結論は得られていないが,神経伝達機能を規定する遺伝子多型などの遺伝的要因と,親の養育態度をはじめとする環

境要因，およびそれらの相互作用が重要と考えられている[27]。

本稿ではモノアミン・トランスポーター遺伝子多型と人格傾向について概説する。また，人格構造論，人格評価スケール，人格傾向と精神疾患との関係についても触れる。

人格構造モデルと人格評価スケール

表 8-1-1 に Cloninger の人格モデル[7]，表 8-1-2 に TCI 因子スコアと人格特徴を示した。Cloninger によると，人格は気質と性格に分けられる。気質は自動的な感情反応・習性であり，遺伝性が高く，生涯を通して変化しないものであり，一方，性格は目標や価値についての自己概念であり，遺伝性が低く，社会学習により影響を受ける。気質は新奇性追求，損害回避，報酬依存，固執の4因子，性格は自己志向，協調，自己超越の3因子からなる。新奇性追求はドパミン系，損害回避はセロトニン系，報酬依存はノルエピネフリン系とそれぞれ関連すると想定されている。新奇性追求は行動の触発，損害回避は行動の抑制，報酬依存は行動の維持，そして固執は行動の固着を表す。自己志向は自律的な個人としての自己概念，協調は人類社会の一部としての自己概念，そして自己超越は普遍的なものの一部としての自己概念を表す。

一方，NEO-PI-R は神経症傾向，外向性，開放性，調和性，誠実性の5因子からなる[9]。NEO-PI-R と TCI との関係を検討した研究は，神経症傾向は損害回避と正の相関，自己志向と負の相関，外向性は新奇性追求と正の相関，開放性は自己超越と正の相関，調和性は報酬依存および協調と正の相関，誠実性は固執と正の相関，新奇性追求と負の相関を有することを示している[29]。

表 8-1-1 Cloninger の人格モデル

気　質	性　格
自動的な感情反応，習性	目標や価値に関する自己概念
遺伝性が高い	遺伝性が低い
生涯を通して変化せず	社会学習の影響を受ける
4因子より構成	3因子より構成
新奇性追求	自己志向
損害回避	協調
報酬依存	自己超越
固執	

(Cloninger et al, 1994)

表 8-1-2 TCI因子スコアと人格特徴

	高　値	低　値
新奇性追求	探索的・衝動的・無秩序	思慮深い・質素・規律正しい
損害回避	心配性・悲観的・内気	くつろいだ・楽観的・外向的
報酬依存	情緒的・献身的・依存的	事務的・冷淡・自立的
固執	熱心・勤勉・完璧主義	不活発・怠惰・飽きっぽい
自己志向	責任感がある・目的志向・自信がある	未熟・無目的・自信がない
協調	共感的・助けになる・思いやりのある	非共感的・批判的・意地が悪い
自己超越	思慮深い・創造的・精神的	浅はか・独創性がない・実利的

(Cloninger et al, 1994)

人格傾向と精神疾患との関係

人格傾向と精神疾患との関連についていくつかの報告がなされており，なかでもうつ病，不安障害についてのものが多い。まず損害回避高値/神経症傾向高値，自己志向低値はうつ病の発症と関連がある[8,15]。またうつ病の重症度は損害回避高値，自己志向低値と関連がある[13,36]。一方，不安障害全体と損害回避高値の間には関連がみられる[3]。強迫性障害は損害回避高値，自己志向低値，協調低値と関連がある[10,17]。強迫性障害の重症度は自己志向

低値[10,17]，協調低値[17]と関連がある。摂食障害は損害回避高値，自己志向低値と関連している[11]。

モノアミン・トランスポーター遺伝子多型と人格傾向

双子・家族研究により人格傾向は40〜60%が遺伝的に決定されると示唆されている[6,7]。これまでに種々の遺伝子多型と人格傾向との関連が研究されているが，最も数が多くかつ重要な知見が得られているのはセロトニン・トランスポーター遺伝子多型である。

1. セロトニン・トランスポーター遺伝子多型と人格傾向

セロトニン・トランスポーター遺伝子は第17番染色体短腕（17q11.1-11.2）に存在する。プロモーター領域にある serotonin-transporter-linked polymorphic region（5-HTTLPR）多型は short（s）アリルと long（l）アリルから構成され，sアリルではプロモーターの転写効率の低下，セロトニン・トランスポーター発現の減少，セロトニン取り込み機能低下がみられる[20]。またアジア人と白人ではアリル頻度の違いが報告されている[26]。5-HTTLPR多型と神経症傾向との有意な関連はLeschらが初めて報告した[20]。その後これまで6つのメタ解析が行われ，3つの研究ではsアリルと損害回避／神経症傾向との関連が報告されている[23,25,34]。しかし他の3つの研究ではこの関係が確認されておらず，異論がないわけではない[22,24,32]。

2. ドパミン・トランスポーター遺伝子多型と人格傾向

ドパミン・トランスポーター遺伝子は第5番染色体長腕（5p15.3）に存在する。この遺伝子の3'untranslated region に存在する40-bp variable number tandem repeat（VNTR）多型の機能は明らかではないが，報酬依存の下位項目である依存との関連が報告されている[31]。

一方，イントロン8に存在する30-bp VNTR多型[12]とプロモーター領域

の -67A/T 多型[30]はドパミン・トランスポーターの機能に影響を与えるが，人格特徴との関係は検討されていなかった。そこでわれわれは 654 例の健常日本人において，この 2 つの遺伝子多型と TCI 因子との関連について検討した[35]。その結果，30-bp VNTR 多型はどの TCI 因子にも影響を与えなかった。これに対して -67A/T 多型は，女性において自己志向と協調に有意な影響を与えていた。具体的には，A アリルを有する群は有さない群と比較して自己志向と協調スコアが有意に高値であった。この結果は，少なくとも -67A/T 多型は日本人女性の自己志向と協調に影響を与えることを示しているが，今後さらに再現研究が必要である。

3. ノルエピネフリン・トランスポーター 遺伝子多型と人格傾向

ノルエピネフリン・トランスポーター遺伝子は第 16 番染色体短腕（16q12.2）に存在する。この遺伝子の多型の中で -182C/T 多型，-3081A/T 多型と人格傾向との関係が検討されている。-182C/T 多型は機能性が不明であるが[41]，Ham らが 115 例の健常韓国人において，報酬依存との間に有意な関連を報告している[14]。一方，-3081A/T 多型の T アリルは A アリルと比較してプロモーター機能を 25 〜 28% 低下させる[16]。そこでわれわれは健常日本人 553 例において -3081A/T 遺伝多型が TCI スコアに与える影響について検討した。しかしこの遺伝子多型はいずれも TCI スコアに影響を与えなかった[38]。したがってノルエピネフリン・トランスポーター遺伝子多型が人格傾向に与える影響は今のところ不明であるといわざるを得ない。

4. 遺伝子 − 遺伝子相互作用

ある遺伝子多型と他の遺伝子多型を組み合わせると強調された効果を示すことがあり，これを遺伝子 − 遺伝子相互作用と呼ぶ。5-HTTLPR 多型と脳由来神経栄養因子遺伝子 Val66Met 多型の相互作用が損害回避に与える影響[2]，5-HTTLPR 多型とカテコール O- メチル転移酵素遺伝子 Val158Met 多型の相互作用が固執に与える影響[5]，5-HTTLPR 多型とドパミン・トラ

ンスポーター遺伝子 40-bp VNTR 多型の相互作用が損害回避と報酬依存に与える影響[18]が報告されている。またドパミン・トランスポーター遺伝子 40-bp VNTR 多型とセロトニン$_{2A}$受容体遺伝子 -102C/T 多型との相互作用が固執に与える影響[33]，ノルエピネフリン・トランスポーター遺伝子 -182C/T 多型とモノアミン酸化酵素 A 遺伝子 VNTR 多型の相互作用が新奇性追求に与える影響が報告されている[19]。そこでわれわれは 575 例の健常日本人において 5-HTTLPR 多型とノルエピネフリン・トランスポーター遺伝子 -3081A/T 多型の相互作用が TCI 因子に与える影響について検討した。その結果，5-HTTLPR 多型の s アリルと -3081A/T 多型の T アリルの相互作用は損害回避と新奇性追求に有意な影響を与えていた[39]。すなわち 5-HTTLPR 多型の s アリルと -3081A/T 多型の T アリルを持つ組み合わせは損害回避が高く新奇性追求が低かった。これらの結果は人格傾向に影響を与える遺伝子多型の組み合わせ，あるいは個別では影響を与えない遺伝子多型が相互作用により人格特徴に影響することを示している。

5. 遺伝子－環境相互作用

近年，環境要因に対する感受性に遺伝的要因が関与し，その結果人格形成が影響を受けるという遺伝子－環境相互作用の存在が示唆されている[4]。すなわち 5-HTTLPR 多型と幼少時に受けた虐待と負のライフイベントが神経症傾向に影響を与えるとの報告が認められるが[28,40]，これを支持しない報告もある[1,21,37]。これらの研究は人格形成が遺伝子－環境相互作用の影響を受けている可能性を示唆するが，さらなる研究が必要である。

おわりに

モノアミン・トランスポーター遺伝子多型の中でセロトニン・トランスポーター遺伝子多型と損害回避／神経症傾向との関連が多数報告されている。一方ドパミン・トランスポーター遺伝子多型とノルエピネフリン・トラ

ンスポーター遺伝子多型についてはまだ研究が少ないが，前者が人格傾向に影響を与える可能性がある。さらに，遺伝子－遺伝子相互作用や遺伝子－環境相互作用が人格形成に関与すると報告されているが，これらについてはさらなる検討が必要である。

■文　献

1) Antypa, N., Van Der Does, A.J.: Serotonin transporter gene, childhood emotional abuse and cognitive vulnerability to depression. Genes. Brain Behav. 9 : 615-620, 2010.
2) Arias, B., Aguilera, M., Moya, J. et al.: The role of genetic variability in the SLC6A4, BDNF and GABRA6 genes in anxiety-related traits. Acta. Psychiatr. Scand. 125 : 194-202, 2012.
3) Ball, S., Smolin, J., Shekhar, A.: A psychobiological approach to personality: examination within anxious outpatients. J. Psychiatr. Res. 36 : 97-103, 2002.
4) Belsky, J., Jonassaint, C., Pluess, M. et al.: Vulnerability genes or plasticity genes？ Mol Psychiatry 14 : 746-745, 2009.
5) Benjamin, J., Osher, Y., Lichtenberg, P. et al.: An interaction between the catechol O-methyltransferase and serotonin transporter promoter region polymorphisms contributes to tridimensional personality questionnaire persistence scores in normal subjects. Neuropsychobiology, 41 : 48-53, 2000.
6) Bouchard, T.J. Jr., Loehlin J.C.: Genes, evolution, and personality. Behav. Genet., 31 : 243-273, 2001.
7) Cloninger, C.R., Przybeck, T.R., Svrakic, D.M. et al.: The temperament and character inventory（TCI）: a guide to its development and use. St. Louis, MO; Center for Psychology of Personality Washington University, 1994.
8) Cloninger, C.R., Svrakic, D.M., Przybeck, T.R.: Can personality assessment predict future depression? A twelve-month follow-up of 631 subjects. J. Affect. Disord., 92 ; 35-44, 2006.
9) Costa, P.T., McCrae, R.R.: NEO-PI-R professional manual: Revised NEO personality Inventory（NEO-PI-R）and NEO Five-Factor Inventory（NEO-FFI）. Odessa, FL, Psychological Assessment Resources, 1992.
10) Cruz-Fuentes, C., Blas, C., Gonzalez, L. et al.: Severity of obsessive-

compulsive symptoms is related to self-directedness character traits in obsessive-compulsive disorder. CNS Spectr., 9 : 607-612, 2004.
11) Fassino, S., Amianto, F., Gramaglia, C.: Temperament and Character in eating disorders: ten years of studies. Eat Weight Disord., 9 : 81-90, 2004.
12) Guindalini, C., Howard, M., Haddley, K. et al.: A dopamine transporter gene functional variant associated with cocaine abuse in a Brazilian sample. Proc. Natl. Acad. Sci. U.S.A., 103 : 4552-4557, 2006.
13) Halvorsen, M., Wang, C.E., Ritcher, J. et al.: Early maladaptive schemas, temperament and character traits in clinically depressed and previously depressed subjects. Clin. Psychol. Psychother., 16 : 394-407, 2009.
14) Ham, B.J., Choi, M.J., Lee, H.J. et al.: Reward dependence is related to norepinephrine transporter T-182C gene polymorphism in a Korean population. Psychiatr. Genet., 15 : 145-147, 2005.
15) Kendler, K.S., Gatz, M., Gardner, C.O. et al.: Personality and major depression: a Swedish longitudinal, population-based twin study. Arch. Gen. Psychiatry, 63 : 1113-1120, 2006.
16) Kim, C.H., Hahn, M.K., Joung, Y. et al.: A polymorphism in the norepinephrine transporter gene alters promoter activity and is associated with attention deficit hyperactivity disorder. Proc. Natl. Acad. Sci. U.S.A., 103 : 19164-19169, 2006.
17) Kim, S.J., Kang, J.I., Kim, C.H. et al.: Temperament and character in subjects with obsessive-compulsive disorder. Compr. Psychiatry, 50 : 567-572, 2009.
18) Kim, S.J., Kim, Y.S., Lee, H.S. et al.: An interaction between the serotonin transporter promoter region and dopamine transporter polymorphisms contributes to harm avoidance and reward dependence traits in normal healthy subjects. J. Neural. Transm., 113 : 877-886, 2006.
19) Lee, B.C., Yang, J.W., Lee, S.H. et al.: An interaction between the norepinephrine transporter and monoamine oxidase A polymorphisms, and novelty-seeking personality traits in Korean females. Prog. Neuropsychopharmacol. Biol. Psychiatry, 32 : 238-242, 2008.
20) Lesch, K.P., Bengel, D., Heilis, A. et al.: Association anxiety-related traits with a polymorphism in the serotonin transporter gene regulatory region. Science, 274 : 1527-1531, 1996.
21) Middeldorp, C.M., de Geus, E.J., Willemsen, G. et al.: The serotonin transporter gene length polymorphism (5-HTTLPR) and life events: no evidence for an interaction effect on neuroticism and anxious depressive

symptoms. Twin. Res. Hum. Genet., 13 : 544-549, 2010.
22) Minelli, A., Bonvicini, C., Scassellati, C. et al.: The influence of psychiatric screening in healthy populations selection: a new study and meta-analysis of functional 5-HTTLPR and rs25531 polymorphisms and anxiety-related personality traits. BMC. Psychiatry, 11 : 50, 2011.
23) Munafo, M.R., Clark, T.G., Flint, J.: Does measurement instrument moderate the association between the serotonin transporter gene and anxiety-related personality traits? Mol. Psychiatry, 10 : 415-419, 2005.
24) Munafo, M.R., Clark, T.G., Moore, L.R. et al.: Genetic polymorphisms and personality in healthy adults: a systematic review and meta-analysis. Mol. Psychiatry, 8 : 471-484, 2003.
25) Munafo, M.R., Freimer, N.B., Ng, W. et al.: 5-HTTLPR genotype and anxiety-related personality traits: a meta-analysis and new data. Am. J. Med. Genet. B. Neuropsychiatr. Genet., 150B : 271-281, 2009.
26) Murakami, F., Shimomura, T., Kotani, K. et al.: Anxiety traits associated with a polymorphism in the serotonin transporter gene regulatory region in the Japanese. J. Hum. Genet., 44 : 15-7, 1999.
27) Plomin, R., Defries, J.C., McClearn, G.E. et al.: Behavioral genetics. Fifth edition. New York, NY; Worth Publishers, 2008.
28) Pluess, M., Belsky, J., Way, B.M. et al.: 5-HTTLPR moderates effects of current life events on neuroticism: differential susceptibility to environmental influences. Prog. Neuropsychopharmacol. Biol. Psychiatry, 34 : 1070-1074, 2010.
29) Ramanaiah, N.V., Rielage, J.K., Chang, Y.: Cloninger's temperament and character inventory and the NEO five-factor inventory. Psychol. Rep., 90 : 1059-1063, 2002.
30) Rubie, C., Schmidt, F., Knapp, M. et al.: The human dopamine transporter gene: the 5'-flanking region reveals five diallelic polymorphic sites in a Caucasian population sample. Neurosci. Lett., 297 : 125-128, 2001.
31) Samochowiec, J., Rybakowski, F., Czerski, P. et al.: Polymorphisms in the dopamine, serotonin, and norepinephrine transporter genes and their relationship to temperamental dimensions measured by the Temperament and Character Inventory in healthy volunteers. Neuropsychobiology, 43 : 248–253, 2001.
32) Schinka, J.A., Busch, R.M., Robichaux-Keene, N.: A meta-analysis of the association between the serotonin transporter gene polymorphism (5-HTTLPR) and trait anxiety. Mol. Psychiatry, 9 : 197-202, 2004.

33) Schosser, A., Fuchs, K., Scharl, T. et al.: Interaction between serotonin 5-HT2A receptor gene and dopamine transporter (DAT1) gene polymorphisms influences personality trait of persistence in Austrian Caucasians. World J. Biol. Psychiatry, 11 : 417-424, 2010.
34) Sen, S., Burmeister, M., Ghosh, D. et al.: Meta-analysis of the association between a serotonin transporter promoter polymorphism (5-HTTLPR) and and anxiety-related personality traits. Am. J. Med. Genet. Neuropsychiatr. Genet., 127B : 85-89, 2004.
35) Shibuya, N., Kamata, M., Suzuki, A. et al.: The -67 A/T promoter polymorphism in the dopamine transporter gene affects personality traits of Japanese healthy females. Behav. Brain Res., 203 : 23-26, 2009.
36) Spittlehouse, J.K., Pearson, J.F., Luty, S.E. et al.: Measures of temperament and character are differentially impacted on by depression severity. J. Affect. Disord., 126 : 140-146, 2010.
37) Stein, M.B., Schork, N.J., Gelernter, J.: Gene-by-environment (serotonin transporter and childhood maltreatment) interaction for anxiety sensitivity, an intermediate phenotype for anxiety disorders. Neuropsychopharmacology, 33 : 312-319, 2008.
38) Suzuki, A., Matsumoto, Y., Ishii, G. et al.: No association between the -3081A/T polymorphism in the norepinephrine transporter gene promoter and personality traits in healthy subjects. Neurosci. Lett., 425 : 192-194, 2007.
39) Suzuki, A., Matsumoto, Y., Oshino, S. et al.: Combination of the serotonin transporter and norepinephrine transporter gene promoter polymorphisms might influence harm avoidance and novelty seeking in healthy females. Neurosci. Lett., 439 : 52-55, 2008.
40) Vinberg, M., Mellerup, E., Andersen, P.K. et al.: Variations in 5-HTTLPR: relation to familiar risk of affective disorder, life events, neuroticism and cortisol. Prog. Neuropsychopharmacol. Biol. Psychiatry, 34 : 86-91, 2010.
41) Zill, P., Engel, R., Baghai, T.C. et al.: Identification of a naturally occurring polymorphism in the promoter region of the norepinephrine transporter and analysis in major depression. Neuropsychopharmacology, 26 : 489-493, 2002.

8 モノアミン・トランスポーター遺伝子多型と抗うつ薬への反応性

8-2 モノアミン・トランスポーター遺伝子多型とsertralineへの感受性

吉村玲児，中野和歌子

産業医科大学医学部精神医学教室

はじめに

大うつ病性障害に対する薬物療法（特に軽症から中等症）ではセロトニン再取り込み阻害薬（SSRI）あるいはセロトニン・ノルアドレナリン再取り込み阻害薬（SNRI）が第一選択薬となっている[21]。1999年にわが国で最初のSSRIであるfluvoxamineが，2000年にはparoxetine，2006年にsertraline，2011年にescitalopramが発売された。同じSSRIに分類されていても，化学構造や薬理学的特性，受容体への親和性は各薬剤で異なる。しかし，SSRIの主たる標的分子はセロトニン・トランスポーター（5-HTT）である。5-HTT遺伝子にはそのプロモーター領域に44bpの塩基の挿入群（L-type）と欠失群（S-type）があり，S-typeはL-typeより基質であるセロトニン（5-HT）の取り込み能が低下している[19]。本稿では，SSRIのsertralineの薬理学的特徴とsertralineをはじめとした他のSSRIと5-HTT遺伝子多型と治療反応性に関してわれわれのデータを含めて論じる。

薬理学的特性

1. 化学構造

Sertralineは，米国ファイザー社によって開発されたtetrahydronaphtylamine誘導体の抗うつ薬であり，従来の三環系，四環系抗うつ薬とは異なる新規化学構造を有する第3世代の抗うつ薬である。

2. 薬物動態

Sertralineは血中半減期が22〜24時間であり1日1回投与で効果を維持できる。そして1週間以内に血漿薬物濃度が定常状態に達する[6]。また，投与量と血漿中濃度がparoxetineやfluvoxamineは非線形性（一般的に投与量を増量すると二次曲線的に血中濃度が高くなる）を示すのに対して，sertralineは線形性を示す。実際われわれの研究でもsertralineの投与量と血中濃度にはきれいな一次関数関係が認められた（図8-2-1）。したがって，sertralineは投与量から血中薬物濃度が予想しやすい薬物であるが，無論個人差は存在する。さらに，われわれは，反応群に関してsertralineの血中薬物濃度と反応性との関連について検討を行ったところ，70ng/mL以下の血中濃度で95%が反応していた。したがって，sertralineで十分な反応が得られない場合には，血中濃度を70ng/mLまで上げる必要がある[19]（図8-2-2）。

3. 薬物相互作用（「11　薬物相互作用」も参考にされたい）

うつ病患者では，抗不安薬や睡眠薬，さらには身体疾患の治療薬を併用している症例が多く，薬物相互作用を念頭におく必要がある。Sertralineでは他のSSRIと比較して肝薬物代謝酵素であるチトクロームP450（CYP）に対する影響が少ない[12]。しかし，CYP2D6は軽度阻害するため三環系抗うつ薬との併用，あるいは三環系抗うつ薬から置換するときには，三環系抗う

8-2 モノアミン・トランスポーター遺伝子多型と sertraline への感受性　183

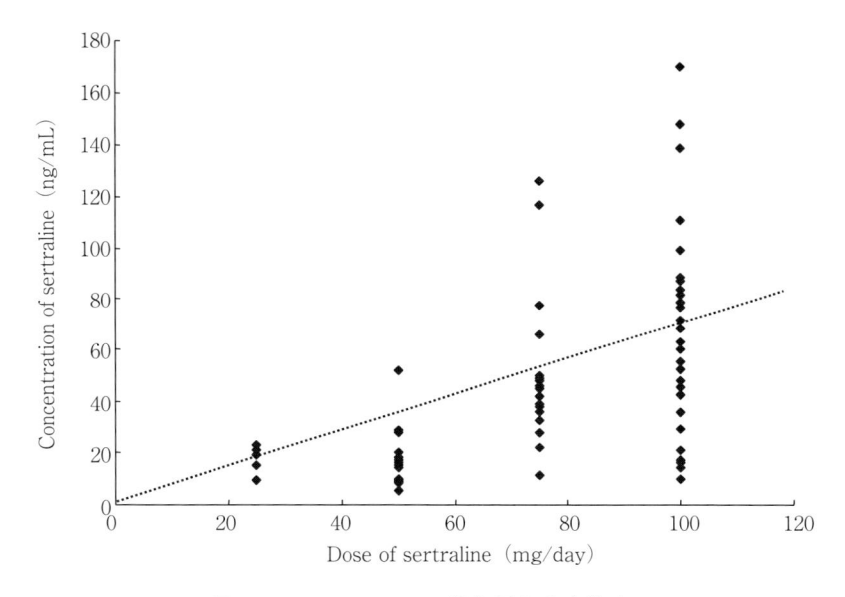

図 8-2-1　Sertraline の投与量と血中濃度

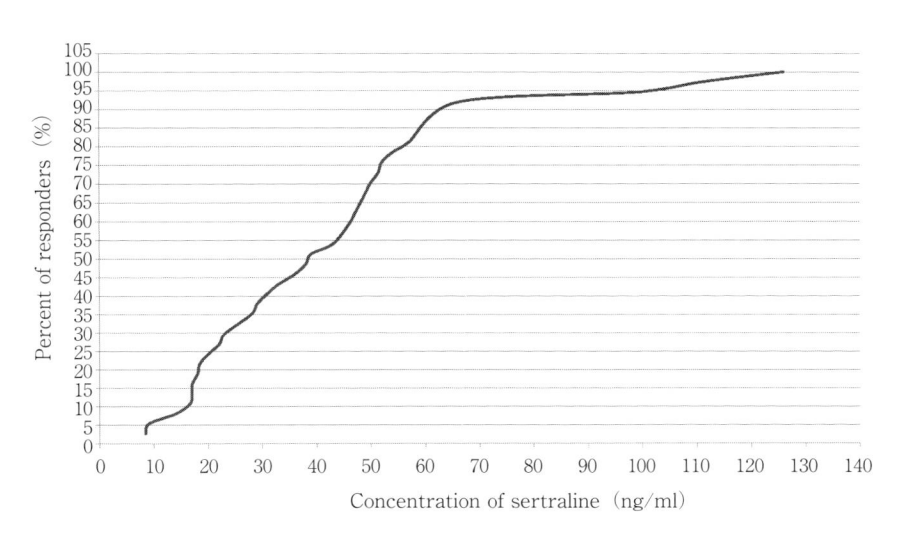

図 8-2-2　Sertraline の血中濃度と累積反応率

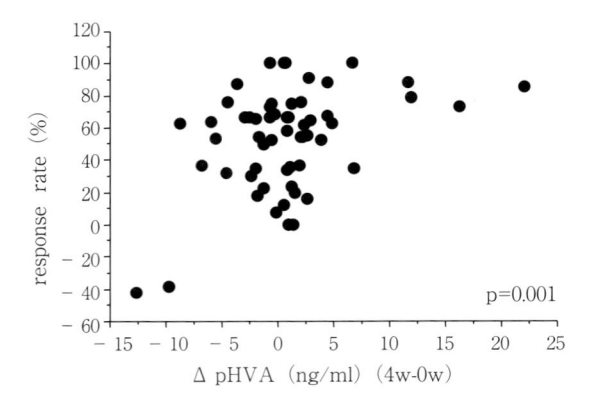

図 8-2-3　血中 HVA 濃度と反応率

つ薬の濃度を上昇させる可能性がある[19]。さらに，CYP3A4 を軽度阻害することから，alprazolam, triazolam などの抗不安薬や睡眠薬の濃度を上昇させることがある[9]。Triazolam は血漿蛋白と強く結合する（およそ 98.5%）性質があり，warfarin などの蛋白質に結合しやすい物質は sertraline が置換することになり，その薬物の薬効が増強されるために注意が必要である[19]。興味深いことに，われわれはグレープフルーツジュースを連続飲用していると，sertraline の血中濃度が有意に低下することを世界で初めて報告した[18]。

4. モノアミントランスポーターへの親和性

Sertraline は，5-HTT に対しては paroxetine や fluvoxamine よりも強力な阻害作用を持ち，また 5-HTT 以外のドパミン・トランスポーターやノルアドレナリン・トランスポーターへの阻害作用も強い[19]。われわれの研究結果では，ハミルトンうつ病評価尺度 17 項目得点（HAMD17）とドパミンの代謝産物である homovanillic acid（HVA）の血漿中濃度には強い相関が認められた（図 8-2-3）。このことは，sertraline の臨床効果にはドパミン神経への作用も関与していることが示唆される。HAMD17 下位項目では，制

表 8-2-1　HAMD17 下位項目と血中 HVA 濃度の相関

Item	P-value
Depressed mood	0.158
Feeling of guilt	0.698
Suicide	0.227
Insomnia	0.078
Work and interests	0.076
Retardation	0.001*
Agitation	0.412
Anxiety (psychic)	0.956
Anxiety (somatic)	0.348
Somatic symptoms (gastrointestinal)	0.015*
Somatic symptoms (general)	0.621
Genital symptoms	0.106
Hypochondriasis	0.253
Loss of weight	0.237
Insight	0.997

*p < 0.05　significant correlation

止症状と消化器症状に強い関連が認められた[19]（表 8-2-1）。

Sertraline 投与が適している患者

1. 心血管系の障害が関与するうつ病

急性冠症候群の患者でうつ病を合併すると死亡率が上昇する。また，心筋梗塞後の患者の 40％が抑うつ状態になり，これらの患者の 25％がうつ病の診断基準を満たすとの報告がある[14]。その背景にはセロトニンの低下による血小板の凝集能の亢進やサイトカイン系の亢進など免疫系の異常，自律神経系の不安定さなどがうつ病と心血管障害の共通因子として関与していると考えられている。Serebruany ら[15]は急性冠症候群後のうつ病患者で，抗血小板薬の投与の有無にかかわらず，sertraline の投与が血小板／血管内皮

活性を低下させたと報告している。また，心筋梗塞後のうつ病患者では，sertralineを投与された患者で，心疾患の再発率と死亡率が有意に低下したとの報告もある[17]。

同様に脳梗塞後の患者の35％が抑うつ状態になり，その約半数がうつ病になる。また，抑うつ状態を合併することは機能回復への障害になり，患者のQOLに大きな影響を及ぼし，死亡率を増加させる。脳梗塞後，1ヵ月以内にうつ病を合併していない患者137例を対象とした研究[13]では，sertralineはプラセボと比較して有意にうつ病の発症を抑制したと報告している。すなわち，心血管系の障害を合併したうつ病患者に対してsertralineは有効性が高く安全な薬物であり，特に抗コリン作用の少なさは大きな利点である。

2. 高齢者うつ病

高齢のうつ病患者では身体合併症やその治療薬も多く内服しているため，抗うつ薬投与により副作用症状が発現しやすい。特に三環系抗うつ薬は抗コリン作用や心血管系の副作用を発現することがあり，投与はなるべく避けたい[7]。アルツハイマー型認知症の患者では認知機能の低下とともに抑うつや不安，易怒性などの認知症の周辺症状をしばしば伴う。アルツハイマー型認知症患者では，三環系抗うつ薬投与は控えるべきである。一方，sertralineはプラセボと比較して認知症の周辺症状を有意に改善したとの報告もある[22]。

3. 若い女性のうつ病

健常者を対象とした研究[20]でsertralineは血漿プロラクチンレベルを上昇させなかったとの報告がある。Sertralineはドパミンを増やすのでプロラクチンへの影響が少ない。したがってSSRIで高プロラクチン血症を来した患者ではsertralineへの切り替えが好ましい。

妊娠中では，一般的には抗うつ薬の使用は推奨されない。特に妊娠第1三

半期の使用は控えるべきである。しかし，母親の抑うつが重篤な場合には，胎児への影響と母親への治療必要性のリスク・ベネフィットを十分に考慮した上で抗うつ薬を継続投与する場合もある[16]。また，sertralineは産後うつ病に効果があることも示されている[4]。

4. 勤労者のうつ病

勤労者のうつ病患者を対象に，SSRI（sertraline・paroxetine・fluoxetine）の3群で欠勤日数を評価した研究[5]がある。その結果では，治療開始6ヵ月後の欠勤日数はsertralineはparoxetineやfluoxetineよりも有意に少なかった。Sertralineは気分変調性障害，二重うつ病（Double Depression），適応障害，不安障害との合併例などの復職困難症例に対しても奏効するとの報告もある[5]。

5-HTT 遺伝子多型と sertraline の反応

5-HTT遺伝子多型（L型/S型）とsertralineの反応性に関して検討したメタ解析は存在しない。2004年にDurhamら[3]は，5-HTT遺伝子多型（L/S型）とsertralineに反応するまでの期間に関連があると報告した。Ngら[11]は，白人を対象とした研究でL/L型とL/S型の間には反応率や副作用出現率に差はなかったと報告している。Safarinejad[14]は，sertraline単剤治療が行われた大うつ病性障害患者246例を対象に5-HTT遺伝子多型と反応性の検討を行った。その結果，L/L型がSアレル保有者よりも反応が3.7倍（95%信頼区間1.72-5.46）高かったと報告している。日本人を対象にした研究では，5-HTTのイントロン2領域に存在する多型（VNR）(5-HTTSTin2)とsertralineへの反応を調べたところ関連が認められている[10]。韓国人を対象とした研究でもsertralineの5-HTTへのKm値，Vmax値，反応性との関連が認められた[10]。われわれは日本人大うつ病性障害患者を59対象として5-HHT遺伝子多型（L/S型）とsertralineへの反応性を検討した[19]（表

表 8-2-2 5-HTT 遺伝子多型（L/S 型）と sertraline への反応

	Genotype distribution			Allele frequency	
	ss	ls	ll	s	l
Responder	27 (73.0)	9 (24.3)	1 (2.7)	63 (85.1)	11 (14.9)
Nonresponder	11 (50.0)	8 (36.4)	3 (13.6)	30 (68.2)	14 (31.8)
All	38 (64.4)	17 (28.8)	4 (6.8)	93 (78.8)	25 (21.2)

p=0.037

8-2-2)。その結果，S- アレル保有者が L- アレル保有者より有意に反応がよかった。われわれの結果は，ある程度脳内 5-HT 濃度が維持されている患者のほうが sertraline の反応がよい可能性を示唆する。われわれの結果も含めた以上の結果を俯瞰すると，sertraline への反応性を 5-HTT 遺伝子多型（L/S 型）のみから予測することは困難であると言えそうである。Sertraline の投与量が不十分であるがために，pseudo-nonresponders（sertraline 投与量を増加すると反応する症例）となってしまっているような問題も考える必要がある。

5-HTT 遺伝子多型と他の SSRI の反応

1. Paroxetine

Lotrich ら[8]は，paroxetine 単剤での治療が行われた老年期の大うつ病性障害 110 症例に関して，5-HTT 遺伝子多型と血中 paroxetine 濃度と臨床効果との関係を検討した。その結果，5-HTT 遺伝子多型 S 型保有者では，投与開始 2 週間後の血中濃度と HAMD 得点改善に関連が認められたが，L/L 型ではそのような関連は認められなかった。すなわち，S 型保有者では，投与開始 2 週後の paroxetine の血中濃度が 60ng/ml 以下である場合にはさらに血中濃度を上げることにより臨床効果の発現が期待できる。しかし，この結果が老年期以外の大うつ病性障害患者で再現できるのかは不明である。Paroxetine の反応と 5-HTT 遺伝子多型を検討した別の報告では，S 型保有

者のほうが4週間後のアウトカムがよかった[2]。しかし，Murphyら[9]は老年期うつ病では，S型保有者のparoxetineへの反応率が若干悪いことを報告している。

2. Fluvoxamine

5-HTT遺伝子S型保有群では，fluvoxamineへの反応が悪い。しかし，S型保有群では，pindolol増強療法への反応は良好であった[23]。日本人を対象としたYoshidaら[20]の研究結果では，S型保有者でfluvoxamineへの反応性はL/L群と比較して有意に良好であった。

3. Imaging genetics 研究

STAR*D研究で用いたデータを用いて，老年期うつ病研究の大家であるAlexopoulosら[1]の5-HTT遺伝子多型とDiffusion Tensor Imagingを用いたNeuroimaging genetics研究の結果では，S型保有群ではfront limbic circuitのFA値がL/L群と比較して有意に低下していた。

5-HTT 遺伝子多型と SSRI への反応性のまとめ

5-HTT遺伝子多型（L/S）とSSRIへの反応性に関しては，一致した意見が得られていない。その理由として，1）先にも述べたようにSSRIに分類されていても，構造式や薬理学的作用機序が全く同じではないこと，2）エンドポイントの相違，3）SSRIへの反応には一定値までの血中濃度を上げる必要がある可能性などが要因として考えられる。

おわりに

Sertralineの薬理学的特性，臨床効果の特徴，反応予測に関してわれわれの結果を中心に述べた。SertralineはSSRIの中でも比較的有害事象の発現

が少ないため，身体合併症を有する患者や高齢者に対しても比較的安心して使用できる薬物のひとつであると思われる。Sertraline を含む SSRI への反応性と 5-HTT 遺伝子多型との関連は単純ではなく複数の因子が影響している。

■文　献

1) Alexopoulos, G.S., Murphy, C.F., Gunning-Dixon, F.M. et al.: Serotonin transporter polymorphisms, microstructural white matter abnormalities and remission of geriatric depression. J. Affect. Disord., 119(1-3): 132-141, 2009.
2) Bozina, N., Peles, A.M., Sagud, M. et al.: Association study of paroxetine therapeutic response with SERT gene polymorphisms in patients with major depressive disorder. World J. Biol. Psychiatry, 9(3): 190-197, 2008.
3) Durham, L.K., Webb, S.M., Milos, P.M. et al.: The serotonin transporter polymorphism, 5HTTLPR, is associated with a faster response time to sertraline in an elderly population with major depressive disorder. Psychopharmacology (Berl), 174(4): 525-529, 2004.
4) Finkel, S.I., Mintzer, J.E., Dysken, M. et al.: A randomized, placebo-controlled study of efficacy and safety of sertraline in the treatment of the behavioral manifestations of Alzheimer's disease in outpatients treated with donepezil. Int. J. Geriatr. Psychiatry, 19(1): 9-18, 2004.
5) Gordon, C., Whale, R., Cowen, P.J.: Sertraline treatment dose not increase plasma prolactin levels in healthy subjects. Psychopharmacol., 137 : 201-202, 1998.
6) 上島国利：抗うつ薬の選択－広がる選択肢，見直すべき適正使用－．新薬と臨床，56(3): 223-231, 2007.
7) 上島国利，小山司，三田俊夫 他：選択的セロトニン再取り込み阻害薬塩酸セルトラリンのうつ病およびうつ状態に対する臨床評価－塩酸アミトリプチンを対照薬とした二重盲検比較試験．神経精神薬理，19 : 529-548, 1997.
8) Lotrich, F.E., Pollock, B.G., Kirshner, M. et al.: Serotonin transporter genotype interacts with paroxetine plasma levels to influence depression treatment response in geriatric patients. J. Psychiatry Neurosci., 33(2): 123-130, 2008.

9) Murphy, G.M.Jr., Hollander, S.B., Rodrigues, H.E. et al.: Effects of the serotonin transporter gene promoter polymorphism on mirtazapine and paroxetine efficacy and adverse events in geriatric major depression. Arch. Gen. Psychiatry, 61(11): 1163-1169, 2004.
10) Myung, W., Lim, S.W., Kim, S. et al.: Serotonin transporter genotype and function in relation to antidepressant response in Koreans. Psychopharmacology(Berl), 225(2): 283-290, 2013.
11) Ng, C.H., Easteal, S., Tan, S. et al.: Serotonin transporter polymorphisms and clinical response to sertraline across ethnicities. Prog. Neuropsychopharmacol. Biol. Psychiatry, 30(5): 953-957, 2006.
12) Preskorn, S.H.: Reproducibility of the in vivo effect of the selective serotonin reuptake inhibitors on the in vivo function of cytochrome P450 2D6: An update. J. Psychiatr. Pract., 9(3): 228-236, 2003.
13) Rasmussen, A., Poulsen, M., Sorensen, K.: A double-blind, placebo-controlled study of sertraline in the prevention of depression in stroke patients. Psychosomatics, 44(3): 216-221, 2003.
14) Safarinejad, M.R., Hosseini, S.Y., Asgari, M.A. et al.: A randomized, double-blind, placebo-controlled study of the efficacy and safety of bupropion for treating hypoactive sexual desire disorder in ovulating women. BJU Int., 106(6): 832-839, 2010.
15) Serebruany, V.L., Glassman, A.H., Malinin, A.I. et al.: Platelet/Endothelial Biomarkers in Depressed Patients Treated With the Selective Serotonin Reuptake Inhibitor Sertraline After Acute Coronary Events, The Sertraline AntiDepressant Heart Attack Randomaized Trial (SADHART) Platelet Substudy. Circulation, 108(8): 939-944, 2003.
16) Stahl, S.M.: 精神科治療薬処方ガイド（仙波純一訳），pp.462-468, メディカルサイエンス・インターナショナル，東京，2006.
17) Taylor, C.B., Youngblood, M.E., Catellier, D. et al.: Effects of antidepressant medication on morbidity and mortality in depressed patients after myocardial infarction. Arch. Gen. Psychiatry, 62(7): 711-712, 2005.
18) Ueda, N., Yoshimura, R., Umene-Nakano, W. et al.: Grapefruit juice alters plasma sertraline levels after single ingestion of sertraline in healthy volunteers. World J. Biol. Psychiatry, 10(4 Pt 3): 832-835, 2009.
19) Umene-Nakano, W., Yoshimura, R., Ueda, N. et al.: Predictive factors for responding to sertraline treatment: views from plasma catecholamine metabolites and serotonin transporter polymorphism. J. Psychopharmacol., 24(12): 1764-1771, 2010.

20) Yoshida, K., Ito, K., Sato, K. et al.: Influence of the serotonin transporter gene-linked polymorphic region on the antidepressant response to fluvoxamine in Japanese depressed patients. Prog. Neuropsychopharmacol. Biol. Psychiatry, 26(2): 383-386, 2002.
21) 吉村玲児, 中村純：うつ病の治療はこのように行われる－治療薬の使い分けとコツ－. 医薬ジャーナル, 42：99-194, 2006.
22) Zanardi, R., Franchini, L., Gasperini, M. et al.: Double-blind controlled trial of sertraline versus paroxetine in the treatment of delusional depression. Am. J. Psychiatry, 153(12): 1631-1633, 1996.
23) Zanardi, R., Serretti, A., Rossini, D. et al.: Factors affecting fluvoxamine antidepressant activity: influence of pindolol and 5-HTTLPR in delusional and nondelusional depression. Biol. Psychiatry, 50(5): 323-330, 2001.

9 薬物反応性のバイオマーカー

9-1 抗うつ薬

加藤正樹

関西医科大学精神神経学教室

はじめに

うつ病は生涯有病率が10％, さらにその15％が自殺と関連しているとされ[11], 社会的, 個人的にその対策が急務とされる疾患である。しかしながら偶然に抗うつ薬が発見されてから50年以上経過し, fluvoxamine が上市された SSRI 元年から16年が経過した現在においても, 革新的な薬理作用を有する治療薬や適切な治療に結びつくような検査の実用化はなされておらず, 経験に基づいた主観的なさじ加減で治療薬を選択するのが一般的であり, その結果, 運が良ければ速やかな改善に成功し, そうでなければ, 効果不十分, 副作用などの長く険しい道のりを経て, ようやく適切な治療薬にたどり着くことになる。2,515人を含む7つのプラセボ対照 double-blind RCT を対象にした SSRI/SNRI の治療反応性の経時的な軌跡を検討した研究によると, 図9-1-1で示すように SSRI/SNRI 治療群はプラセボより有意に良好な反応を示す群が認められる一方で, プラセボよりも反応性が明らかに悪く, ほとんど改善していない群がいることが示された[10]。このように SSRI/SNRI への反応には個人差があり, ある薬剤に対して反応が乏しい一群が存在するのがわかる。治療反応の個人差は, 環境や気質, 併存疾患, うつ病エ

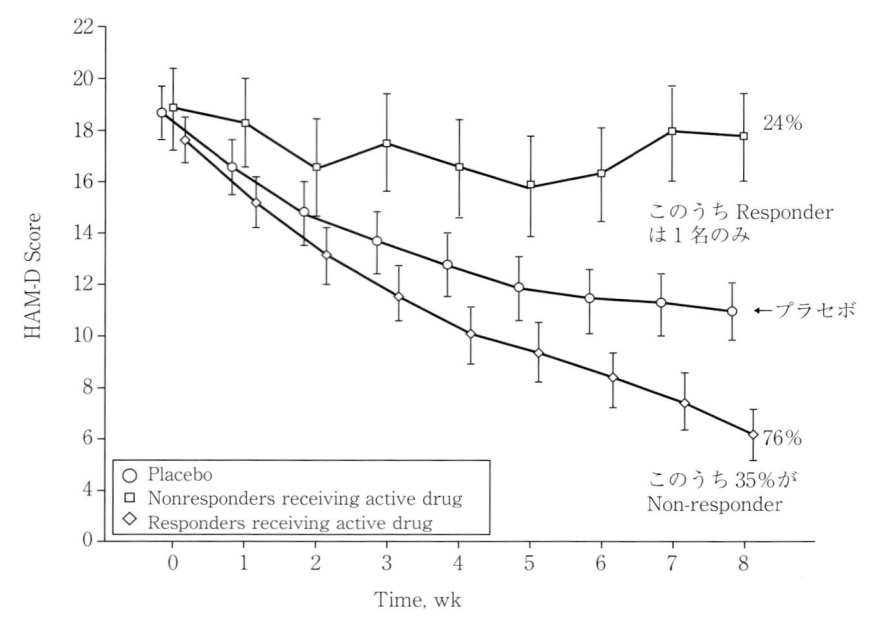

図9-1-1 臨床試験におけるうつ症状の軌跡 [10]
7RCTs, N=2,515（実薬が74％）。実薬のうち62％がduloxetine, 他はSSRI。

ピソード数，幼少時の虐待などに加え遺伝因子が関与していると考えられており，それらの因子を考慮し，利用できるエビデンスを活用し適切な薬剤を選択するような個別化治療戦略が理想的なモデルと考える。なかでも遺伝因子は，抗うつ薬の治療反応性に家族集積性があること[8]や，双生児研究において抗うつ薬の代謝と遺伝因子の強い関連が示されていることより，最も興味深い因子のひとつである。また解析に必要なDNAサンプルは末梢血や唾液から採取できることや，その情報は生涯変わるものではないため，一度の採取で十分であり，解析費用も高くないといった簡便性は臨床活用でも強みである。治療反応性に影響すると考えられる遺伝子多型に基づく適切な治療薬の使いわけを探索する研究を薬理遺伝（pharmacogenetics：PGx）研究といい，客観的評価指標，バイオマーカーがほとんど存在しないうつ病治

療において，研究者は遺伝子を臨床で利用可能な個別化治療マーカーにしたいという熱意をもってあらゆる視点から研究を継続している．抗うつ薬の治療反応性は古典的なメンデルの形質遺伝法則を示さないが，小さなエフェクトサイズをもつ多くの領域が表現型を決定している可能性が考えられている．Candidate gene approach, genome-wide association study（GWAS）のどちらの方法からも現時点では期待に応えられるような十分な結果が出ていないことから，これら多領域にある主要なマーカーを見出す最適な方法はまだ明らかではなく，これまでの方法のコンビネーション，あるいは全く新しい方法論が探索されるべきである．それら革新的な薬理遺伝的方法論のひとつとして，同じ生物学的経路を共有する遺伝子上にある変異の解析に基づく pathway analysis[15] は期待されるもののひとつであろう．また，他の章で取り上げられているエピジェネティック，薬理転写学，薬理プロテオミクス学的な探索の発展は薬理遺伝と相補的な役割を担うという点からも重要である．本稿では，われわれがこれまでに積み重ねてきた薬理遺伝的検討を candidate approach を中心に，GWAS, pathway analysis の結果をメタ解析データとともに紹介し，うつ病の薬理遺伝研究を振り返ることで，薬理遺伝の可能性を知っていただき，今後の研究に多少なりとも寄与できれば甚幸である．

うつ病・抗うつ薬の病態生理仮説に基づく candidate gene approach

ストレスに対する反応として，視床下部−下垂体−副腎皮質系の一連の反応とそのフィードバック障害，交感神経系の亢進，誘発されるサイトカインの上昇やモノアミンの減少，ミクログリアやアストロサイトを介した indoleamine 2,3 dioxygenase（IDO）の上昇，グルタミン酸の遊離，神経可塑性因子の低下などの一連のカスケードが，うつ病の発症に関連し（図 9-1-2）[31]，抗うつ薬はこのカスケードに介入し障害を改善する働きがあると考え

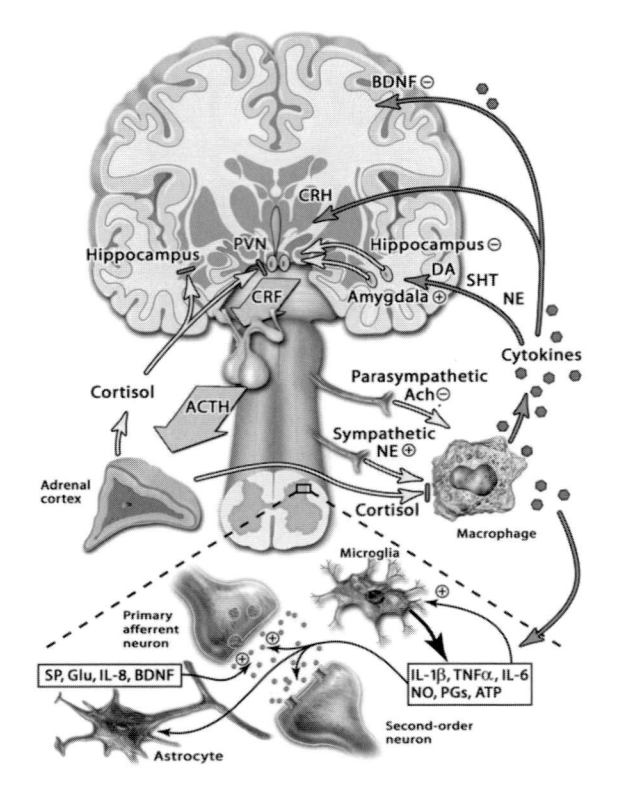

図 9-1-2　うつ病の病態生理仮説[31]

られている。また，抗うつ薬は肝臓での代謝や，血液脳関門（BBB）でのトランスポートなどを経て標的器官に到達するため，これら薬物動態因子も抗うつ薬の治療効果に影響している。このような治療効果に関連する分子を構成する遺伝子の違いが，うつ病の治療反応の個人差に関連し，それらの候補遺伝子（candidate gene）の変異を知ることで治療反応を予測しうるとの仮説のもと探索していく手法を candidate gene approach という。われわれは 2007 年に 5-HTTLPR と抗うつ薬の治療効果，2008 年に，その他の候補遺伝子多型と抗うつ薬の治療効果／副作用を対象とし，メタ解析を行った[24,39]。さらに，同じ Serretti のグループの Niitsu らはいくつかの新たな

遺伝子を含むメタ解析を 2013 年に行っている[32]。これらのメタ解析の結果と，これまでに日本人大うつ病障害患者を対象に行ったわれわれの研究結果を振り返りながら candidate gene approach を概観していきたい。

抗うつ薬の標的分子であるセロトニン・トランスポーター遺伝子（SLC6A4）のプロモーター部にある 5-HTTLPR 多型は，セロトニン取り込み活性や，転写活性に影響し，また，海馬，扁桃体，前頭葉の灰白質体積や，恐怖に対する扁桃体活性，鉤状束の微細構造整合性とも相関することが知られており[4]，薬理遺伝研究において最も研究されている遺伝子変異である。メタ解析では 5-HTTLPR の l アレル保持者が s/s に比し，抗うつ薬，特に SSRI に対して有意に良好な寛解率が認められている（745 subjects, OR=2.21, CI=1.53-3.21, P<0.0001）[39]。2012 年にも最近の試験結果を含んだメタ解析が報告されており，l 保持者の治療改善率が良好であることが再確認されている[35]。われわれはさらに，SSRI とカテゴライズされた薬剤が全く同じ薬理学的性質を持つわけではないことから，5-HTTLPR が各 SSRI に与える影響の違いを知ることにより，5-HTTLPR 多型に基づいた薬剤の使い分けができるのではないかとの仮説を立て，5-HTTLPR の影響を考慮した paroxetine（PAX），fluvoxamine（FLV）の無作為化臨床比較試験を行った[19,21]。その結果，l 型保持者においては両薬剤による HAM-D 減少率に差は認められずどちらの薬剤も効果的であったが，s/s 保持者においては，FLV に比し PAX において有意なうつ症状の改善を認めた（Repeated measure ANCOVA p=0.013；図 9-1-3 上）。また，近年，発見された 5-HTTLPR の l 型内にある rs25531A/G 多型は，5-HTTLPR の機能にも大きな影響を及ぼすことが知られている。rs25531A バリアント（LA）は，l 型として高い転写活性を持つ真の l 型であるが，rs25531G バリアント（LG）は，見た目は l 型であるが，機能はほぼ s 型と同等となってしまういわば偽の l 型である。つまり，機能的側面からは LG は s として扱われるべきものである。われわれは，先ほどと同じサンプルを用いて，5-HTTLPR に加え rs25531A/G 多型を考慮した（つまり LG を s として扱い）PAX,

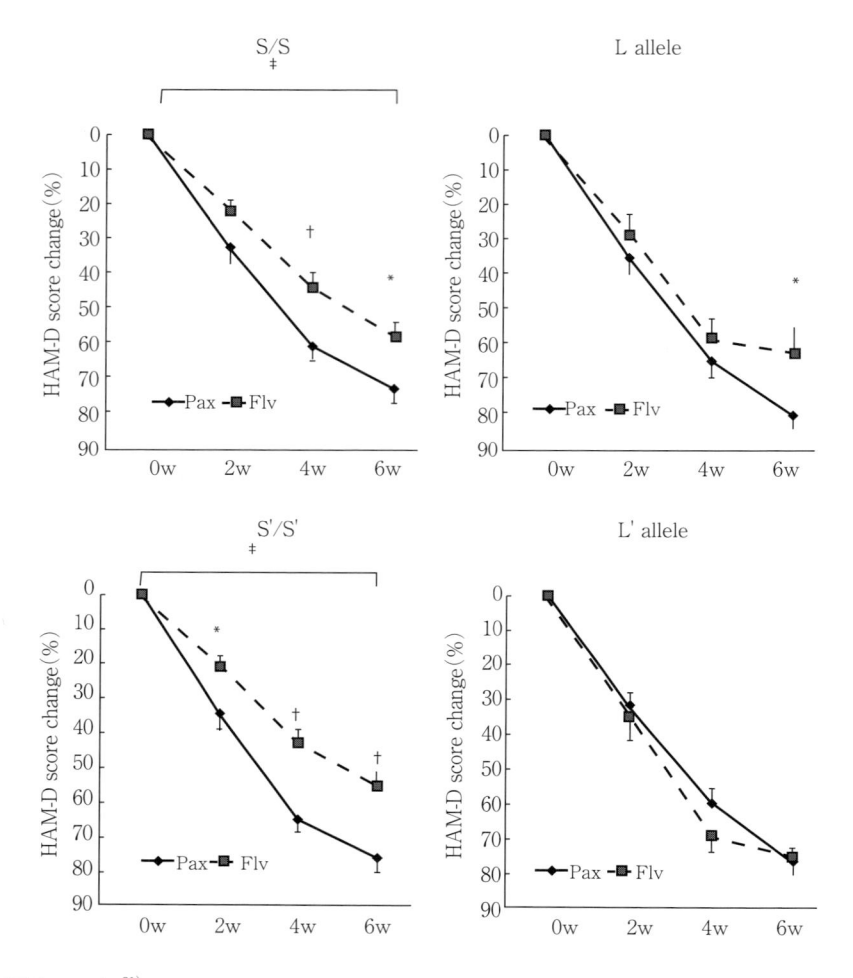

図 9-1-3 上 [21]　HAM-D score change (%) during 6 weeks of paroxetine and fluvoxamine in 5-HTTLPR S homozygotes and L allele carrier of. ; bars indicate standard error.　‡ Significant difference between paroxetine and fluvoxamine over time ($p<0.05$))
　* † Significant difference between paroxetine and fluvoxamine at each week (* $p<0.05$, † $p<0.01$).
図 9-1-3 下 [22]　HAM-D score change (%) during 6 weeks of paroxetine and fluvoxamine in S' homozygotes and L' allele carrier of 5-HTTLPR and rs25531A/G. ; bars indicate standard error.　‡ Significant difference between paroxetine and fluvoxamine over time ($p<0.001$).　* † Significant difference between paroxetine and fluvoxamine at each week (* $p<0.05$, † $p<0.001$).

FLV の臨床比較をしたところ，s/s 型における PAX と FLV の有効性の差（PAX ＞ FLV）が 5-HTTLPR のみを考慮した結果よりも強固（Repeated measure ANOVA p=0.0003）となり，一方 l 型保持者における両薬剤の差はより小さいものとなった（図 9-1-3 下）[22]。このように，5-HTTLPR の l/s 変異による SSRI の反応性の相違には rs25531A/G が影響することが示され，5-HTTLPR に関する各研究の結果がすべて一致していたわけではない一因として，この rs25531A/G の影響が示唆される。また，5-HTTLPR の s/s 保持者においては副作用発現リスク（2,642 subjects, OR=1.56, CI=1.21-2.04, P=0.0005）が特に SSRI による副作用リスク（5-HTTLPR: OR=1.72, P=0.0001）が高いこともメタ解析で示されている。さらに SLC6A4 のイントロンにある STin2 の 12/12 もメタ解析で治療反応性に影響する（686 subjects; OR=3.89, CI=1.18-12.85, P=0.03）ことが示されていることからも，われわれは，現時点で抗うつ薬のメインターゲットであるこの SLC6A4 を，ホールゲノムシークエンスやメチル化，miRNA 解析など，さらに詳細な治療反応性との相関の探索に取り組んでいる。今後もこの分子は個別化医療につながる可能性をとことん追求していきたい考えである。

　セロトニン合成の律速段階であるトリプトファン合成酵素 1 遺伝子（TPH1）の rs1800532（218A/C）多型も C/C 保有者と良好な治療反応性とに有意な相関が認められている（754 subjects, OR=1.62, CI=1.15-2.27, P=0.005）が，アジア人を対象とした研究のみを解析すると治療反応性との相関は認められなかった[24]。日本人においてもわれわれの研究を含む 2 報の報告があるが[26,45]，治療反応性との相関は認められていない。

　セロトニン受容体の中でも抗うつ効果と関連が高いサブタイプである 5-HT$_{1A}$ 受容体遺伝子（HTR1A）の rs6295（1019C/G）遺伝子多型は HTR1A の機能や表出に影響することが示されており[1,30,34]，さらにこの多型は HTR1A にある他の多型と強い連鎖不均衡（以下 LD）を持つため，rs6295 以外の多型がこれら機能的な影響に寄与している可能性も示唆される。そこでわれわれは HTR1A の強い LD 関係にあるいくつかの遺伝子多

型と日本人大うつ病性障害患者137名におけるSSRI/SNRIの抗うつ効果との関連を検討し，rs10042486C/C（p<0.0001），rs6295G/G（p<0.0001），rs1364043T/T（p=0.018）遺伝子多型保持者が良好な治療効果とに有意な相関を認め，さらに，これら3つの遺伝子多型のマイナーアレルホモ接合体保持者は，うつ症状の改善とより強い相関を認めた[20]。メタ解析の結果においては，アジア人においてのみ同様の結果が認められたrs6295G/G（361 subjects; OR=4.56, CI=1.42-14.69, P=0.01）[24]。このrs6295の遺伝子判定において，制限酵素により切断されていない多型をGと認識するのが正しいところを誤ってCと認識して考察している研究が散見されるので注意が必要である[20]。

5-HT$_{2A}$受容体遺伝子（HTR2A）の機能的多型である-1438A/G（rs6311）はメタ解析の結果アジア人で-1438G/G保有者と良好な治療反応性とに有意な相関が認められた（429 subjects; OR=1.69, CI=1.03-2.75, P=0.04）[24]。さらにこの-1438G/G多型は各研究で一貫して有害事象の発現率と相関しており（801 subjects, OR=1.91, CI=1.32-2.78, P=0.0006），とくにSSRI服用者で強い相関が認められた（OR=2.33, P＜0.0001）。日本人においては消化器系の副作用との関連が一貫して報告されており[19,41,42]，メタ解析でもG／G保有者に消化器系副作用が多いことが確認されている（2.30, CI=1.26-4.21, P=0.007）。

神経栄養因子であり，抗うつ薬により増加することが報告されているBDNF遺伝子のアミノ酸置換を伴う機能的多型rs6265（66Val/Met）に関しては，われわれが行ったメタ解析ではrs6265Met保有者が抗うつ薬に対し有意に良好な反応が認められた（490 subjects; OR=1.63, CI=1.08-2.46, P=0.02）[24]。一方NiitsuらによるSTAR*Dサンプルを含む解析ではヘテロ接合保有者（rs6265Val/Met）が，その他のホモ接合保有者（66Met/MetとVal/Val）よりも良好な反応という結果であった（3,301 subjects; OR=1.26, CI=1.07-1.55, P=0.006）[32]。SSRIやECTはBDNFだけでなく，同じ神経栄養因子のひとつであるbasic fibroblast growth factor（FGF2）の表出を増

加させることが知られている。FGF2 は成人脳に多く表出し，多くのニューロンや海馬の保護作用を有する[5]。さらに，大うつ病患者の前頭葉，海馬において，その表出は減少しているが，SSRI による治療で再び増加し[6]，また，FGF2 の injection によりマウスで抗うつ効果を認めることが報告されている。このようにうつ病と密接に関わっていると考えられている FGF2 であるが，これまでに FGF2 遺伝子多型とうつ病の治療効果の相関を検討した研究はなかったため，われわれは FGF2 のいくつかの遺伝子多型と SSRI の治療効果との関連を 144 人の大うつ病障害患者において解析を行ったところ機能的多型である rs1449683C/T[38] の T アレル保有者（p=0.010），HapMap project data set（the public release 20, http://www.hapmap.org）より抽出した tagSNP である rs308393A/C の C アレル保有者（p=0.029）が治療 6 週後の SSRI による高い治療効果と有意に相関していた[23]。またハプロタイプ解析において rs1449683T-rs308447T-rs308393C が高い治療効果と相関していた（p=0.012）。

HPA axis にあるグルココルチコイド受容体（GR）の複合体であるヒートショックプロテイン 90 の co-chaperon を構成する遺伝子のひとつであり，GR の感受性を調整する作用を有している FK506 binding protein 5（FKBP5）においては rs1360780T/C と rs3800373A/C がメタ解析されている。rs1360780T/C においては，全研究を対象とすると有意な相関は認められず，人種によるサブグループ解析にて，T 保有者が欧米人では良好な反応と相関していた（932 subjects; OR=0.70, CI=0.52-0.95, P=0.02）のに対し，アジア人では治療反応性不良と相関していた（564 subjects; OR=1.52, CI=1.06-2.17, P=0.02）。rs3800373A/C においても，全研究を対象とする解析では治療反応性と相関が認められなかったが，欧米人のみを対象とすると，C アレル保有者と良好な治療反応性との間にわずかな相関が認められた（1,390 subjects; OR=0.73, CI=0.54-0.99, P=0.05）。これら FKBP5 の 2 つの遺伝子多型のメタ解析において，欧米人を対象にした結果に関しては，Egger test にて publication bias が確認されている。

抗うつ薬の薬理作用点は脳内であるため脳内薬物濃度の把握は，治療薬の調整に有用であるが，脳内濃度測定は現実的ではない。そこで，血液脳関門でゲートキーパーとして脳を守っている，薬物排出トランスポーターであるＰ糖タンパク（P-gp）は，脳内濃度の指標となる可能性より多くの研究が報告されている。このP-gpの機能には個人差があり，P-gpをコードするABCB1遺伝子にはマイナーアレルの頻度が5％以上の1塩基変位多型（single nucleotide polymorphisms：SNP）が100以上あり，そのうち50以上のSNPが機能変化を伴うことが報告されている[13,33]。最も報告の多いrs1045642（C3435T）多型では，野生型のＣアレルよりも，変異型のＴアレルを有すると表出量や機能が減少し薬物排出能が低下し，さらに，このSNPと強くリンクするrs2032582（G2677T/A），rs1128503（C1236T）を加えた3つのハプロタイプにおいては，変位型ハプロタイプは野生型ハプロタイプと比べて，その傾向はさらに強くなることが報告されている[12,13,28,36,40]。そこでわれわれは，これらの遺伝子多型rs1045642, rs2032582, rs1128503とうつ病患者におけるparoxetineの治療反応との相関を検討する研究を行った[18]。その結果，アミノ酸置換を伴うrs2032582とparoxetineの治療反応性とに有意な相関を認め（ANCOVA; p=0.011），ハプロタイプ解析において，P-gpの排出能が高い，つまり脳内のparoxetine濃度が低いと予測されるrs1045642C-rs2032582G-rs1128503Tが他のハプロタイプの組み合わせよりも，有意に低い治療反応性を認めた。その後，rs2032582, rs1045642に関しては，STAR*D研究を含む4つの研究がP-gp基質である抗うつ薬との相関を検討しており，それらの結果をメタ解析したものが2013年に報告されている[32]。rs2032582においては，P-gpの排出能が低下していると想定されるG/Gがそれ以外の遺伝子多型保有者と比べて，反応率（n=2,112, OR=0.75, 95%CI=0.58–0.97, p=0.03），寛解率（n=2,005, OR=0.75, 95%CI=0.58–0.97, p=0.03）ともに高いことが示され，われわれの結果がメタ解析でも確認されたことになる。

　一方，われわれの報告とちょうど同時期にUhrらも抗うつ薬の治療反

応性とABCB1の遺伝子多型の相関を評価した結果を報告している[44]。この研究では，P-gpの基質である抗うつ薬（citalopram, venlafaxine, D-venlafaxine）と基質でないmirtazapineを用い，rs1045642, rs2032582を含む90のSNPと治療反応性との相関を評価した。その結果，rs2032583T/C多型において，P-gp基質の抗うつ薬では遺伝子多型間で治療反応に有意な差が認められ，基質でないmirtazapineにおいては遺伝子多型群間に差は認められなかった（図9-1-4上）。その後Sarginsonらが同じように，高齢のうつ病患者において基質薬paroxetineと非基質薬mirtazapineを用い，15個の遺伝子多型との相関を検討した結果，Uhrらが有意差を認めたrs2038583T/Cに関して同様の結果が得られた[37]。図9-1-4はこの2つの研究結果をまとめたものであるが，左側のP-gp非基質抗うつ薬であるmirtazapineにおいては，上段，下段どちらの研究結果も，寛解率に差は認めなかったのに対し，P-gp基質抗うつ薬においてはレアアレルの寛解率が高いという一致した結果が示されている。この2つの研究ではrs2032582と治療反応性には有意な相関は認められなかった。われわれの研究結果やメタ解析と結果が一貫しない原因として，民族間でアレル頻度が大きく異なり，特にrs2032582は3種類変位がありAアレルの頻度や機能の詳細がわかっていないため統計処理の扱いが難しい点があげられる。しかしながら，われわれの研究やメタ解析でP-gp基質の抗うつ薬の治療反応性と有意に関連していることが示されたrs2032582G/T/AとUhrらにより発見されたrs2032583T/Cはrs番号が1つ違いであることからもわかるように2つの多型の距離は58bしか離れておらず，強い連鎖不均衡の関係にある。われわれ日本人ではrs2032582が多くのリンクするSNPを代表するtagSNPで欧米人ではrs203583T/Cがそれに当たるのかもしれない。rs2032582はexon22上にあるアミノ酸置換を伴う変異でrs203583はイントロンにあることからも，機能的観点から考えるとrs2032582が治療反応予測マーカー候補としてふさわしく見えるが，今後臨床で活用するためにはハプロタイプ解析を含めたさらなる検証が必要になろう。ABCB1遺伝子とうつ病の治療反応

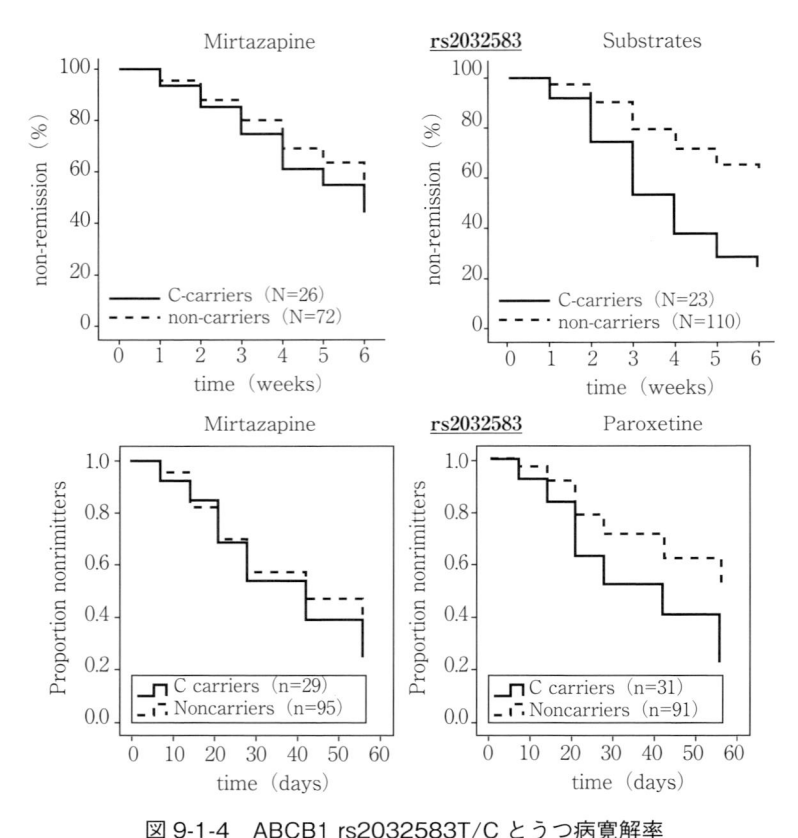

図 9-1-4　ABCB1 rs2032583T/C とうつ病寛解率
ABCB1 rs2032583T/C 多型において，右側の P-gp 基質の抗うつ薬では上段，下段どちらの研究結果も遺伝子多型間で寛解率に有意な差が認められたが，左側の基質でない mirtazapine においては遺伝子多型群間に差は認められなかった．

性に関しては 2013 年にも総説としてまとめているので参考にしていただきたい[16]。

　ドパミン，ノルアドレナリン，アドレナリンといった神経伝達物質を分解する酵素 Catechol-O-methyl transferase（COMT）の活性はうつ病患者の血中で有意に高く，COMT を阻害する酵素が抗うつ効果を示すことが報告されている[7]。COMT 遺伝子のアミノ酸置換を伴う機能的多型 rs4680

（158Val/Met）において，8つの試験が報告されているが，すべての試験においてこの多型と抗うつ効果との有意な相関を認めている[27]。しかしながら，そのうちSTAR*Dサンプルを含む5つの試験がメタ解析されているが，治療効果との相関は認められていない[32]。他にも5-HT$_6$受容体遺伝子のrs1805054C/T多型や，ノルアドレナリントランスポーター遺伝子（SLC6A2）のrs5569G/A多型もそれぞれSTAR*Dを含む2,000人を越えるサンプルでメタ解析されているが，治療反応性との相関は認められていない[32]。

これらメタ解析を中心としたcandidate gene解析の結果は，うつ病における治療反応の個人差において，いくつかの遺伝子多型，特に5-HTTLPRと抗うつ効果（Number Needed to Treat：NNT=5），HTR2Aと副作用（Number Needed to Harm：NNH=7）の関連はある程度のエフェクトサイズがあり，抗うつ薬の効果の予測，さらには個別化医療に利用できる可能性が示唆される。もうひとつ注目したい事実として，各試験で認められた結果の不一致があげられる。この不一致の原因として，人種間で異なるアレル頻度・文化背景や試験プロトコールの相違，STAR*Dのような雑な試験の混入などが考えられ，この交絡因子をしっかりと把握し今後の薬理遺伝研究に活かしていくことが大事である。

遺伝子多型と血中濃度

肝臓での薬物代謝に関わるcytochrome P450（CYP）ファミリーのCYP2D6，CYP2C19に関しては遺伝子多型に基づき抗うつ薬の用量調整を提案したメタ解析がある[29]。CYP2D6では代謝活性が正常（*1，*2），欠損（*3，*4，*5，*6），欠損はしていないが活性減少（*10），があり，表現型は完全欠損のホモ保持者：poor metabolizer（PM），活性減少の*10ホモ保持者または完全欠損と正常アレルのヘテロ保持者：intermediate metabolizer（IM），正常の*1，*2が2以上の複製のホモ保持者または，正常活性とのヘ

テロ保持者：ultrarapid metabolizer（UM），それ以外の野生型：extensive metabolizer（EM）と定義される。CYP2C19 では正常活性（*1）ホモ保持者は EM，活性欠損（*2，*3）のヘテロ保持者が IM，ホモ保持者が PM と定義される。日本人において CYP2D6 の PM，UM の頻度は 1％以下である一方 IM が 30％存在する。しかしながら，メタ解析の結果からは，この CYP2D6 の IM を考慮した薬剤用量調整を推奨するようなエビデンスは示されていない。Mirtazapine の S-（+）鏡像異性体のクリアランスは CYP2D6 多型に影響を受けることが知られているが，臨床での影響はまだ明らかではない。CYP2C19 では，日本人において PM が 20％，IM が 50％存在する。メタ解析の結果，CYP2C19 の PM で三環系抗うつ薬の trimipramine の用量を約 45％減量，amitriptyline や clomipramine の用量を約 60％減量し調整することが推奨されている。このメタ解析には含まれておらず CYP2C19 遺伝子多型の影響を受けることで知られている escitalopram の血清濃度に関しては，PM は EM と比し 1.55 倍高いとの報告がある。本邦の escitalopram インタービューフォームにおいては PM の AUC および T1/2 は EM の 2 倍であった。このため，CYP2C19 PM では血中濃度が上昇するため 10mg を限度にすることが望ましい旨，添付文書でも注意書きが加えられている。しかしながら，臨床試験においては PM で安全性に特別な懸念はなかったと報告されている。

Genome-wide approach

うつ病・抗うつ薬の病態生理には，まだ明確ではない部分も多いため，既知の情報からの仮説に基づいた candidate gene approach では対応できない遺伝子がある。仮説を必用とせず数十万以上の遺伝子多型を網羅的にジェノタイピングし，それら多型と表現型（ここでは抗うつ薬への治療反応性）との関連を評価するものを genome-wide approach という。網羅的といえども，1,000 万以上と考えられている人の遺伝子多型すべてをジェノタイピ

ングするのではなく，アレル頻度が5%以上といった，一定頻度以上の遺伝子多型の代表的なSNP（tagSNP）を読み取る方法である．これまでに，抗うつ薬の治療反応性との関連を検討した大規模な試験が3つ〔STAR*D[9]，Munich Antidepressant Response Signature（MARS）[14]，Genome Based Therapeutic Drugs for Depression（GENDEP）[43]〕報告されているが，これらの試験でgenome-wide approachで求められる統計学的な有意差を満たしたものはGENDEPのUronyl 2-sulphotransferase（UST）遺伝子とnortriptylineの治療反応性のみであり[43]，他の試験では有意差は認められなかった．これら3つの試験から，中等症以上の対象を抽出した2,256人の治療反応性を検討したメタ解析においてもgenome-wideな有意差を示した遺伝子多型は見つからなかったが，SSRIのみを抽出したサブ解析で治療2週後のresponse rateとchromosome 5上にあるintergenicな領域にある遺伝子多型とにgenome-wideな有意差を認めている．われわれも比較的質の高い薬理遺伝研究試験を行っている8つの施設でInternational SSRI Pharmacogenomics Consortium（ISPC）というコンソーシアムを作りSSRIで治療されたうつ病患者885名を対象として治療4週後の治療反応性におけるGWASを行った[2]．HAM-Dの改善率とはVWA5B1（von Willebrand factor A domain containing 5B1）遺伝子のrs56058016（p=1.13E-07）が，response rateとはNCKAP1L（NCK-associated protein 1-like）遺伝子のrs3782401（p=7.03E-07）がtop hitであったが，genome-wideな有意差には至らなかった．この結果と，これまでのSTAR*DとPGRN-AMPS（Mayo Clinic Pharmacogenomic Research Network Antidepressant Medication Pharmacogenomics Study）の同じく治療4週後のデータをあわせてメタ解析した結果，HPRTP4（hypoxanthine phosphoribosyltransferase pseudogene 4）遺伝子上のrs2456568とresponse rateがgenome-wideな有意差にいたる相関を認めた（p=5.03E-08）．他にもMCPH1（microcephalin 1），STK39（serine threonine kinase 39）やRYR3（ryanodine receptor 3）など，うつ病や抗うつ薬の病態生理的観点からも妥当と思われる遺伝子上にある多型

も genome-wide な有意差には届かないまでも強い相関を示したが，これまでの GWAS で相関が示された遺伝子とは一致していなかった。ISPC のサンプル 885 名のうち 570 名がアジア（日本，台湾，タイ）人であり，今後アジア人のみを対象とした，より背景を均一化したサンプルで解析をしていく予定である。

Pathway analysis

近年，仮説を必要としない GWAS の限界を補完するために pathway analysis という手法が提案されている。Pathway analysis の原則は同じ生物学的経路を共有する遺伝子上にある変異の解析に基づいている。この手法は人種層やジェノタイピングエラーの群間差によるバイアスを受けることなく，同じ pathway 上の遺伝子変異をユニットとして解析することにより，統計的検出力が上がり，再現性も高くなるというメリットを有する，疾患の生物学的洞察に，より適したものであると考えられている。手法としてはまだ発展途上な部分があるが，統計学的観点，病態生理的観点どちらからも非常に興味深い手法である。われわれは SSRI で治療された 122 名の大うつ病性障害患者の GWAS データを用い，pathway analysis を行った[17]。GWAS の結果から治療後 6 週時の HAM-D の改善率と p<0.001 で相関する 2584SNP がある 1,452 遺伝子を解析した結果，5 つの pathway (the regulatory region nucleic acid binding, the regulation of cell migration, the cell fate commitment, the blood vasal development, the regulatory region DNA binding pathway) が最も高い相関を示した (Q-value=2.6e-4; all pathways)。この pathway に関連する遺伝子上の SNP の変異率と HAM-D の減少率の相関を，この pathway に関与しない遺伝子から random に選択した同数の SNP の変異率と比較したところ regulatory region nucleic acid binding pathway との間に有意な相関を認めた〔p=0.0007, OR=0.48（0.30-0.74）〕。この pathway にある遺伝子の中で，SNP の変異率が高かった遺伝子

トップ3はJUN, RELA, CREB1と，抗うつ薬の治療反応と病態生理と関連の深い因子であった．このことより，regulatory region nucleic acid binding pathwayにある遺伝子多型がSSRIの治療による病態生理に重要な役割をもち，治療反応の個人差に寄与している可能性が示唆された．

今後の展望

このように，抗うつ薬の薬理遺伝的情報の科学的理解は急速に進展しているものの，得られたエフェクトサイズやコスト－エフェクティブネスなどの問題もあり十分なコンセンサスが得られておらず，日常臨床での個別化治療における利用はまだ現実的とは言いがたい．この，研究結果と日常臨床とのギャップを縮めるため，つまり研究で得られた遺伝的情報を臨床で利用可能にするために，いくつかの試みが報告されている．Uhrらのグループは，Munich Antidepressant Response Signature (MARS) projectのうつ病入院患者58名を対象としABCB1遺伝子多型を治療前に判定し，これまでの結果に基づきP-gpの排出能が高いと想定される患者には，基質でない抗うつ薬か，高用量の基質抗うつ薬を投与し，それ以外の患者には通常量の基質抗うつ薬を投与し，背景をマッチさせたこれまでのうつ病患者のデータと治療反応の比較を行ったところABCB1遺伝子多型による介入群が，通常治療のデータと比べて寛解率が高いことが示された（p=0.005, 1-sided）[3]．われわれもまた，治療反応予測因子としてエビデンスのあるEarly Partial Improvement（EPI：治療開始後2週間で，評価スケールでの症状改善率が20％以上）を従属変数としてわれわれのメタ解析や研究結果から得られた候補遺伝子多型に追加し，薬剤ごとに多変量解析を行い反応予測と個別化治療を臨床に取り入れる試みを行った．遺伝子多型のみ，あるいはEPIのみ，で予測するよりも，EPIと遺伝子多型を組み合わせたほうが予測の精度が高く，組み合わせる遺伝子多型も薬剤ごとで変わってくるという結果が導かれた[25]．遺伝子多型だけでは強いエフェクトサイズが得られず，臨床使用が

困難な原因となっていたが，他の予測因子と組み合わせた多変量解析を用いることで，臨床使用に近づける可能性が示唆された。このような，臨床研究結果を日常臨床での使用につなげるトランスレーショナルな研究が，個別化治療の実現には今後さらに必要となってくるであろう。

おわりに

抗うつ薬治療反応性のバイオマーカーとして，病態生理に基づく candidate gene approach から genome-wide approach そして，その限界を解決する手法として期待される pathway analysis，さらに臨床使用へ向けた可能性を示唆する研究までの概説を試みた。今よりもさらに膨大な遺伝子多型を，同時に低コストでのジェノタイピングが可能になるテクノロジーの進化と，研究者が弛まぬ努力を続けることで，未知であったことの多くが少しずつ明らかになっていくであろう。そしてその結果がいつの日か，うつ病で苦しむ患者さんを救うことに繋がってくれることを信じている。そのためには，お金よりも時間をかけた丁寧なデータ収集が必要であり，正確な診断と症状評価はもちろんのこと，うつ病患者の背景，臨床症状や特徴の聴取，HAM-D などのスケールには反映されないような社会機能をきちんと評価することが重要となってくる。こういった，細やかで地道な取り組みが，サンプルの数をただ増やし，網羅的に解析するような研究方法よりもむしろ，うつ病の遺伝子マーカーによる治療薬選択アルゴリズムの確立には必要であると考える。

■文 献

1) Albert, P.R., Lemonde, S.: 5-HT1A receptors, gene repression, and depression: guilt by association. Neuroscientist., 10 : 575-593, 2004.

2) Biernacka, J., Sangkuhl, K., Stingl, J. et al.: Pharmacogenomics of SSRI treatment response: Findings of the International SSRI Pharmacogenomics Consortium (ISPC). American College of Neuropsychopharmacology, Arizona, 2014.
3) Breitenstein, B., Scheuer, S., Pfister, H. et al.: The clinical application of ABCB1 genotyping in antidepressant treatment: a pilot study. CNS Spectr. 1-11, 2013.
4) Caspi, A., Hariri, A.R., Holmes, A. et al.: Genetic sensitivity to the environment: the case of the serotonin transporter gene and its implications for studying complex diseases and traits. Am. J. Psychiatry, 167 : 509-527, 2010.
5) Dono, R.: Fibroblast growth factors as regulators of central nervous system development and function. Am. J. Physiol. Regul. Integr. Comp. Physiol., 284 : R867-881, 2003.
6) Evans, S.J., Choudary, P.V., Neal, C.R. et al.: Dysregulation of the fibroblast growth factor system in major depression. Proc. Natl. Acad. Sci. USA., 101 : 15506-15511, 2004.
7) Fava, M., Rosenbaum, J.F., Kolsky, A.R. et al.: Open study of the catechol-O-methyltransferase inhibitor tolcapone in major depressive disorder. J. Clin. Psychopharmacol., 19 : 329-335, 1999.
8) Franchini, L., Serretti, A., Gasperini, M. et al.: Familial concordance of fluvoxamine response as a tool for differentiating mood disorder pedigrees. J. Psychiatr. Res., 32 : 255-259, 1998.
9) Garriock, H.A., Kraft, J.B., Shyn, S.I. et al.: A genomewide association study of citalopram response in major depressive disorder. Biol. Psychiatry, 67 : 133-138, 2010.
10) Gueorguieva, R., Mallinckrodt, C., Krystal, J.H.: Trajectories of depression severity in clinical trials of duloxetine: insights into antidepressant and placebo responses. Arch. Gen. Psychiatry, 68 : 1227-1237, 2011.
11) Guze, S.B., Robins, E.: Suicide and primary affective disorders. Br. J. Psychiatry, 117 : 437-438, 1970.
12) Hitzl, M., Schaeffeler, E., Hocher, B. et al.: Variable expression of P-glycoprotein in the human placenta and its association with mutations of the multidrug resistance 1 gene (MDR1, ABCB1). Pharmacogenetics, 14 : 309-318, 2004.
13) Hoffmeyer, S., Burk, O., von Richter, O. et al.: Functional polymorphisms of the human multidrug-resistance gene: multiple sequence variations and

correlation of one allele with P-glycoprotein expression and activity in vivo. Proc. Natl. Acad. Sci. U.S.A., 97 : 3473-3478, 2000.
14) Ising, M., Lucae, S., Binder, E.B. et al.: A genomewide association study points to multiple loci that predict antidepressant drug treatment outcome in depression. Arch. Gen. Psychiatry, 66 : 966-975, 2009.
15) Jia, P., Wang, L., Meltzer, H.Y. et al.: Pathway-based analysis of GWAS datasets: effective but caution required. Int. J. Neuropsychopharmacol., 14 : 567-572, 2011.
16) 加藤正樹：P-糖タンパクをコードする ABCB1 遺伝子～脳内濃度マーカーとしての可能性～. Depression Frontier, 11 : 101-109, 2013.
17) Kato, M., Fabbri, C., Serretti, A. et al.: Genome-wide interaction and pathway analysis on SSRI response in Japanese patient with major depression. 22nd World Congress of Psychiatry Genetics, Copenhagen, 2014.
18) Kato, M., Fukuda, T., Serretti, A. et al.: ABCB1 (MDR1) gene polymorphisms are associated with the clinical response to paroxetine in patients with major depressive disorder. Prog. Neuropsychopharmacol. Biol. Psychiatry, 32 : 398-404, 2008.
19) Kato, M., Fukuda, T., Wakeno, M. et al.: Effects of the Serotonin Type 2A, 3A and 3B Receptor and the Serotonin Transporter Genes on Paroxetine and Fluvoxamine Efficacy and Adverse Drug Reactions in Depressed Japanese Patients. Neuropsychobiology, 53 : 186-195, 2006.
20) Kato, M., Fukuda, T., Wakeno, M. et al.: Effect of 5-HT1A gene polymorphisms on antidepressant response in major depressive disorder. Am. J. Med. Genet. B. Neuropsychiatr. Genet., 150B : 115-123, 2009.
21) Kato, M., Ikenaga, Y., Wakeno, M. et al.: Controlled clinical comparison of paroxetine and fluvoxamine considering the serotonin transporter promoter polymorphism. Int. Clin. Psychopharmacol., 20 : 151-156, 2005.
22) Kato, M., Nonen, S., Azuma, J. et al.: 5-HTTLPR rs25531A>G Differentially Influence Paroxetine and Fluvoxamine Antidepressant Efficacy: A Randomized, Controlled Trial. J. Clin. Psychopharmacol., 33 : 131-132, 2013.
23) Kato, M., Okugawa, G., Wakeno, M. et al.: Effect of basic fibroblast growth factor (FGF2) gene polymorphisms on SSRIs treatment response and side effects. Eur. Neuropsychopharmacol., 19 : 718-725, 2009.
24) Kato, M., Serretti, A.: Review and meta-analysis of antidepressant pharmacogenetic findings in major depressive disorder. Mol. Psychiatry, 15 : 473-500, 2010.
25) Kato, M., Serretti, A., Nonen, S. et al.: Genetic variants in combination with

early partial improvement as clinical utility predictor of treatment outcome in major depressive disorder. - The result of two pooled RCT in submit.
26) Kato, M., Wakeno, M., Okugawa, G. et al.: No Association of TPH1 218A/C Polymorphism with Treatment Response and Intolerance to SSRIs in Japanese Patients with Major Depression. Neuropsychobiology, 56 : 167-171, 2007.
27) Keers, R., Aitchison, K.J.: Pharmacogenetics of antidepressant response. Expert. Rev. Neurother., 11 : 101-125, 2011.
28) Kimchi-Sarfaty, C., Oh, J.M., Kim, I.W. et al.: A "silent" polymorphism in the MDR1 gene changes substrate specificity. Science, 315 : 525-528, 2007.
29) Kirchheiner, J., Nickchen, K., Bauer, M. et al.: Pharmacogenetics of antidepressants and antipsychotics: the contribution of allelic variations to the phenotype of drug response. Mol. Psychiatry, 9 : 442-473, 2004.
30) Lemonde, S., Turecki, G., Bakish, D. et al.: Impaired trans-repression at a 5-HT1A receptor gene polimorphism associated with major depression and suicide. J. Neurosci., 23 : 8788-8799, 2003.
31) Maletic, V., Raison, C.L.: Neurobiology of depression, fibromyalgia and neuropathic pain. Front Biosci (Landmark Ed)., 14 : 5291-5338, 2009.
32) Niitsu, T., Fabbri, C., Bentini, F. et al.: Pharmacogenetics in major depression: A comprehensive meta-analysis. Prog. Neuropsychopharmacol. Biol. Psychiatry, 45 : 183-194, 2013.
33) O'Brien, F.E., Dinan, T.G., Griffin, B.T. et al.: Interactions between antidepressants and P-glycoprotein at the blood-brain barrier: clinical significance of in vitro and in vivo findings. Br. J. Pharmacol., 165 : 289-312, 2012.
34) Parsey, R.V., Olvet, D.M., Oquendo, M.A. et al.: Higher 5-HT (1A) Receptor Binding Potential During a Major Depressive Episode Predicts Poor Treatment Response: Preliminary Data from a Naturalistic Study. Neuropsychopharmacology, 31 : 1745-1749, 2006.
35) Porcelli, S., Fabbri, C., Serretti, A.: Meta-analysis of serotonin transporter gene promoter polymorphism (5-HTTLPR) association with antidepressant efficacy. Eur. Neuropsychopharmacol., 22 : 239-258, 2012.
36) Salama, N.N., Yang, Z., Bui, T. et al.: MDR1 haplotypes significantly minimize intracellular uptake and transcellular P-gp substrate transport in recombinant LLC-PK1 cells. J. Pharm. Sci., 95 : 2293-2308, 2006.
37) Sarginson, J.E., Lazzeroni, L.C., Ryan, H.S. et al.: ABCB1 (MDR1) polymorphisms and antidepressant response in geriatric depression.

Pharmacogenet. Genomics, 20 : 467-475, 2010.
38) Schulz, S., Kohler, K., Schagdarsurengin, U. et al.: The human FGF2 level is influenced by genetic predisposition. Int. J. Cardiol., 101 : 265-271, 2005.
39) Serretti, A., Kato, M., De Ronchi, D. et al.: Meta-analysis of serotonin transporter gene promoter polymorphism (5-HTTLPR) association with selective serotonin reuptake inhibitor efficacy in depressed patients. Mol. Psychiatry, 12 : 247-257, 2007.
40) Siegmund, W., Ludwig, K., Giessmann, T. et al.: The effects of the human MDR1 genotype on the expression of duodenal P-glycoprotein and disposition of the probe drug talinolol. Clin. Pharmacol. Ther., 72 : 572-583, 2002.
41) Suzuki, Y., Sawamura, K., Someya, T.: Polymorphisms in the 5-hydroxytryptamine 2A receptor and CytochromeP4502D6 genes synergistically predict fluvoxamine-induced side effects in japanese depressed patients. Neuropsychopharmacology, 31 : 825-831, 2006.
42) Tanaka, M., Kobayashi, D., Murakami, Y. et al.: Genetic polymorphisms in the 5-hydroxytryptamine type 3B receptor gene and paroxetine-induced nausea. Int. J. Neuropsychopharmacol., 11 : 261-267, 2008.
43) Uher, R., Perroud, N., Ng, M.Y. et al.: Genome-wide pharmacogenetics of antidepressant response in the GENDEP project. Am. J. Psychiatry, 167 : 555-564, 2010.
44) Uhr, M., Tontsch, A., Namendorf, C. et al.: Polymorphisms in the Drug Transporter Gene ABCB1 Predict Antidepressant Treatment Response in Depression. Neuron, 57 : 203-209, 2008.
45) Yoshida, K., Naito, S., Takahashi, H. et al.: Monoamine oxidase: A gene polymorphism, tryptophan hydroxylase gene polymorphism and antidepressant response to fluvoxamine in Japanese patients with major depressive disorder. Prog. Neuropsychopharmacol. Biol. Psychiatry, 26 : 1279-1283, 2002.

9 薬物反応性のバイオマーカー

9-2 抗精神病薬

三原一雄，中村明文，近藤　毅

琉球大学大学院医学研究科精神病態医学講座

はじめに

　抗精神病薬の臨床反応には大きな個人差があり，その予測不能性が精神科臨床の大きな課題のひとつである。臨床精神薬理学はその疑問に答えるべく始まったと言っても過言ではない。統合失調症に関しては，分類・症候特性・重症度といった横断的病像，発症形式・周期性・再発性といった縦断的経過，年齢・性・体格などの生物学的因子から，その予測指標が検討されていた。病型分類と経過は，教科書的な臨床的事実となっている。この手法には時間，侵襲的検査，費用も要せず即時に臨床に応用できるという利点がある。手前みそだが，Kondoら[4]は選択的ドパミン遮断薬による急性ジストニアは若年男性では発症リスクが90%以上にも上がることを明らかにしている。

　臨床精神薬理学的には，薬物の血漿濃度といった薬物動態学的側面から薬物反応性の研究が開始された。しかしながら，統合失調症では確たる抗精神病薬の有効血漿濃度を立証することは困難であった。かつての代表的抗精神病薬であり最も研究の俎上に上ったhaloperidolですら，その血漿濃度モニタリングの臨床的意義は決して高いとは言えない。

次に検討されたものは，多くの抗精神病薬の代謝に関わる cytochrome P450（CYP）を中心とした薬理遺伝学的研究であった。当初は debrisoquine・sparteine を probe drug として用い CYP2D6 活性の phenotyping が行われた。その後，CYP2D6 活性を規定する遺伝子変異が明らかになると，PCR 法などの分子生物学の研究手法の発展とともにその同定が簡便になり，薬物反応性との関連に大きな期待が寄せられた。CYP2D6 のみならず，CYP1A2, CYP2C9, CYP2C19, CYP3A にも遺伝子多型が報告されると，これらで代謝される抗精神病薬との関連が検討された。

上記の研究では期待していたより臨床反応との関連が得られないことが徐々に判明すると，抗精神病薬の作用部位である受容体に注目が集まった。PET 研究で抗精神病薬によるドパミン受容体の占有率が臨床反応と高い相関を示すことが明らかにされると，各種ドパミン受容体の遺伝子多型との関連が幅広く報告された。第二世代抗精神病薬がセロトニン受容体に高い親和性を有することから，この受容体の遺伝子多型も取り上げられた。また，受容体シナプス間隙に存在するドパミンの代謝に関わる cathechol-O-methyltransferase の遺伝子多型なども検討された。

その後，小腸，腎，肝臓といった消化管に分布し，薬物の吸収，分布，排泄に関わる薬物の輸送蛋白が同定された。代表的なものは P 糖蛋白である。血流脳関門にも存在し，脳脊髄液の薬物濃度に大きな影響を与えることから，抗精神病薬の薬物動態のみならず臨床反応との関連について数多くの論文が発表された。

このように薬物反応性を巡ってさまざまな角度から研究が行われているが，確たる結論は得られていない。その答えは遠く彼方にその存在をほのめかしながらゆらゆらと揺れるのみであり，今度こそはと高まる胸の鼓動を抑えながら近づくと痕跡もわずかに消え去っている。研究者はオアシスの陽炎に希望と絶望を味わい続ける砂漠の遭難者である。

上記の CYP，受容体，P 糖蛋白の遺伝子多型と薬物反応性については数々の優れた総説がある。Zhang ら[18] は遺伝子多型ごとに抗精神病薬と臨床反

応についてこれまでの知見を総括しており，Arranz ら[1]はそれぞれの抗精神病薬ごとの視点から臨床反応と種々の遺伝子多型との関連を概観している。よって，本稿では取り上げないことにした。

産業医科大学精神医学教室では中村純教授が御就任されて以来，統合失調症の BDNF に関して後世に残る優れた研究実績を残されている。そこで，BDNF と抗精神病薬の薬物反応性について示し，今後有望視されるバイオマーカーについて私見を述べる。

BDNF と治療効果

1. 血中 BDNF 濃度と治療効果

統合失調症では病初期から血清 BDNF が低下し，血清 BDNF 濃度は統合失調症の未治療期間と負の相関を示す[8]。そして，血清 BDNF 濃度が低下するほど，海馬容積は減少する[9]。また，未治療の統合失調症患者では，血清 BDNF 濃度の低下と陽性症状および陰性症状の重症度が負の相関を示した報告[10]がある。したがって，治療前の血清 BDNF 濃度が抗精神病薬の治療反応性に関連する可能性がある。

Lee ら[5]は可変用量の risperidone で 6 週間治療した 36 例の統合失調症を対象とし，治療反応者と治療非反応者の治療前の血漿 BDNF 濃度を比較した。治療反応者は非反応者と比較し，血漿 BDNF 濃度は有意に高値であった。これは，治療前の血漿 BDNF 濃度により risperidone の治療反応が予測可能であることを示唆している。しかし，治療反応者と非反応者の治療前 BDNF 濃度には大きなオーバーラップがあり，これのみを指標とすることは困難である。また，他の抗精神病薬に関して類似した研究はいまだないが，このようなオーバーラップが存在するためかもしれない。

治療効果との関係では，未治療期間，病型，経過など対象患者の均質性を図り，抗精神病薬の投与量あるいは血中薬物濃度といった薬物動態学的因子をコントロールすることで有益な情報が得られる可能性がある。

2. BDNFの遺伝子多型と治療効果

　BDNFをコードする遺伝子にいくつか多型が存在するが，最も研究者の関心が高いのはVal66Met遺伝子多型である。Metを有する統合失調症患者，つまりMet/MetおよびMet/Valの遺伝型を有する患者ではより攻撃的言動が多く，記憶に関して脆弱性を示す[2]。また，Metを有する統合失調症患者ではVal/Val遺伝型と比較し，有意な前頭葉灰白質の減少と側脳室の拡大を示し，海馬容積が小さくその血流も減少していると報告されている[2]。このように，Val66Met遺伝子多型は脳の機能および形態と密接な関連が存在する。

　Hongら[3]はclozapineで治療された93例の統合失調症患者を対象とし，BPRSスコアが20%以上減少した治療反応者では，有意にVal/Val遺伝型が多いことを報告した。多施設研究でclozapineあるいはolanzapineを中心に治療された257例の統合失調症患者でも，同一の結果が得られている[16]。Zhangら[17]は，2つ以上の抗精神病薬に治療抵抗性である89例では，それ以外の症例と比較し有意にMet/Met遺伝型が多いことを示した。Xuら[12]は可変用量のrisperidoneで8週間治療した127例の統合失調症を対象とした。彼らはBDNF遺伝子多型のハプロタイプとの関係を検討し，Val遺伝子を含む3つの機能的な遺伝子多型の組み合わせを有する個体が，40%以上のBPRSスコア減少を示した治療反応者が多いことを示した。Perkovicら[7]は主にolanzapineで8週間治療した214例を対象に，PANSSスコアが50%減少した治療反応者ではVal/Val遺伝型が有意に多いことを報告した。

　上記の研究では対象者が均質ではなく抗精神病薬もさまざまであり，治療反応性の定義も異なっている。しかし，Val保有者は治療反応性が良好でMet保有者が治療抵抗性を示すという方向では驚くほど一致している。ひょっとすると他のBDNFの遺伝子多型を含めたハプロタイプ分析により，高い精度で治療反応性との関連が明らかになるかもしれない。

3. 臨床的応用と今後の課題

血中 BDNF 濃度が治療反応性を予測できるか否かは，今のところ明白なことは言えない。最近では，pro-BDNF から mature BDNF へ触媒する protease のひとつである matrix metalloproteinase-9（MMP-9）の血漿濃度も治療抵抗性統合失調症患者において測定されており[13]，今後の進展に期待したい。

一方，BDNF の遺伝子多型のうち Val66Met 遺伝子多型では，Val 保有者が治療反応者，Met 保有者が非反応者という関係がある程度明白であり，興味深い。となれば，薬物療法に治療抵抗性を示す Met 保有者ではどのような治療戦略を持って臨むかが課題となる。例えば，統合失調症患者の血中 BDNF を上昇させる可能性がある抗精神病薬である aripiprazole[15] を積極的に使用するといったアルゴリズムが考えられるかもしれない。

BDNF と副作用

1. 血中 BDNF 濃度と副作用

Tan ら[11] は遅発性ジストニアを有する統合失調症患者 80 例では，有さない統合失調症群と比較し血漿 BDNF 濃度が有意に低いと報告している。Yang ら[14] は症例数を 129 例に増し血清 BDNF 濃度を測定し，同様に結果を得ている。Zhang ら[19] も 386 例でその結果を再現している。よって，血中 BDNF 濃度は遅発性ジスキネジアの病態生理に深く関与していることが示唆されている。ベースラインの血中 BDNF 濃度が低値であると，遅発性ジスキネジア発症の危険因子のひとつであるかもしれない。

Zhang ら[18] は遅発性ジスキネジアをイチョウ葉エキスで治療し，その治療効果と血清 BDNF 濃度との関連を検討し，治療前の血清 BDNF 濃度と遅発性ジスキネジア症状改善率が正の相関を示すと報告している。したがって，治療前の血中 BDNF 濃度がイチョウ葉エキスによる遅発性ジスキネジアの予測因子となる可能性がある。

抗精神病薬による体重増加と血清BDNF濃度について有意な関係を示す研究がある。Zhangら[20]は平均すると22年以上抗精神病薬で治療をされている統合失調症患者を対象とし，うち女性33例では血清BDNF濃度とBMI指数が負の相関を示すことを報告した。彼らは翌年に女性患者症例を66例と倍にし，同一の結果を得ている[20]。2つの研究では治療期間が18年以上であり，数ヵ月〜数年単位では検討されていない。また，研究手法は後方視的であり，使用された抗精神病薬はさまざまである。よって，治療前の血中BDNF濃度が体重増加の予測因子たるかどうかは検討の余地が残されている。

2. BDNF遺伝子多型と副作用

抗精神病薬による遅発性ジスキネジアとBDNF遺伝子多型との関係を検討した研究がいくつか報告されている。関連があったとする報告が1つあるが，2008年以降からは有意な関連がないとする論文が続いた。Miuraら[6]はメタアナリシスを行い，遅発性ジスキネジアやその重症度とは関連はしないと報告した。また，Val66Met遺伝型以外の遺伝子多型をみた研究でも，遅発性ジスキネジアとの関連には否定的である。よって，BDNF遺伝子多型は遅発性ジスキネジアの予測因子になる可能性は低いと考えられる。

抗精神病薬による体重増加とのBDNF遺伝子多型との関連も検討されている。Zhangら[20]は196例の統合失調症患者を対象に，後方視的に体重増加とVal66Met遺伝子多型との関係を調査した。彼らは男性でのMet/Met遺伝型を有する群で他の群と比較し有意に体重増加が高いと報告した[20]。その後，clozapineを主剤として1年以上治療を受けた199例を対象として，メタボリック症候群との関連が検討された[21]。そこではMet/Met遺伝型では他の遺伝型と比較し有意に空腹時血糖が高いとした[21]。しかし，他の研究では，体重増加とVal66Met遺伝子多型との関連は追認されていない[16]。原因としては，研究方法が後方視的であり，対象患者が服薬している抗精神病薬やその投与量，治療期間が統一されていないことなどが挙げられる。以

上より，今のところBDNF遺伝子多型では体重増加を含めたメタボリック症候群は予測困難と考えられる。

3. 臨床的応用と今後の課題

治療前の血中BDNF濃度と遅発性ジスキネジア症状改善率との関連は興味深い。血中BDNF濃度が高ければ，遅発性ジスキネジアの治療を積極的に考慮するといったアルゴリズムが成り立つかもしれない。Met/Met遺伝型と体重増加あるいはメタボリック症候群との関係も，研究プロトコール次第では予測因子の候補のひとつになるだろう。

BDNFに関する今後の展望

BDNF濃度の測定には手際を要し，その精度にも改善の余地があると考えられる。より簡便で精密な測定法が開発されれば，臨床反応との関連はより一層明らかになるかもしれない。また，現在の測定系では神経保護的活性をもつmature BDNF以外に，アポトーシスを誘導しmature BDNFとは逆方向の活性を有する前駆物質であるpro-BDNF濃度や未だその生理学的活性が不明であるtruncted BDNF濃度も一括りに『BDNF』として測定されている。それぞれを別個に測定するといった技術的改善も，研究成果の大きな前進につながるだろう。前述したが，pro-BDNFからmature BDNFを触媒するMMP-9のようなproteaseにも関心が寄せられており，この領域からの進展も期待したい。

■文　献

1) Arranz, M.J., Rivera, M., Munro, J.C.: Pharmacogenetics of response to antipsychotics in patients with schizophrenia. CNS Drugs, 25 : 933-969, 2011.

2) Bukley, P.F., Pillai, A., Howell, K.R.: Brain-derived neurotrophic factor: findings in schizophrenia. Curr. Opin. Psychiatry, 24 : 122-127, 2011.
3) Hong, C.J., Yu, Y.W-Y., Lin, C.H. et al.: An association study of a brain-derived neurotrophic factor Val66Met polymorphism and clozapine response of schizophrenic patients. Neurosci. Lett., 349 : 206-208, 2003.
4) Kondo, T., Otani, K., Tokinaga, N. et al.: Characteristics and risk factors of acute dystonia in schizophrenic patients treated with nemonapride, a selective dopamine antagonist. J. Clin. Psychopharmacology, 19 : 45-50, 1999.
5) Lee, B.H., Kim, Y.K.: Increased plasma brain-derived neurotrophic factor, not nerve growth-beta, in schizophrenia patients with better response to risperidone treatment. Neuropsychobiology, 59 : 51-58, 2009.
6) Miura, I., Zhang, J.P., Nitta, M. et al.: BDNF Val66Met polymorphism and antipsychotic-induced tardive dyskinesia occurrence and severity: a meta-analysis. Schizophr. Res., 152 : 365-372, 2014.
7) Perkovic, M.N., Erjavec, G.N., Zivkovic, M. et al.: Association between the brain-derived neurotrophic factor Val66Met polymorphism and therapeutic response to olanzapine in schizophrenic patients. Psychopharmacology, in press.
8) Rizos, E.N., Michalopoulou, P.G., Siafakas, N. et al.: Association of serum brain-derived neurotrophic factor and duration of untreated psychosis in first-episode patients with schizophrenia. Neuropsychobiology, 62 : 87-90, 2010.
9) Rizos, E.N., Papathanasiou, M., Michalopoulou, P.G. et al.: Association of serum BDNF levels with hippocampal volumes in first psychotic episode drug-naïve schizophrenic patients. Schizophr. Res., 129 : 201-204, 2011.
10) Rizos, E.N., Rontos, I., Laskos, E. et al.: Investigation of serum BDNF levels in drug-naïve patients with schizophrenia. Prog. Neuro-Psychopharmacol. Biol. Psychiatry, 32 : 1308-1311, 2008.
11) Tang, Y.L., Zhou, D.F., Zhang, X.Y.: Decreased plasma brain-derived neurotrophic factor levels in schizophrenic patients with tardive dyskinesia: association with dyskinetic movements. Schizophr. Res., 74 : 263-270, 2005.
12) Xu, M., Li, S., Xing, Q. et al.: Genetic variants in the BDNF gene and therapeutic response to risperidone in schizophrenia patients: a pharmacogenetic study. Eur. J. Hum. Genet., 18 : 707-712, 2010.
13) Yamamori, H., Hashimoto, R., Ishima, T. et al.: Plasma levels of mature brain-derived neurotrophic factor (BDNF) and matrix metalloproteinase-9 (MMP-9) in treatment-resistant schizophrenia treated with clozapine.

Neurosci. Lett., 556 : 37-41, 2013.
14) Yang, Y.Q., Sun, S., Yu, Y.Q. et al.: Decreased serum brain-derived neurotrophic factor levels in schizophrenic patients with tardive dyskinesia. Neurosci. Lett., 502 : 37-40, 2011.
15) Yoshimura, R., Hori, H., Ikenouchi-Sugita, A. et al.: Aripiprazole altered plasma levels of brain-derived neurotrophic factor and catecholamine metabolites in first-episode untreated Japanese schizophrenia patients. Hum. Psychopharmacology, 27 : 33-38, 2012.
16) Zai, G.C.M., Zai, C.C.H., Chowdhury, N.I. et al.: The role of brain-derived neurotrophic factor (BDNF) gene variations in antipsychotic response and antipsychotic-induced weight gain. Prog. Neuro-Psychopharmacol. Biol. Psychiatry, 39 : 96-101, 2012.
17) Zhang, J.P., Lencz, T., Geisler, S. et al.: Genetic variation in BDNF is associated with antipsychotic treatment resistance in patients with schizophrenia. Schizophr. Res., 146 : 285-288, 2013.
18) Zhang, J.P., Malhotra, A.K.: Pharmacogenetics and antipsychotics: therapeutic efficacy and side effects prediction. Expert Opin. Drug Metab. Toxicol., 7 : 9-37, 2011.
19) Zhang, X.Y., Zhang, W.F., Zhou, D.F. et al.: Brain-derived neurotrophic factor levels and its Val66Met gene polymorphism predict tardive dyskinesia treatment response to Ginkgo Biloba. Biol. Psychiatry, 72 : 700-706, 2012.
20) Zhang, X.Y., Zou, D.F., Wu, G.Y. et al.: BDNF levels and genotype are associated with antipsychotic-induced weight gain in patients with chronic schizophrenia. Neuropsychopharmacology, 33 : 2200-2205, 2008.
21) Zhang, Y.I., Chen, M., Wu, Z. et al.: Association study of Val66Met polymorphism in brain-derived neurotrophic factor gene with clozapine-induced metabolic syndrome: preliminary results. PLoS One, 8 : e72652, 2013.

10 血中薬物濃度からの薬物の有効性や有害事象発現の予測

上田展久[1]，吉村玲児[2]

1) 医療法人成晴会堤病院，2) 産業医科大学医学部精神医学教室

はじめに

　統合失調症や気分障害といった精神科疾患の治療は薬物療法が中心である。最近では臨床研究を基にした治療ガイドラインなども作成されており，臨床場面で活用されている。また種々の生物学的研究も行われており，病態の解明とともに，薬物療法の治療予測や副作用予測などの研究も行われている。

　薬物療法ではその臨床効果を最大限に発揮し，有害事象を最小限にとどめる投与法が期待される。その方法を実現するための一手段として治療薬物濃度モニタリング（TDM）がある。従来から精神科領域で使用されてきた，三環系抗うつ薬やlithium，定型抗精神病薬であるhaloperidolなどの薬物に関しては，TDMの研究が多数なされており，有効治療濃度の存在が強く示唆されている[1,2,5,21,22]。

　一方，非定型抗精神病薬や新規抗うつ薬に関しては，TDM研究は行われているが，一定の見解は得られておらず，いまだ臨床では活用されていな

い。本稿では，わが国で投与可能である新規向精神薬のうち，TDM 研究がある程度報告されている risperidone, olanzapine, fluvoxamine, paroxetine について，薬物血中濃度と臨床効果や副作用発現との関連についてまとめる。

Risperidone

　Risperidone はわが国初の非定型抗精神病薬であり，1996 年に上市された。またその活性代謝産物である pariperidone は 2011 年に認可され，現在 risperidone とともに臨床場面で活用されている。

　Risperidone の血中濃度と臨床効果に関してはその関連を認めないとする報告が散見される。表 10-1 にそれらの報告をまとめる。Spina ら[17]は 42 例の統合失調症患者を対象に，risperidone を 6 週間投与し，その臨床効果やパーキンソン症状と risperidone および 9-OH risperidone の血中濃度との関連を検討した。その結果，臨床効果と血中 risperidone, 9-OH risperidone 濃度およびその総和（active moiety 濃度）との間には相関を認めなかったが，パーキンソン症状が顕著であった症例では軽微であった症例と比較して，血中 active moiety 濃度が有意に高かった。

　Wang ら[23]は 118 例の統合失調症患者に risperidone を 8 週間投与し，臨床効果や血中プロラクチン濃度と risperidone および 9-OH risperidone の血中濃度との関連を検討した。彼らの報告によると，active moiety 濃度と Brief Psychiatric Rating Scale（BPRS）得点との間には相関は認めず，また血中 risperidone, 9-OH risperidone 濃度および active moiety 濃度と血中プロラクチン濃度の間にも相関はみられなかった。同様の報告は Lostia ら[13]によってもなされている。

　また筆者らもこれまで同様の検討をいくつか行ってきたが[6,7]，それらをまとめると，統合失調症や妄想性うつ病に対する risperidone の臨床効果と血中 risperidone, 9-OH risperidone および active moiety 濃度との間には関連を認めなかった。また risperidone 服用中の統合失調症患者に sodium

表 10-1 Risperidone, olanzapine の血中濃度と臨床効果や副作用に関する報告

薬　物	報告者（年）	対　象	結　果
risperidone	Spina, et al（2001）	統合失調症 42 例	RIS, 9OH, active moiety と臨床効果は相関しない パーキンソン症状と active moiety は関連あり
	Yoshimura, et al（2001）	統合失調症 20 例	active moiety が高いと錐体外路症状が生じやすい
	Kakihara, et al（2005）	統合失調症圏 136 例	active moiety と臨床効果は関連しない active moiety が高いと錐体外路症状が生じやすい
	Goto, et al（2006）	妄想性うつ病 15 例	治療反応者と非反応者では RIS, 9OH に差がない
	Yoshimura, et al（2007）	統合失調症 12 例	risperidone にバルプロ酸を併用し症状は改善したが、RIS, 9OH, active moiety は変化なし
	Wang, et al（2007）	統合失調症 118 例	active moiety と臨床効果は相関しない RIS, 9OH, active moiety とプロラクチン濃度は相関しない
	Lostia, et al（2009）	統合失調症圏，躁うつ病 15 例	RIS, 9OH, active moiety と臨床効果は相関しない RIS, 9OH, active moiety とプロラクチン濃度は相関しない

（次ページへ続く）

valproate を追加投与した研究[24]では，sodium valproate 追加後，臨床症状は軽減したものの，血中 risperidone, 9-OH risperidone および active moiety 濃度は変化しなかった。これらの結果から，risperidone や 9-OH risperidone の血中濃度と臨床効果は関連が乏しい可能性が示唆される。一方 20 例の統合失調症患者を対象に行った研究[25]では，錐体外路症状と血中 active moiety 濃度は相関しており，この結果は Spina らの報告と矛盾しな

表10-1 Risperidone, olanzapineの血中濃度と臨床効果や副作用に関する報告（つづき）

薬　物	報告者（年）	対　象	結　果
olanzapine	Perry, et al (2001)	統合失調症 84 例	治療反応者と非反応者でOLZに差がない 反応者と非反応者のカットオフOLZは23.2ng/ml
	Fellows, et al (2003)	統合失調症 53 例	反応者と非反応者のカットオフOLZは23ng/ml
	Mauri, et al (2005)	統合失調症 54 例	OLZと臨床効果は相関する
	Citrome, et al (2009)	統合失調症圏 380 例	OLZと臨床効果，体重変化は相関しない OLZとプロラクチン濃度は相関する
	Lu, et al (2013)	統合失調症 48 例	DMOと血糖値，インスリン値は相関する

RIS; 血中 risperidone 濃度，9OH; 血中 9-OH risperidone 濃度，active moiety; RISと9OHの和．OLZ; 血中 olanzapine 濃度，DMO; 血中 desmethyl-olanzapine 濃度

いものであった．

　これらの報告から，risperidoneの血中濃度と臨床効果には関連が乏しい可能性が示唆される．一方，risperidoneの副作用であるパーキンソン症状には血中 risperidone および 9-OH risperidone 濃度が関与している可能性がある．

Olanzapine

　Olanzapineは1996年に欧州や米国で販売が開始され，わが国では2001年に上市された．精神運動興奮に対する効果も認められており，統合失調症のみならず，双極性障害にも効果が期待される薬物である．

　Olanzapineの血中濃度と臨床効果に関しては関連を認めるとする報告がいくつかみられる（表10-1）。Perryら[16]は84例の統合失調症患者を対象に，olanzapineを6週間投与し，血中濃度と臨床効果との関連をROC解析

を用いて検討した。その結果，治療反応者と非反応者では血中 olanzapine 濃度に差はなかったものの，治療反応者と非反応者のカットオフとなる血中 olanzapine 濃度は 23.2ng/ml であり，カットオフ以上の血中濃度が保たれている症例のうち治療反応者の割合は 52％ であったのに対し，カットオフ未満の症例では治療反応者はわずか 25％ であった。

同様の報告が Fellows ら[4]によってなされている。彼らは 53 例の統合失調症患者に 6 週間 olanzapine を投与し，Positive and Negative Syndrome Scale（PANSS）の得点と血中 olanzapine 濃度との関連を検討している。PANSS 得点が 20％ 以上低下した症例を治療反応者と定義し，ROC 解析で治療反応者と非反応者のカットオフになる血中 olanzapine 濃度を解析した。その結果カットオフは 23ng/ml であった。しかしカットオフ以上の血中濃度が保たれている症例における治療反応者の割合は，カットオフ未満の治療反応者と比較してわずか 20％ 多いだけであった。

また Mauri ら[15]は 54 例の統合失調症患者に olanzapine を 2 週間投与し，血中 olanzapine 濃度と臨床効果との関連を検討した。彼らは BPRS，PANSS および Hamilton Rating Scale for Depression（Ham-D）を用いて臨床症状を評価しており，血中 olanzapine 濃度はそのいずれの評価尺度の改善率とも相関関係にあったと報告している。

一方，血中 olanzapine 濃度と臨床効果は関連しないとする報告もある。Citrome ら[3]は統合失調症患者および失調感情障害患者 380 例に olanzapine を投与し血中濃度と臨床効果や副作用との関連を検討した。その結果，血中 olanzapine 濃度と PANSS の改善率とは相関がなく，また体重増加と血中 olanzapine 濃度との間にも相関は認めなかった。一方血中プロラクチン濃度は血中 olanzapine 濃度と相関していた。副作用に関しては Lu ら[14]の報告もある。彼らは 3 ヵ月以上 olanzapine を服用している非喫煙者の統合失調症患者 48 例を対象に，olanzapine および desmethyl-olanzapine の血中濃度と生化学的検査項目との関連について検討した。その結果，血中 olanzapine 濃度はいずれの検査項目とも相関しなかったが，血中 desmethyl-olanzapine

濃度は血糖値およびインスリン値と相関していた。彼らは olanzapine で生じる耐糖能異常は desmethyl-olanzapine が関与している可能性を示唆した。

Fluvoxamine

Fluvoxamine はわが国初の選択的セロトニン再取り込み阻害薬（SSRI）であり，1999 年に認可された。うつ病のみならず，強迫性障害や摂食障害への効果もあり，臨床場面で幅広く使用されている。

Fluvoxamine の血中濃度と臨床効果に関しては，その関与に否定的な報告が散見される（表 10-2）。Klok ら[10] はうつ病の女性患者 36 例を対象に，fluvoxamine と clomipramine の二重盲検試験を行った。Fluvoxamine 投与群 18 例に関しては，投与開始 4 週間後の Ham-D 得点の変化と血中 fluvoxamine 濃度の間には相関を認めなかった。また Kasper ら[8] は 32 例のうつ病患者を対象に，fluvoxamine または maprotiline を 4 週間投与し，それぞれの薬物血中濃度と臨床効果との関連について検討した。その結果，血中 fluvoxamine 濃度と臨床効果は相関しなかった。筆者らも同様の検討を行い，治療反応者と非治療反応者で血中 fluvoxamine 濃度に差がないことを確認している。

一方，Katoh ら[9] も同様の見解を示しながら，治療初期の血中 fluvoxamine 濃度がその後の治療反応予測に有効である可能性を示唆している。彼らは 18 例のうつ病患者に fluvoxamine を投与し，1 週間後および 4 週間後の血中 fluvoxamine 濃度と臨床効果との関連について検討した。いずれの時点でも血中 fluvoxamine 濃度と Ham-D の改善率との間には相関を認めなかったが，ROC 解析を行ったところ，投与 4 週間後の血中 fluvoxamine 濃度の上限は 28.2ng/ml であり，fluvoxamine 非治療反応者の予測に役立つとまとめている。

Fluvoxamine の血中濃度と副作用に関しては，報告数が少なく，十分な結論は導かれていないが，筆者ら[20] は血中 fluvoxamine 濃度と副作用であ

表10-2 Fluvoxamine, paroxetineの血中濃度と臨床効果や副作用に関する報告

薬物	報告者（年）	対象	結果
fluvoxamine	Klok, et al (1981)	うつ病女性 36例	FLVと臨床効果は相関しない
	Kasper, et al (1993)	うつ病 32例	FLVと臨床効果は相関しない
	Ueda, et al (2001)	うつ病 41例	嘔気の有無とFLVは関連しない
	Katoh, et al (2010)	うつ病 18例	FLVと臨床効果は相関しない 反応者と非反応者のカットオフFLVは28.2ng/ml
paroxetine	Laursen, et al (1985)	うつ病 44例	PAXと臨床効果は関連しない
	Tasker, et al (1989)	うつ病 94例	治療反応者と非反応者ではPAXに差がない
	Kuhs, et al (1992)	うつ病 21例	PAXと臨床効果は相関しない
	Tomita, et al (2014)	うつ病 120例	5HTTLPRのSS型ではPAXと臨床効果は負の相関 SL型およびLL型ではPAXと臨床効果は正の相関

FLV; 血中fluvoxamine濃度, PAX; 血中paroxetine濃度

る嘔気との関連について報告した。41例のうつ病患者を対象にfluvoxamineで治療を開始し，嘔気の有無と血中fluvoxamine濃度との関連を検討したところ，嘔気あり群（12例）と嘔気なし群（29例）の血中fluvoxamine濃度には差がなかった。

以上の報告をまとめると，fluvoxamineの血中濃度は直接的には臨床効果と関連しないが，ROC解析を用いると非治療反応者の予測に血中fluvoxamine濃度が利用できる可能性がある。一方，血中fluvoxamine濃度は副作用である嘔気とは関連しない可能性が示唆される。

Paroxetine

Paroxetineはわが国で2番目に発売されたSSRIであり，2000年に上市された。当初は適応疾患がうつ病のみであったが，その後パニック障害や強迫

性障害，社会不安障害といった疾患へも適応が拡大し，幅広く利用されている薬物である。

　Paroxetine の血中濃度と抗うつ効果は関連がないとする報告が散見される（表10-2）。Laursen ら[12]は44例のうつ病患者を対象に，paroxetine または amitriptyline を6週間投与し，Ham-D 得点と各薬物の血中濃度との関連を検討した。その結果，どちらの薬物も同程度の抗うつ効果を示したが，いずれの薬物も血中濃度と臨床効果の間には関連がなかった。また Tasker ら[18]は94例の外来うつ病患者に paroxetine 30mg を投与し，その臨床効果と血中 paroxetine 濃度との関連を検討した。治療反応者が68例，非治療反応者が26例であったが，両群の間に血中 paroxetine 濃度の差は認めなかった。さらに Kuhs ら[11]も同様の報告を行っている。彼らの研究では，paroxetine 30mg を6週間投与し，2週間ごとに血中 paroxetine 濃度と Ham-D 得点の変化との相関を検討しているが，いずれの時点でも両者に相関は認めなかった。

　一方，paroxetine の血中濃度と臨床効果との関連を，セロトニン・トランスポーターの遺伝子多型で分類して解析した報告もある。Tomita ら[19]は120例のうつ病患者を対象に paroxetine を6週間投与し，血中 paroxetine 濃度と臨床効果の関連について検討した。その結果，血中 paroxetine 濃度と Montgomery-Åsberg Depression Rating Scale（MADRS）得点の改善率との間には相関は認めなかったが，対象者のうち，セロトニン・トランスポーターの遺伝子多型の一種である 5HTTLPR の S 型と L 型を解析できた51例で同様の検討を行ったところ，SS 型を有する36例では血中 paroxetine 濃度と MADRS 得点の改善率とは負の相関を，SL 型および LL 型を有する15例では逆に正の相関を示していた。彼らは血中 paroxetine 濃度と臨床効果の検討を行う際には 5HTTLPR 遺伝子多型を考慮して解析する必要があるとまとめている。

まとめ

 非定型抗精神病薬であるrisperidoneおよびolanzapine，SSRIであるfluvoxamineおよびparoxetineの血中濃度と臨床効果や副作用についてまとめた。Risperidoneの臨床効果と血中濃度には関連が乏しいとする報告が多いが，副作用であるパーキンソン症状は血中risperidone濃度や血中9-OH risperidone濃度との関連が示唆される。またolanzapineの血中濃度と臨床効果に関しては，その関連を肯定する報告が多くみられるが，一方でその関連に否定的な報告もあり，これまでのところ一定の見解は得られていない。Fluvoxamineの血中濃度と臨床効果については否定的な報告が多いが，ROC解析を用いるとfluvoxamineの血中濃度が非治療反応者の予測に利用できる可能性がある。一方fluvoxamineの代表的な副作用である嘔気と血中fluvoxamine濃度は関連が乏しそうである。Paroxetineもfluvoxamineと同様血中濃度と臨床効果の関連は認めていないが，セロトニン・トランスポーターの遺伝子多型も考慮して検討すると，その関連を示唆する報告もある。いずれの薬物においても，いまだ臨床応用に足る見解は得られておらず，今後の研究結果に期待がもたれている。

■文　献

1) Asberg, M., Cronholm, B., Sjoqvist, F. et al.: Correlation of subjective side effects with plasma concentration of nortriptyline. Br. Med. J., 4 : 18-21, 1970.
2) Asberg, M., Cronholm, B., Sjoqvist, F. et al.: Relationship between plasma level and therapeutic effect of nortriptyline. Br. Med. J., 3 : 331-334, 1971.
3) Citrome, L., Stauffer, V.L., Chen, L. et al.: Olanzapine plasma concentrations after treatment with 10, 20, and 40 mg/d in patients with schizophrenia: an analysis of correlations with efficacy, weight gain, and prolactin

concentration. J. Clin. Psychopharmacol., 29 : 278-283, 2009.
4) Fellows, L., Ahmad, F., Castle, D.J. et al.: Investigation of target plasma concentration-effect relationships for olanzapine in schizophrenia. Ther. Drug Monit., 25 : 682-689, 2003.
5) Gelenberg, A.J., Kane, J.M., Keller, M.B. et al.: Comparison of standard and low serum levels of lithium for maintenance treatment of bipolar disorder. N. Engl. J. Med., 321 : 1489-1493, 1989.
6) Goto, M., Yoshimura, R., Kakihara, S. et al.: Risperidone in the treatment of psychotic depression. Prog. Neuropsychopharmacol. Biol. Psychiatry, 30 : 701-707, 2006.
7) Kakihara, S., Yoshimura, R., Shinkai, K. et al.: Prediction of response to risperidone treatment with respect to plasma concentrations of risperidone, catecholamine metabolites, and polymorphism of cytochrome P450 2D6. Int. Clin. Psychopharmacol., 20 : 71-78, 2005.
8) Kasper, S., Dotsch, M., Kick, H. et al.: Plasma concentrations of fluvoxamine and maprotiline in major depression: implications on therapeutic efficacy and side effects. Eur. Neuropsychopharmacol., 3 : 13-21, 1993.
9) Katoh, Y., Uchida, S., Kawai, M. et al.: Onset of clinical effects and plasma concentration of fluvoxamine in Japanese patients. Biol. Pharm. Bull., 33 : 1999-2002, 2010.
10) Klok, C.J., Brouwer, G.J., Van Praag, H.M. et al.: Fluvoxamine and clomipramine in depressed patients. A double-blind clinical study. Acta Psychiatr. Scand., 64 : 1-11, 1981.
11) Kuhs, H., Schlake, H.P., Rolf, L.H. et al.: relationship between parameters of serotonin transport and antidepressant plasma levels or therapeutic response in depressive patients treated with paroxetine and amitriptyline. Acta. Psychiatr. Scand., 85 : 364-369, 1992.
12) Laursen, A.L., Mikkelsen, P.L., Rasmussen, S. et al.: Paroxetine int the treatment of depression- a randomized comparison with amitriptyline. Acta. Psychiatr. Scand., 71 : 249-255, 1985.
13) Lostia, A.M., Mazzarini, L., Pacchiarotti, I. et al.: Serum levels of risperidone and its metabolite, 9-hydroxyrisperidone: correlation between drug concentration and clinical response. Ther. Drug Monit., 31 : 475-481, 2009.
14) Lu, M.L., Lin, C.H., Chen, Y.C. et al.: Determination of olanzapine and N-desmethyl-olanzapine in plasma using a reversed-phase HPLC coupled with coulochemical detection: correlation of olanzapine or N-desmethyl-olanzapine concentration with metabolic parameters. PLoS One, 8 : e65719,

2013.
15) Mauri, M.C., Steinhilber, C.P., Marino, R. et al.: Clinical outcome and olanzapine plasma levels in acute schizophrenia. Eur. Psychiatry, 20 : 55-60, 2005.
16) Perry, P.J., Lund, B.C., Sanger, T. et al.: Olanzapine plasma concentrations and clinical response: acute phase results of the North American Olanzapine Trial. J. Clin. Psychopharmacol., 21 : 14-20, 2001.
17) Spina, E., Avenoso, A., Facciola, G. et al.: Relationship between plasma risperidone and 9-hydroxyrisperidone concentrations and clinical response in patients with schizophrenia. Psychopharmacology, 153 : 238-243, 2001.
18) Tasker, T.C., Kaye, C.M., Zussman, B.D. et al.: Paroxetineplasma levels: lack of correlation with efficacy or adverse events. Acta. Psychiatr. Scand. Suppl., 350 : 152-155, 1989.
19) Tomita, T., Yasui-Furukori, N., Nakagami, T. et al.: The influence of 5-HTTLPR genotype of the association between the plasma concentration and therapeutic effect of paroxetine in patients with major depressive dispoder. PLoS One, 9 : e98099, 2014.
20) Ueda, N., Yoshimura, R., Shinkai, K. et al.: Characteristics of fluvoxamine-induced nausea. Psychiatry Res., 104 : 259-264, 2001.
21) Ulrich, S., Neuhof, S., Braun, V. et al.: Therapeutic window of serum haloperidol concentration in acute schizophrenia and schizoaffective disorder. Pharmacopsychiatry, 31 : 163-169, 1998.
22) Vandel, S., Vandel, B., Sandoz, M. et al.: Clinical response and plasma concentration of amitriptyline and its metabolite nortriptyline. Eur. J. Clin. Pharmacol., 14 : 185-190, 1978.
23) Wang, L., Yu, L., Zhang, A.P. et al.: Serum prolactin levels, plasma risperidone levels, polymorphism of cytochrome P450 2D5 and clinical response in patients with schizophrenia. J. Psychopharmacol., 21 : 837-842, 2007.
24) Yoshimura, R., Shinkai, K., Ueda, N. et al.: Valproic acid improves psychotic agitation without influencing plasma risperidone levels in schizophrenic patients. Pharmacopsychiatry, 40 : 9-13, 2007.
25) Yoshimura, R., Ueda, N., Nakamura, J.: Possible relationship between combined plasma concentrations of risperidone plus 9-hydroxyrisperidone and extrapyramidal symptoms. Preliminary study. Neuropsychobiology, 44 : 129-133, 2001.

11 薬物相互作用

久保一利，古郡規雄

弘前大学大学院医学研究科神経精神医学講座

薬物相互作用は，その発現機序によって，薬物動態学的相互作用と薬力学的相互作用に分けられる。

薬力学的相互作用

薬力学的相互作用は，作用部位における複数の薬物の協力・拮抗に起因する。薬理作用が同じ薬物を併用すると，作用が増強するものを協力作用といい，薬理作用が相反する薬物を併用すると，作用が減弱するものを拮抗作用という。今回は薬物動態学的相互作用に焦点を当てるため，薬力学的相互作用の詳細は割愛する。

薬物動態学的相互作用

薬物動態学的相互作用は，吸収・代謝・分布・排泄といった薬物の体内動態での過程で起こる。

1. P糖蛋白質（P-gp）

P-gpはATP依存性排泄型トランスポーターのひとつである。消化管で

は，腸粘膜上皮細胞の管腔側膜上に存在し，薬物を消化管腔へくみ出すことで，消化管からの薬物吸収量を調節する。尿細管上皮細胞や肝細胞の管腔側膜上に発現し，腎分泌や胆汁中排泄を担う。血液脳関門の毛細血管内皮細胞では血液側膜に発現し，内皮細胞に移行した薬物を血液中にくみ出す。

P-gpには，基質，阻害物質，誘導物質がある。P-gp阻害に起因する相互作用は，主にP-gpの基質になる薬剤を使用した際に，P-gpによる輸送が競合して起こる。この相互作用の機序は，P-gpと薬物との親和性の強弱に依存する。P-gpに対する親和性の強い薬物が弱い薬物の消化管腔へのくみ出しを阻害し，血中濃度を上昇させる。P-gpを誘導する薬物をP-gpの基質になる薬物と併用すると，消化管上皮細胞から管腔側へのくみ出しが促進して，P-gpの基質になる薬物の血中濃度が低下する。

P-gpの介した薬物相互作用の代表として，digoxinとverapamilによるものがある。DigoxinはP-gpへの親和性が極めて弱く，P-gp阻害薬であるverapamilを併用すると，P-gpによるdigoxinの尿中へのくみ出しが阻害されるため，digoxinの血中濃度が上昇する[19]。向精神薬では，digoxin投与中の患者にP-gp阻害作用を持つparoxetineを投与するとジギタリス中毒になった症例が報告されている[22]。一方，P-gpの基質であるpaliperidoneとP-gpの誘導作用を持つcarbamazepineを併用した際に，paliperidoneの血中濃度が低下することが報告されている[23]。PaliperidoneはCYP450で代謝されにくいため，paliperidoneのP-gpを介した腎排泄が，carbamazepineにより誘導された可能性が示唆される。

このように，後述するCYPが関与しない向精神薬の薬物相互作用の一部はP-gpで説明できるかもしれない。SSRIがP-gp活性にどの程度影響を与えるのか調べた研究では，試験管内ではsertraline ＞ paroxetine ＞ fluvoxamineであるが，生体内ではfluvoxamine ＞ paroxetine ＞ sertralineの順であった[14]。試験管内でのデータより生体内での薬物相互作用のデータのほうが信用できるよい例であろう。

2. CYP450

脂溶性薬物の多くは，肝の酵素による代謝を受けて不活性化される。主として，肝・小腸粘膜細胞に存在する cytochrome P450（CYP450）による。CYP450 の大部分が，第一相の酸化代謝を担う。薬物代謝に関わる主な分子種は CYP1A2, CYP2C8, CYP2C9, CYP2C19, CYP2D6, CYP3A 群である。CYP450 阻害物質は，特定の CYP450 酵素が標的の基質の代謝するのを障害することで，標的の基質の血中濃度を上昇させる。誘導物質は，特定の CYP450 の産生を増加させ，CYP450 による基質の代謝を亢進させる。一般に酵素阻害は薬物と CYP450 との直接的な反応によって起こるため，阻害効果の発現が早いのに対し，誘導では DNA から mRNA への転写が亢進した後に，リボソームにおける CYP450 酵素タンパク質の合成が促進し酵素量が増えるため，誘導効果の発現までに時間を要する。両者を併用すると，阻害効果が発現し，続いて誘導効果が現れる。特に向精神薬では，CYP2C9, CYP2C19, CYP2D6, CYP3A が関与するものが多い。代表的な基質，阻害剤，誘導剤を**表 11-1** に示す。

1) CYP2C9

CYP2C9 では多くの変異型アレルが報告されているが，日本人において臨床的意義が明らかにされているものには，CYP2C9*3 がある。*3 のアレル頻度は日本人を含むアジア人で 1.1 〜 4.9% と報告されている[17]。ヘテロ変異型，ホモ変異型では，代謝の遅延により基質の血中濃度が上昇することが報告されている[8]。

CYP2C9 が関与する薬物相互作用の例として，carbamazepine と warfarin を併用した際に，warfarin の代謝産物である 10-hydroxywarfarin の血漿中濃度が上昇したという報告がある[6,15]。これは carbamazepine が CYP2C9 を誘導したことでその基質である warfarin の代謝が促進されたためと考えられる。

2) CYP2C19

CYP2C19 の変異型アレルで，日本人において臨床的意義が報告されて

表 11-1 主な CYP 分子種と基質薬物，阻害物質，誘導物質

	CYP1A2	CYP2C9	CYP2C19	CYP2D6	CYP3A4
基質	抗うつ薬 Imipramine Clomipramine Amitriptyline Fluvoxamine Mirtazapine 抗精神病薬 Haloperidol Olanzapine Clozapine その他 Theophyline Caffeine R-warfarin Tacrine Paracetamol	抗てんかん薬 Phenytoin Phenobarbital Sodium valproate その他 Diclofenac Ibuprofen Naproxen Piroxicam S-warfarin Tolbutamide Torasemide	抗うつ薬 Imipramine Clomipramine Amitriptyline Citalopram Moclobemide 抗てんかん薬 S-mephenytoin Phenytoin ベンゾジアゼピン系薬物 Diazepam その他 Omeprazole Propranolol R-warfarin	抗うつ薬 Imipramine Clomipramine Amitriptyline Desipramine Nortriptyline Trazodone Mianserin Fluvoxamine Paroxetine Fluoxetine Citalopram Venlafaxine Mirtazapine 抗精神病薬 Thioridazine Perfenazine Haloperidol Risperidone Olanzapine Clozapine Sertindole	抗うつ薬 Imipramine Clomipramine Amitriptyline Trazodone Sertraline Nefazodone Mirtazapine 抗精神病薬 Haloperidol Risperidone Quetiapine Clozapine Ziprasidone Sertraline 抗てんかん薬 Carbamazepine ベンゾジアゼピン系薬物 Alprazolam Midazolam Triazolam

(次ページにつづく)

表 11-1 主な CYP 分子種と基質薬物, 阻害物質, 誘導物質 (つづき)

	CYP1A2	CYP2C9	CYP2C19	CYP2D6	CYP3A4
				その他 Codeine Dextromethorphan Tramadol Alprenolol Bufuralol Metoprolol Timolol Pindolol Encainide Flecainide Propafenone Debrisoquine Sparteine Phenformin	その他 Diltiazem Felodipine Nifedipine Verapamil Erythromycin Clarithromycin Indinavir Ritonavir Cyclosporine Tacrolimus Terfenadine Tamoxifen Amiodarone Quinidine Methadone hydrochloride Ethinylestradiol Levonorgestrel Statin
阻害物質	Fluvoxamine Ciprofloxacin	Fluvoxamine Fluoxetine Sulfaphenazole Furconazole	Fluvoxamine Omeprazole Ticlopidine	Paroxetine Fluoxetine Thioridazine Perfenazine	Ketoconazole Itraconazole Furconazole Cimetidine Erythromycin

(次ページにつづく)

表 11-1 主な CYP 分子種と基質薬物, 阻害物, 誘導物質（つづき）

	CYP1A2	CYP2C9	CYP2C19	CYP2D6	CYP3A4
		Miconazole		Quinidine	Triacetyloleandomycin Nefazodone Ritonavir グレープフルーツ ジュース
誘導物質	Phenobarbital Phenytoin Carbamazepine Rifampicin Omeprazole 喫煙	Phenobarbital Phenytoin Carbamazepine Rifampicin	Phenobarbital Phenytoin Carbamazepine Rifampicin		Phenobarbital Phenytoin Carbamazepine Rifampicin

いるものには，CYP2C19*2と*3がある。これらのアレル頻度はそれぞれ約30%，約10%である[3]。遺伝子型と表現型はよく一致し，*2，*3などの低活性型アレルを有さない代謝の速いhomozygous extensive metabolizer（homoEM），*2もしくは*3のいずれかを有する中間型のheterozygous extensive metabolizer（heteroEM），両アレルが*2もしくは*3であり代謝の遅いpoor metabolizer（PM）の3群に分けられる。日本人では，CYP2C19のPMが約20%と報告されている[7]。

CYP2C19が関与する薬物相互作用の例として，CYP2C19の強力な阻害薬であるfluvoxamineはCYP2C19の基質であるdiazepamの代謝を阻害することが古くから報告されている[12]。さらに臨床的には，CYP2C19の基質であるcitalopramで反応のなかったうつ病患者にCYP2C19の強力な阻害薬であるfluvoxamineを追加投与したところ，S-citalopramの血中濃度が上昇し，ほどんどの症例で軽快したという報告もある[2]。

3) CYP2D6

CYP2D6は基質特異性が他のCYPに比べて高いという特徴がある。その遺伝子多型では，日本人においてCYP2D6遺伝子が完全に欠損する*5および一塩基置換に由来するアミノ酸変異により活性が低下する*10が臨床上重要である[9]。*10/*10，*5/*10の遺伝子型保有者は，代謝能が完全に欠損した人（poor metabolizer：PM）と代謝能を完全に保持した人（extensive metabolizer：EM）との中間の代謝活性（intermediate metabolizer：IM）を示し，日本人では併せて約20%の頻度で存在する。日本人ではPMは1%以下と考えられている。

CYP2D6が関与する薬物相互作用の例として，CYP2D6の基質であるrisperidoneで投与している慢性統合失調症患者にCYP2D6の阻害作用を持つparoxetineを追加投与したところ，血中濃度が上昇し，錐体外路系副作用が生じた報告がある。この報告では用量依存性にrisperidoneが上昇している[13]。

4) CYP3A4

　CYP3A4は非常に多くの薬物を基質とする主要な薬物代謝酵素である。CYP3A4が関与する薬物相互作用の例として，ベンゾジアゼピン系薬物はCYP3A4の基質になることが多いのだが，阻害作用を持つitraconazoleなどの抗真菌薬，erythromycinやclarithromycinなどのマクロライド系抗菌薬を併用することで発生する相互作用の報告が多数存在する[11,18,21]。

　逆に誘導作用として，carbamazepineとrifampicinが重要である。Carbamazepineとrisperidoneを併用した際に，risperidoneとその活性代謝産物である9-hydroxyrisperidoneの血中濃度が低下したという報告がある[10,16]。さらに，phenytoinとquetiapineを併用した際に，quetiapineの血漿中濃度が低下したという報告がある[20]。これはphenytoinがCYP3A4を誘導したことでその基質であるquetiapineの代謝が促進されたためと考えられる[4]。

3. UGT

　グルクロン酸抱合は，肝細胞の小胞体膜に存在するUDP-glucuronyl-transferase（UGT）によって触媒され，第二相の抱合代謝を担う。第一相で酸化された物質をさらに親水化し，排出しやすくする。薬物代謝に関わる主な分子種は1A1, 1A3, 1A4, 2B4, 2B7などがある。UGT阻害作用を有する薬物を，グルクロン酸抱合を受ける薬物と併用すると，後者の血中濃度が上昇する。向精神薬では，lamotrigineとsodium valproateを併用した際にlamotrigineの血中濃度が上昇したという報告がある[1,5]。これはsodium valproateとUGT1A4による抱合を競合して，lamotrigineの血中濃度が上昇したものと考えられる。

■文　献

1) Anderson, G.D.: A mechanistic approach to antiepileptic drug interactions. Ann. Pharmacother., 32(5): 554-563, 1998.
2) Bondolfi, G., Chautems, C., Rochat, B. et al.: Non-response to citalopram in depressive patients: pharmacokinetic and clinical consequences of a fluvoxamine augmentation. Psychopharmacology (Berl), 128: 421-425, 1996.
3) Desta, Z., Zhao, X., Shin, J.G. et al.: Clinical significance of the cytochrome P450 2C19 genetic polymorphism. Clin. Pharmacokinet., 41: 913-958, 2002.
4) DeVane, C.L., Nemeroff, C.B.: Clinical pharmacokinetics of quetiapine: an atypical antipsychotic. Clin. Pharmacokinet., 40: 509-522, 2001.
5) Hachad, H., Ragueneau-Majlessi, I., Levy, R.H.: New antiepileptic drugs: review on drug interactions. Ther. Drug Monit., 24: 91-103, 2002.
6) Herman, D., Locatelli, I., Grabnar, I. et al.: The influence of co-treatment with carbamazepine, amiodarone and statins on warfarin metabolism and maintenance dose. Eur. J. Clin. Pharmacol., 62: 291-296, 2006.
7) Horai, Y., Nakano, M., Ishizaki, T. et al.: Metoprolol and mephenytoin oxidation polymorphisms in Far Eastern Oriental subjects: Japanese versus mainland Chinese. Clin. Pharmacol. Ther., 46: 198-207, 1989.
8) Lindh, J.D., Holm, L., Andersson, M.L. et al.: Influence of CYP2C9 genotype on warfarin dose requirements--a systematic review and meta-analysis. Eur. J. Clin. Pharmacol., 65: 365-375, 2009.
9) Nishida, Y., Fukuda, T., Yamamoto, I. et al.: CYP2D6 genotypes in a Japanese population: low frequencies of CYP2D6 gene duplication but high frequency of CYP2D6*10. Pharmacogenetics, 10: 567-570, 2000.
10) Ono, S., Mihara, K., Suzuki, A. et al.: Significant pharmacokinetic interaction between risperidone and carbamazepine: its relationship with CYP2D6 genotypes. Psychopharmacology (Berl), 162: 50-54, 2002.
11) Osanai, T., Ohkubo, T., Yasui, N. et al.: Effect of itraconazole on the pharmacokinetics and pharmacodynamics of a single oral dose of brotizolam. Br. J. Clin. Pharmacol., 58: 476-481, 2004.
12) Perucca, E., Gatti, G., Cipolla, G. et al.: Inhibition of diazepam metabolism by fluvoxamine: a pharmacokinetic study in normal volunteers. Clin. Pharmacol. Ther., 56: 471-476, 1994.
13) Saito, M., Yasui-Furukori, N., Nakagami, T. et al.: Dose-dependent interaction of paroxetine with risperidone in schizophrenic patients. J. Clin. Psychopharmacol., 25: 527-532, 2005.

14) Saruwatari, J., Yasui-Furukori, N., Niioka, T. et al.: Different effects of the selective serotonin reuptake inhibitors fluvoxamine, paroxetine, and sertraline on the pharmacokinetics of fexofenadine in healthy volunteers. J. Clin. Psychopharmacol., 32 : 724-726, 2012.
15) Schlienger, R., Kurmann, M., Drewe, J. et al.: Inhibition of phenprocoumon anticoagulation by carbamazepine. Eur. Neuropsychopharmacol., 10 : 219-221, 2000.
16) Spina, E., Avenoso, A., Facciolà, G. et al.: Plasma concentrations of risperidone and 9-hydroxyrisperidone: effect of comedication with carbamazepine or valproate. Ther. Drug Monit., 22 : 481-485, 2000.
17) Suarez-Kurtz, G.: Pharmacogenomics in admixed populations. Trends. Pharmacol. Sci., 26 : 196-201, 2005.
18) Varhe, A., Olkkola, K.T., Neuvonen, P.J.: Oral triazolam is potentially hazardous to patients receiving systemic antimycotics ketoconazole or itraconazole. Clin. Pharmacol. Ther., 56 : 601-607, 1994.
19) Verschraagen, M., Koks, C.H., Schellens, J.H. et al.: P-glycoprotein system as a determinant of drug interactions: the case of digoxin-verapamil. Pharmacol. Res., 40 : 301-306, 1999.
20) Wong, Y.W., Yeh, C., Thyrum, P.T.: The effects of concomitant phenytoin administration on the steady-state pharmacokinetics of quetiapine. J. Clin. Psychopharmacol., 21 : 89-93, 2001.
21) Yasui, N., Otani, K., Kaneko, S. et al.: A kinetic and dynamic study of oral alprazolam with and without erythromycin in humans: in vivo evidence for the involvement of CYP3A4 in alprazolam metabolism. Clin. Pharmacol. Ther., 59 : 514-519, 1996.
22) Yasui-Furukori, N., Kaneko, S.: Digitalis intoxication induced by paroxetine co-administration. Lancet, 367(9512): 788, 2006.
23) Yasui-Furukori, N., Kubo, K., Ishioka, M. et al.: Interaction between paliperidone and carbamazepine. Ther. Drug Monit., 35 : 649-652, 2013.

12 嗜好品(タバコ・コーヒーなど)の薬物血中濃度への影響

吉村玲児, 中野和歌子, 中村　純

産業医科大学医学部精神医学教室

はじめに

　統合失調症や大うつ病性障害の患者では, 一般人口と比較して喫煙やコーヒー摂取の量が多い[11]。オーストラリアでの調査では, 精神病性障害患者の喫煙の prevalence rate は 66%, lifetime prevalence rate は 81% であった[2]。欧米ではタバコに含まれるニコチンやコーヒー, 紅茶に含まれるカフェインは依存物質と考えられている。周知のようにカフェインはアルカロイドの一種である。薬理学的には, カフェインはアデノシン受容体に対して拮抗作用を及ぼし覚醒作用を発揮する。統合失調症患者でカフェイン摂取量が多い理由のひとつに, 抗精神病薬による鎮静作用の影響も想定される。一方, カフェイン摂取は統合失調症患者の精神症状を悪化させる可能性がある[6]。最近, 女性では, コーヒー摂取がうつ病を予防する可能性があるというメタ解析結果が報告された[4]。また, フィンランドの Kuopio Ischemic Heart Disease Risk Factor Study は, 中年男性 2,232 例を対象としたコホート研究であるが, その結果はコーヒー飲用にはうつ病の予防効果が認められ

た[10]。これらの結果の解釈には注意が必要ではあるが興味深い。一方，ニコチンはニコチン性アセチルコリン受容体に作用する。その結果，チロシン水酸化酵素活性を上げるなどの作用を介して脳内のドパミン濃度を上昇させる[14]。ニコチンはA10神経系に作用し，身体依存・精神依存を生じる。喫煙やコーヒーなどに含まれるニコチンやカフェインは抗精神病薬や抗うつ薬などの血中濃度に影響を与える。その結果，これらの薬物の有効性や有害事象の出現に影響を与える可能性がある。本稿では，タバコやコーヒーなどの嗜好品が精神疾患患者の精神症状や服用中の薬物の血中濃度への影響について，われわれの研究を中心に論じる。

ニコチンやカフェインのfluvoxamineの血中濃度に与える影響[13]

われわれはfluvoxamine 50～200mg（mean±s.d.=108±42mg/day）が単剤で投与されている大うつ病性障害患者30例の定常状態の血中fluvoxamine濃度を喫煙者（11例）と非喫煙者（19例）で比較した。Fluvoxamineの投与量と血中濃度に個人差は存在したが，全体としては線形の関係が認められた。

また，喫煙者では非喫煙者と比較して有意に投与量あたりの血中濃度が低値であった（喫煙者：0.56±0.28ng/ml/mg，非喫煙者：0.92±0.32ng/ml/mg）。さらに，血中fluvoxamine濃度とニコチンの代謝産物であるコチニンの血中濃度の間には有意に負の相関（図12-1），血中fluvoxamine濃度と血中カフェイン濃度との間には有意に正の相関が認められた（図12-2）。以上の結果より，fluvoxamine服用中の患者には喫煙やカフェイン摂取が薬物濃度に影響を与える可能性があることを説明する必要がある。一方で，fluvoxamine投与（2日間）はカフェインのクリアランスを有意に低下させたが，この作用は臨床的には何ら有意な作用は来さなかったという報告がある[1]。つまり，fluvoxamineとカフェインは薬物動態学的相互作用を生じ

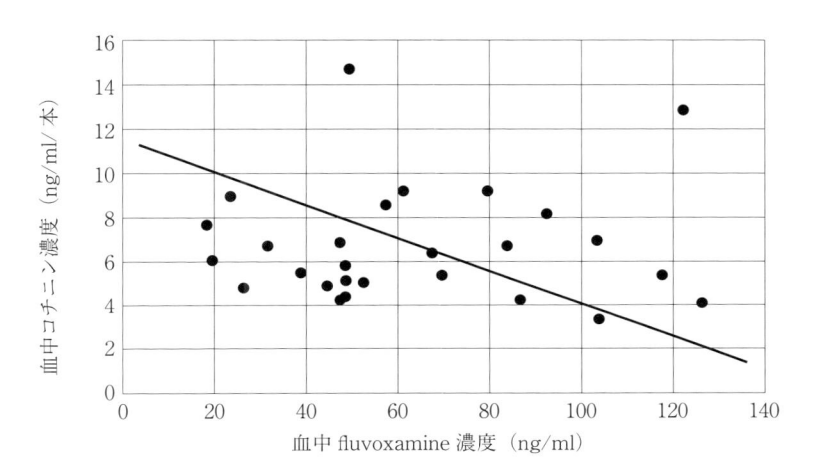

図 12-1　血中 fluvoxamine 濃度と血中コチニン濃度

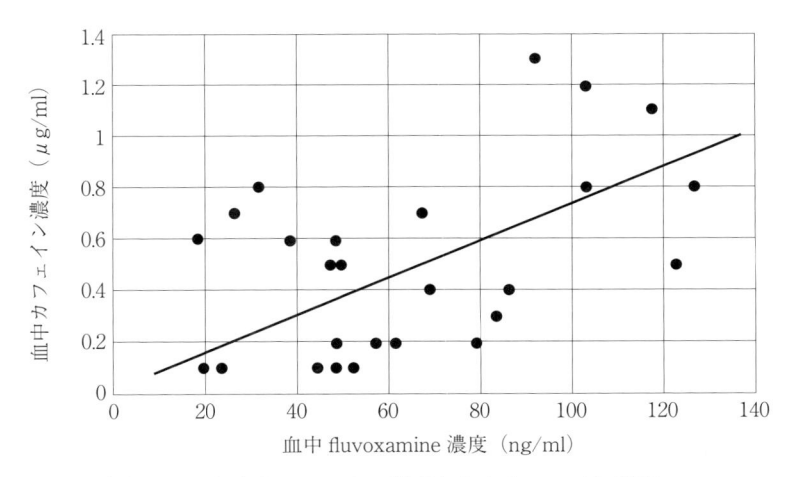

図 12-2　血中 fluvoxamine 濃度と血中カフェイン濃度

るが，そのことが臨床的有害事象と関係するか否かは明確ではない。しかし，個体差があるので，両薬剤を併用する場合には慎重に投与するべきである。また，fluvoxamine 内服中のヘビースモーカーが禁煙した場合には，血

中 fluvoxamine 濃度が上昇すると考えられる。上述したように，同じ量を投与した場合でも fluvoxamine の血中濃度には個人的に大きな差があるし，また，血中 fluvoxamine 濃度と有害事象の関連はない[8]。

喫煙の血中 olanzapine・clozapine 濃度への影響

Olanzapine や clozapine は主にチトクローム P450（CYP440）1A2 で代謝される。喫煙は CYP4501A2 を誘導する。したがって，喫煙者では，非喫煙者と比較して olanzapine や clozapine の血中濃度が低値であることが知られている。最近報告されたメタ解析結果では，olanzapine 8 論文を対象にして C（血中濃度）/D（投与量）を解析した。その結果，喫煙者の C/D 比は非喫煙者と比較して有意に低値であった（mean=-0.83, 95%CI=-1.04～-0.63）。一方，clozapine 4 論文を対象にして C/D 比を解析したところ，mean=-1.11, 95%CI=-1.53～-0.70 であった[7]。以上のメタ解析の結果から，喫煙により olanzapine や clozapine の血中濃度は確実に低下するようである。Olanzapine や clozapine の臨床効果と血中濃度との関係は明らかではないが，これらの抗精神病薬を喫煙者に十分量投与しても全く反応がないときには，血中濃度測定を考慮すべきである。

グレープフルーツジュースの飲用が血中 fluvoxamine 濃度に及ぼす影響 [3]

グレープフルーツジュース飲用が与える fluvoxamine の血中濃度への影響を検討した。グレープフルーツジュース 300ml/day を健常被験者に 7 日間毎日飲用させて，その後 fluvoxamine 75mg を単回投与した。その後 7 日間 washout して，ミネラルウォーターのみを 7 日間飲用させて同様に fluvoxamine 75mg を単回投与した。その結果，fluvoxamine 服用後の Cmax および area under curve（AUC）が fluvoxamine 飲用群でミネラルウォーター

飲用群と比較して有意に高値であった。この結果は，グレープフルーツジュースを少なくとも7日以上連続飲用した場合には，cytochrome P450（CYP）酵素阻害を介して血中 fluvoxamine 濃度が上昇する可能性を示唆する。

グレープフルーツジュースの飲用が血中 sertraline 濃度に及ぼす影響[9]

われわれは同様にグレープフルーツジュース飲用が与える sertraline 血中濃度への影響を検討した。グレープフルーツジュース 300ml/day を健常被験者に 7 日間毎日飲用させて，その後 sertraline 75mg を単回投与した。その後 7 日間 washout して，ミネラルウォーターのみを 7 日間飲用させて同様に sertraline 75mg を単回投与した。その結果，sertraline 服用後の Cmax および AUC がグレープフルーツジュース飲用群でミネラルウォーター飲用群と比較して有意に高値であった〔ミネラルウォーター群（17.6 ± 6.1ng/ml），グレープフルーツジュース群（29.3+/-11.5ng/ml）〕。この結果は，グレープフルーツジュースを少なくとも 7 日以上連続飲用した場合には，酵素阻害を介して血中 sertraline 濃度が上昇する可能性を示唆する。

Paroxetine 治療の喫煙量やコーヒー摂取量への影響[5]

大うつ病性障害喫煙患者 65 例を対象に paroxetine 投与前と投与 4 週間後の喫煙量，血中コチニン濃度，コーヒー摂取量，血中カフェイン濃度を検討した。その結果，1 日あたりの喫煙量と血中コチニン濃度ともに paroxetine の 4 週間投与後に有意に減少した。この結果の解釈として，paroxetine そのものに喫煙量を減少させる作用がある可能性または paroxetine が抑うつ状態を改善したことにより喫煙量が減少した間接作用の可能性のいずれかが考えられる。しかし，喫煙量の変化と HAMD17 得点の変化には関連はなかった。一方，コーヒー摂取量や血中カフェイン濃度は paroxetine の開始前後

で変化はなかった。

Risperidone 治療の喫煙量やコーヒー摂取への影響[12]

統合失調症患者 28 例を対象に risperidone の 4 週間の治療を行い，その前後で喫煙量，血中コチニン濃度，コーヒー摂取量，血中カフェイン濃度を比較した。その結果，4 週間の risperidone 投与は統合失調症患者の喫煙量，コーヒー摂取量，コチニンおよびカフェインの血中濃度に全く影響を与えなかった。

まとめ

1) 喫煙やカフェイン飲料摂取は向精神薬（特に，抗精神病薬や抗うつ薬）の血中濃度を変化させる（増加または減少）。
2) グレープフルーツジュースはある種の抗うつ薬の濃度に影響を与える。
3) 抗うつ薬や抗精神病薬がうつ病患者や統合失調症患者の喫煙量やカフェイン飲料摂取量に影響を与えるか否かの結論は出ていない。
4) 治療者は治療開始時に，患者の嗜好品についての十分な情報を収集し，それらと薬物との相互作用に関して注意を払う必要がある。

■文　献

1) Christensen, M., Tybring, G., Mihara, K. et al.: Low daily 10-mg and 20-mg doses of fluvoxamine inhibit the metabolism of both caffeine (cytochrome P4501A2) and omeprazole (cytochrome P4502C19). Clin. Pharmacol. Ther., 71(3): 141-152, 2002.
2) Cooper, J., Mancuso, S.G., Borland, R. et al.: Tobacco smoking among people living with a psychotic illness: the second Australian Survey of Psychosis.

Aust. N. Z. J. Psychiatry. 46(9): 851-863, 2012.
3) Hori, H., Yoshimura, R., Ueda, N. et al.: Grapefruit juice-fluvoxamine interaction--is it risky or not? J. Clin. Psychopharmacol., 23(4): 422-424, 2003.
4) Lucas, M., Mirzaei, F., Pan, A. et al.: Coffee, caffeine, and risk of depression among women. Arch. Intern. Med., 171(17): 1571-1578, 2011.
5) Miyamoto, K., Yoshimura, R., Ueda, N. et al.: Effects of acute paroxetine treatment on the consumption of cigarette smoking and caffeine in depressed patients. Hum. Psychopharmacol., 22(7): 483-490, 2007.
6) Peng, P.J., Chiang, K.T., Liang, C.S.: Low-dose caffeine may exacerbate psychotic symptoms in people with schizophrenia. J. Neuropsychiatry Clin. Neurosci., 26(2): E41, 2014.
7) Tsuda, Y., Saruwatari, J., Yasui-Furukori, N.: Meta-analysis: the effects of smoking on the disposition of two commonly used antipsychotic agents, olanzapine and clozapine. BMJ Open, 4(3): e004216, 2014.
8) Ueda, N., Yoshimura, R., Shinkai, K. et al.: Higher plasma 5-hydroxyindoleacetic acid levels are associated with SSRI-induced nausea. Neuropsychobiology, 48 (1): 31-34, 2003.
9) Ueda, N., Yoshimura, R., Umene-Nakano, W. et al.: Grapefruit juice alters plasma sertraline levels after single ingestion of sertraline in healthy volunteers. World J. Biol. Psychiatry, 10(4 Pt 3): 832-835, 2009.
10) Virtanen, J.K., Mursu, J., Tuomainen, T.P. et al.: Dietary Fatty Acids and Risk of Coronary Heart Disease in Men: The Kuopio Ischemic Heart Disease Risk Factor Study. Arterioscler. Thromb. Vasc. Biol., Sep 25, pii: ATVBAHA.114.304082, 2014.
11) Williams, J.M., Gandhi, K.K.: Use of caffeine and nicotine in people with schizophrenia. Curr. Drug Abuse Rev., 1(2): 155-161, 2008.
12) Yoshimura, R., Kakihara, S., Umene-Nakano, W. et al.: Acute risperidone treatment did not increase daily cigarette consumption or plasma levels of cotinine and caffeine: a pilot study. Hum. Psychopharmacol., 23(4): 327-332, 2008.
13) Yoshimura, R., Ueda, N., Nakamura, J. et al.: Interaction between fluvoxamine and cotinine or caffeine. Neuropsychobiology, 45(1): 32-35, 2002.
14) Yoshimura, R., Xu, L., Sun, B. et al.: Nicotinic and muscarinic acetylcholine receptors are essential for the long-term response of tyrosine hydroxylase gene expression to chronic nicotine treatment in rat adrenal medulla. Brain Res. Mol. Brain Res., 126(2): 188-197, 2004.

13　症状精神病のバイオマーカー

杉田篤子[1]，田中良哉[2]，斎藤和義[2]，中村　純[1]

1）産業医科大学医学部精神医学教室，2）産業医科大学医学部第1内科学講座

はじめに

　症状精神病とは，脳以外の身体疾患が原因で生じる精神障害と定義されているが，その身体疾患が中枢へ波及して精神症状を起こすこともあるため，脳に障害があって発症する（脳）器質性精神病と合わせて「身体に基礎づけられる精神疾患，身体因性精神障害」とすることもある。頻度が高い疾患としては，膠原病，内分泌代謝疾患，感染症などが挙げられるが，薬剤による副作用で生じる精神障害も含まれる。副腎皮質ステロイドや，インターフェロン，パーキンソン病薬，オピオイドでは出現頻度が高い。

　症状精神病で，よくみられる状態像として，せん妄がある。症状精神病の多くは，急性期には軽度から重症の意識障害を呈して，精神症状や行動の異常を呈することもあるが，多くは回復する。症例によっては，経過とともに完全に精神症状が回復するものから，重症例では，死に至るもの，慢性期に人格変化，欠陥状態，認知症になるものまでさまざまである。その間，臨床的には意識障害はなく，情動不安定，健忘，妄想などを一過性に認め，可逆性経過を示す状態像を通過症候群と呼ぶこともある[25]。

　本稿では，膠原病の中でも精神症状を来たしやすい全身性エリテマトーデ

ス（systemic lupus erythematosus：SLE），SLE の治療に伴ってしばしば出現するステロイド精神病，せん妄を中心に，バイオマーカーとして，脳由来栄養因子（brain derived-neurotrophic factor：BDNF），カテコラミン代謝産物である 3-methoxy 4-hydroxyphenyl glycol（MHPG），homovanillic acid（HVA）に関して知見を述べる。

全身性エリテマトーデス
（systemic lupus erythematosus：SLE）

SLE は，免疫複合体の組織沈着により起こる全身性炎症性病変を特徴とする自己免疫疾患で，全身倦怠感，易疲労感，発熱などの全身症状のほか，皮膚・粘膜，筋・関節，腎，神経，心血管，肺，消化器，造血器に多彩な症状が出現する。治療技術の進歩により，10 年生存率が 1950 年代に比して 2000 年代には 63.2％ から 91.4％ へ上昇しているが，未だ，神経精神障害は生存率に悪影響を与えている[13]。

1999 年の米国リウマチ学会（ACR）の分類基準[1]では，SLE の中で神経精神症状を伴うものを，neuropsychiatric systemic lupus erythematosus（NPSLE）と定義し，中枢神経病変と末梢神経病変に分けている。中枢神経病変は，神経症状とびまん性精神的／精神神経症候に分類され，後者をいわゆるループス精神病（NPSLE に伴う精神症状）と呼ぶ。この精神症状は，急性錯乱状態（せん妄），不安障害，認知障害，気分障害，精神病様症状に分類される。NPSLE では，希死念慮が生じやすく，自殺のリスクが高いこと[18]，SLE の血清学的な活動性マーカーと病勢と解離しやすいこともあり，診療上，内科医と精神科医の連携が重要である。NPSLE の治療でステロイドが使用されるが，そのために，ステロイド精神病が生じ，ループス精神病との鑑別が問題になりやすい。

脳由来栄養因子（brain derived-neurotrophic factor：BDNF）

　BDNFは，哺乳類の脳に広く分布するニューロトロフィンファミリーのひとつで，神経の成長，分化，シナプスの可塑性，神経修復や生存に関与する。BDNFは血液・脳関門を通過し[19]，血中BDNF濃度と脳内BDNF濃度の間に正の相関がある[11]。BDNFと免疫系の相互作用として，活性化したT細胞，B細胞，単球はBDNFを産生すること[12]，IL-6はBDNFを増加させること[24]，B細胞分化にBDNFが関連すること[23]が報告されており，自己免疫疾患である関節リウマチ[2]やシェーグレン症候群[3]では，BDNFが増加する。2006年に筆者らは，NPSLE患者で，精神症状の重症度に一致して血漿中BDNFが上昇した症例を報告した[6]。こうした背景から，血中BDNFが精神症状を伴うNPSLEの活動性のバイオマーカーになりうると仮説を立てた。

　SLE患者と健常人を対象とし，精神症状を伴うNPSLE，精神症状を伴わないNPSLE，NPSLEでないSLE群，健常人群の4群に分け，治療開始時と4週間後に，採血と簡易精神症状評価尺度（Brief Psychiatric Rating Scale：BPRS）による精神症状評価，SLE疾患活動性の評価を行った。精神症状を伴うNPSLE群でみられた精神症状には，急性錯乱状態（せん妄），気分障害，精神病様症状があった。血清中BDNFは，NPSLEでないSLEや精神症状を伴わないNPSLEでは健常人との差を認めないが，精神症状を伴うNPSLEで有意に高値であり，精神症状の改善とともに低下した（図13-1）。血清中BDNFはSLE疾患活動性と相関せず，ステロイド投与量との相関も認めなかった。精神症状を伴うNPSLEにおいて，精神症状が改善しても，IgG index，IL-6は有意な変化を認めなかった。

　この研究により，血中BDNFがNPSLEによる精神症状の重症度のマーカーになる可能性が示唆された[9]。OroszilらはBDNFの機能的Val66Met

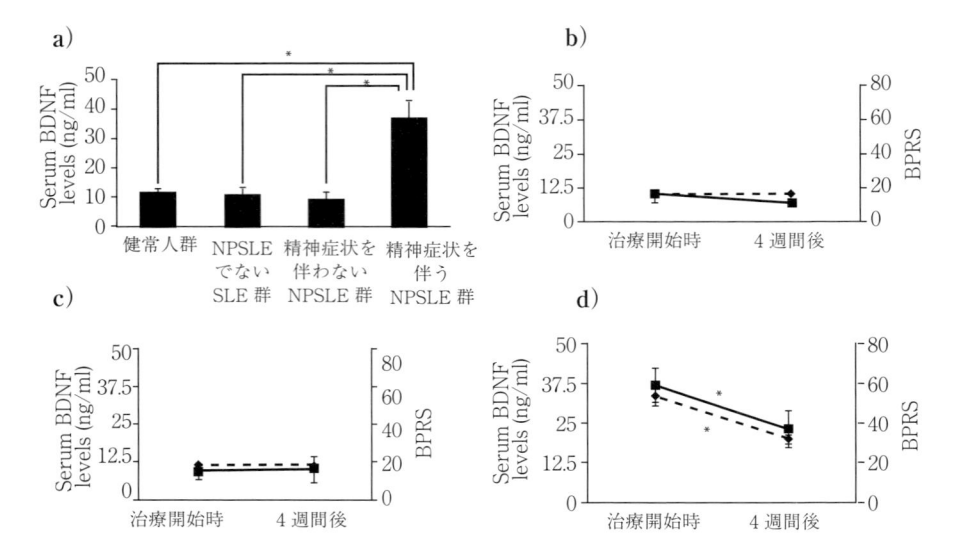

図 13-1 SLE 患者における血清中 BDNF 動態[9]

a) 治療開始時

健常人群（n=28），NPSLE でない SLE 群（n=28），精神症状を伴わない NPSLE 群（n=14），精神症状を伴う NPSLE 群（n=12）の 4 群における治療開始時の血清中 BDNF 値を測定したところ，精神症状を伴う NPSLE 群（mean ± SE：37.01 ± 5.46ng/ml）は，精神症状を伴わない NPSLE 群（9.10 ± 2.44ng/ml，*P<0.0001），NPSLE でない SLE 群（10.42 ± 2.51ng/ml，*P<0.0001），健常人群（11.44 ± 0.69ng/ml，*P<0.0001）の 3 群に比較して有意に高値であった。

b) NPSLE でない SLE 群

■-■：BDNF，◆……◆：BPRS

NPSLE でない SLE 群の血清中 BDNF 値は，治療開始時と 4 週後の間で有意な変化はなかった。BPRS も変化は認めなかった。

c) 精神症状を伴わない NPSLE 群

■-■：BDNF，◆……◆：BPRS

精神症状を伴わない NPSLE 群の血清中 BDNF 値は，治療開始時と 4 週後の間で有意な変化はなかった。BPRS も変化は認めなかった。

d) 精神症状を伴う SLE 群

■-■：BDNF，◆……◆：BPRS

精神症状を伴う SLE 群において，血清中 BDNF 値は，治療開始時と比較して 4 週後（23.00 ± 5.75ng/ml，*P<0.01）には，有意に低下した。また，BPRS も，治療開始時（54.20 ± 5.45）に比較して，4 週後（32.10 ± 2.95，*P<0.01）には有意に低下した。

多型の Met66 アレルは SLE の神経認知機能障害を予防することを報告しており[17]，われわれは，BDNF の遺伝子多型が SLE 患者における精神症状の出現に関与するかに関しても検討したが，精神症状の出現は BDNF Val/Met 遺伝子の多型で規定されていなかった[8]。

ステロイドと BDNF の関連について，ラットにステロイド投与した際に，海馬の BDNF の mRNA と蛋白の発現が抑制されると報告されている[22]。Yoshimura らは，多発神経炎へステロイド大量療法を行いステロイド精神病が生じた症例で，血清中 BDNF は，ステロイド開始後，急激に低下し，その後も精神症状の重篤度と関係なく低値であったと報告している[28]。一方で，ステロイド投与量と血中 BDNF の相関はないとの報告もあり[16]，われわれの検討でも血中 BDNF とステロイド投与量の関連は認めなかった。このことから，ループス精神病であれば，精神症状の著しい際には血中 BDNF は増加し，ステロイド精神病であれば，血中 BDNF の増加は認めないと考えられ，両者の鑑別のためのバイオマーカーになりうる可能性がある。

せん妄については，Grandi らの報告では，集中治療室入室時にせん妄であった患者では，そうでない患者に比べ血中 BDNF が高値で，入室後，早期にせん妄を発症した患者も，発症していない患者に比して血中 BDNF が高値であった[5]。Ritter らの報告では，集中治療室入室者の血中 BDNF は，健常人に比して高値であり，入室後 48 時間の血中 BDNF は，死亡者では生存者に比して低値であった[21]。

カテコラミン代謝産物

MHPG はノルアドレナリン，HVA はドパミンの主要な代謝産物である。筆者らは，NPSLE の症例で精神症状の重篤度に一致して，血漿中 MHPG，血漿中 HVA が変動した症例を報告した[6]。さらに，血清中 BDNF の研究[9]と同様に 4 群に分け，カテコラミン代謝産物について検討した。血漿

中HVAは，SLEと健常人の間で差はなく，治療の前後においてSLEの各群ともに有意な変化はなかった。血漿中MHPGは，精神症状の有無にかかわらずSLEでは健常人に比べて有意に高値で，治療前後でSLEの各群ともに有意な変化はなかった。MHPGおよびHVAとSLE疾患活動性，ステロイド投与量，IgG indexとの相関は認めなかった[7]。Ferreiraらは，SLEは，健常人に比して，血漿中HVAが低値であることを示し[4]。Nakajimaらは，SLEと多発性筋炎のオーバーラップ症候群で血漿中ノルアドレナリンとドパミンが上昇することを示している[14]。Joffeらは，SLE患者へステロイド投与日と非投与日での間でHVA濃度に差はないことを報告している[10]。一方，Wolkowitzの総説では，マウスにステロイドを慢性投与した際に，尾状核のHVAが上昇すること，健常人にdexamethasoneを急性投与すると血漿中HVAが上昇すること，健常人へprednisoneを5日間80 mg/日投与すると，血漿中MHPGおよび脳脊髄液中ノルアドレナリンが低下することが記されている[26]。

図13-2[15]に示すように，術後せん妄を来した者では，来さなかった者に比べて術前の血漿中MHPGが高値であり，同時にNatural Killer細胞活性値が術前に低い人は，せん妄が発症しやすい。せん妄が生じた患者とそうでない患者の髄液中HVAに差はないが，精神病症状を有する患者では，有さない患者に比して髄液中HVAが高値で，重篤度と相関することが知られている[20]。以上より，カテコラミン代謝産物や免疫系の低下は，ループス精神病とステロイド精神病との鑑別の指標にはなり得ないが，MHPG動態から考慮すると，SLE自体，せん妄などの精神症状を来たしやすい準備状態ができている可能性も考えられる。また，MHPG値は，不安の程度と相関することも明らかにされており[27]，せん妄を発症する人やループス精神病を発症する人は，不安が強い人である可能性もある。

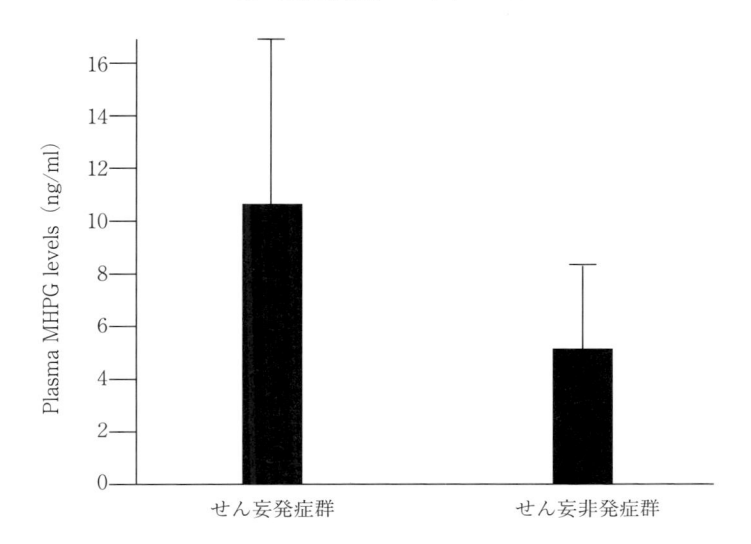

図 13-2 せん妄発症群と非発症群の術前の血漿中 MHPG 値[15]

心臓疾患のために手術を行った患者を対象に術前に血漿中 MHPG を測定し，術後せん妄を起こした人（n=11）と起こさなかった人（n=15）に分けたところ，せん妄を発症した人は，術前の血漿中 MHPG 値（10.8 ± 6.6ng/ml vs 5.3 ± 3.7ng/ml）が有意に高かった。

おわりに

SLE，ステロイド精神病，せん妄の際の BDNF，カテコラミン代謝産物動態について述べた。経時的に血中 BDNF を測定することにより，SLE 患者に精神症状が生じた場合，ループス精神病とステロイド精神病を鑑別するのに役立つ可能性がある。SLE 患者において，カテコラミン代謝産物は精神症状との相関は認めないが，ノルアドレナリン系へ影響を及ぼしていることが示唆され，精神症状が生じやすい状況が生じていると考えられる。

■文　献

1) American College of Rheumatology : The American College of Rheumatology nomenclature and case definitions for neuropsychiatriclupus syndromes. Arthritis. Rheum., 42 : 599-608, 1999.
2) del Porto, F., Aloe, L., Laganà, B. et al.: Nerve growth factor and brain-derived neurotrophic factor levels in patients with rheumatoid arthritis treated with TNF-alpha blockers. Ann. N.Y. Acad. Sci., 1069 : 438-443, 2006.
3) Fauchais, A.L., Boumediene, A., Lalloue, F. et al.: Brain-derived neurotrophic factor and nerve growth factor correlate with T-cell activation in primary Sjögren's syndrome. Scand. J. Rheumatol., 38 : 50-57, 2009.
4) Ferreira, C., Paes, M., Gouveia, A. et al.: Plasma homovanillic acid and prolactin in systemic lupus erythematosus. Lupus, 7 : 392-397, 1998.
5) Grandi, C., Tomasi, C.D., Fernandes, K.: Brain-derived neurotrophic factor and neuron-specific enolase, but not S100 β, levels are associated to the occurrence of delirium in intensive care unit patients. J. Crit. Care, 26 : 133-137, 2011.
6) Ikenouchi, A., Yoshimura, R., Ikemura, N. et al.: Plasma levels of brain derived-neurotrophic factor and catecholamine metabolites are increased during active phase of psychotic symptoms in CNS lupus: a case report. Prog. Neuropsychopharmacol. Biol. Psychiatry., 30 : 1359-1563, 2006.
7) Ikenouchi-Sugita, A., Yoshimura, R., Hori, H. et al.: Plasma catecholamine metabolite levels and the activities of psychiatric symptoms in systemic lupus erythematosus. Hum. Psychopharmacol., 28 : 198-202, 2013.
8) Ikenouchi-Sugita, A., Yoshimura, R., Kishi, T. et al.: No association between BDNF Val66Met polymorphism and emergence of psychiatric symptoms in systemic lupus erythematosus patients. Hum. Psychopharmacol., 26 : 348-351, 2011.
9) Ikenouchi-Sugita, A., Yoshimura, R., Okamoto, T. et al.: Serum brain-derived neurotrophic factor levels as a novel biological marker for the activities of psychiatric symptoms in systemic lupus erythematosus. World. J. Biol. Psychiatry, 11 : 121-128, 2010.
10) Joffe, R.T., Wolkowitz, O.M., Rubinow, D.R. et al.: Alternate-day corticosteroid treatment, mood and plasma HVA in patients with systemic lupuserythematosus. Neuropsychobiology, 19 : 17-19, 1988.
11) Karege, F., Schwald, M., Cisse, M.: Postnatal developmental profile of brain-

derived neurotrophic factor in rat brain and platelets. Neurosci. Lett., 328 : 261-264, 2002.
12) Kerschensteiner, M., Gallmeier, E., Behrens, L. et al.: Activated human T cells, B cells, and monocytes produce brain-derived neurotrophic factor in vitro and in inflammatory brain lesions: a neuroprotective role of inflammation? J. Exp. Med., 189 : 865-870, 1999.
13) Mak, A., Cheung, M.W., Chiew, H.J. et al.: Global trend of survival and damage of systemic lupus erythematosus meta-analysis and meta-regression of observational studies from the 1950s to 2000s. Semin. Arthritis. Rheum., 41: 830-839, 2012.
14) Nakajima, A., Sendo, W., Tsutsumino, M. et al.: Acute sympathetic hyperfunction in overlapping syndromes of systemic lupus erythematosus and polymyositis. J. Rheumatol., 25 : 1638-1641, 1998.
15) Nakamura, J., Yoshimura, R., Okuno, T. et al.: Association of plasma free-3-methoxy-4-hydroxyphenyl (ethylene) glycol, natural killer cell activity and delirium in postoperative patients. Int. Clin. Psychopharmacol., 16 : 339-343, 2001.
16) Onen Sertoz, O., Tolga Binbay, I., Koylu, E.: The role of BDNF and HPA axis in the neurobiology of burnout syndrome. Prog. Neuropsychopharmacol. Biol. Psychiatry., 32 : 1459-1465, 2008.
17) Oroszi, G., Lapteva, L., Davis, E. et al.: The Met66 allele of the functional Val66Met polymorphism in the brain-derived neurotrophic factor gene confers protection against neurocognitive dysfunction in systemic lupus erythematosus. Ann. Rheum. Dis., 65 : 1330-1335, 2006.
18) Palagini, L., Mosca, M., Tani, C. et al.: Depression and systemic lupus erythematosus: a systematic review. Lupus., 22 : 409-416, 2013.
19) Pan, W., Banks, W.A., Fasold, M.B. et al.: Transport of brain-derived neurotrophic factor across the blood-brain barrier. Neuropharmacology, 37 : 1553-1561, 1998.
20) Ramirez-Bermudez, J., Ruiz-Chow, A., Perez-Neri, I. et al.: Cerebrospinal fluid homovanillic acid is correlated to psychotic features in neurological patients with delirium. Gen. Hosp. Psychiatry, 30 : 337-343, 2008.
21) Ritter, C., Miranda, A.S., Giombelli, V.R. et al.: Brain-derived neurotrophic factor plasma levels are associated with mortality in critically ill patients even in the absence of brain injury. Crit. Care, 16 : R234, 2012.
22) Schaaf, M.J., De Kloet, E.R., Vreugdenhil, E.: Corticosterone effects on BDNF expression in the hippocampus. Implications for memory formation.

Stress, 3 : 201-208, 2000.
23) Schuhmann, B., Dietrich, A., Sel, S. et al.: A role for brain-derived neurotrophic factor in B cell development. J. Neuroimmunol., 163 : 15-23, 2005.
24) Schulte-Herbrüggen, O., Nassenstein, C., Lommatzsch, M. et al.: Tumor necrosis factor-alpha and interleukin-6 regulate secretion of brain-derived neurotrophic factor in human monocytes. J. Neuroimmunol., 160 : 204-209, 2005.
25) Wieck, H.H.: Clinical aspects of the so-called symptomatic psychoses. Dtsch. Med. Wochenschr., 81 : 1345-1349, 1956.
26) Wolkowitz, O.M.: Prospective controlled studies of the behavioral and biological effects of exogenous corticosteroids. Psychoneuroendocrinology, 19 : 233-255, 1994.
27) Yamada S., Yajima J., Harano M. et al.: Saliva level of free 3-methoxy-4-hydoxyphenylglycol in psychiatric outpatients with anxiety. Int. Clin. Psychopharmacol., 13 : 213-217, 1998.
28) Yoshimura, R., Saito, K., Terada, T. et al.: Steroid psychosis in a polyarteritis nodosa patient successfully treated with risperidone: tracking serum brain-derived neurotrophic factor levels longitudinally. Ann. Gen. Psychiatry, 11 : 2, 2012.

14 高齢者のメンタルヘルスにかかわるバイオマーカーとしての唾液中 3-Methoxy-4-Hydroxy-Phenylglycol（黒川町研究）

山田茂人

佐賀大学

　平成26年度は昭和24年度生まれの世代が65歳となり，所謂団塊の世代がすべて老年期に入る。今後この年代が如何に健康年齢を伸ばせるかは，日本の社会を健全に保つ上で大きな要因になると思われる。

　老年期の社会生活障害の2大要因として認知症とうつ病が挙げられる。この2つの状態を予見する因子を同定できればそれらの発症予防に大きく資すると思われる。われわれは認知症とうつ状態を来す要因を調べるため平成16年より伊万里市黒川町に在住の65歳以上の一般住民の生活状態と認知機能の調査を開始し，3年後に認知機能低下やうつ状態を来す要因を抽出するためのコホート研究を行った。

　対象：黒川町は伊万里市の北部に位置する半農半漁の地域で人口3052人，65歳以上が815名在住している（平成16年）。17地区のうち10地区を選びその地区に在住している400名全員に文書で研究の意義を説明し，研究への参加を依頼した。

　方法：1回目の調査（Time A）は平成16年から平成18年に行った。公

民館にて性，年齢，教育歴，家族構成，職業，趣味の聞き取り調査を行った。また認知機能検査として Mini Mental State Examination（MMSE），Frontal Assessment Battery（FAB），時計描画テスト（CDT），およびうつ状態の評価として自記式の Beck Depression Inventory（BDI）を施行した。その後，唾液と血液の採取を行い唾液中 3-methoxy-4-hydroxyphenylglycol（sMHPG），血中の免疫機能，肝機能を調べた。MHPG は GC-MS にて測定し，免疫機能，肝機能は検査会社に依頼した。また地元の病院に依頼し，MRI にて脳の画像検査も行った。なお，明らかな認知症，脳血管障害，アルコール依存，身体疾患で入院中の被験者は対象から除外した。

　2回目の調査（Time B）は初回調査の3年後の平成19年から平成21年に行った。Time A の研究参加者に対して2回目の調査の協力を文書で要請した。調査内容は Time A と同様の項目を行った。本稿では測定した指標のうち sMHPG が将来の認知機能およびうつ状態を予見するバイオマーカーとなる可能性を中心に紹介する。

　統計処理：Time A の sMHPG と各個人の Time A および Time B の MMSE，FAB，CDT，BDI の得点の相関を Pearson の相関分析を用いて求めた。また Time A と Time B のそれぞれの得点の差と sMHPG の相関も検討した。Time A, Time B における各認知機能検査および BDI の変化の有無は paired t-test で検討した。Time B における FAB 得点を 13/14 をカットオフポイントとして認知機能低下群と非低下群群に分け従属変数とし，Time A の性，年齢，教育期間，家族数，婚姻状況，飲酒状況，sMHPG を独立変数として logistic 回帰分析を行い，Time B で認知機能の低下を来す Time A の要因を検討した。同様に Time B における BDI 得点を 9/10 をカットオフポイントとしてうつ状態群，非うつ状態群に分け従属変数とし，Time A と同様の生活状況および sMHPG を独立変数として logistic 回帰分析を行い，Time B で認知機能の低下を来す Time A の要因を検討した。

　本研究は佐賀大学医学部倫理審査委員会の承認を得ており，参加者からは

表 14-1 研究対象者

	Men	Women	Statistical significance
N	44	103	
Age (years at time A)	74.1 ± 6.5	74.7 ± 5.6	ns
Education (years)	10.0 ± 2.2	8.8 ± 1.6	t=-3.88, P=0.0001
sMHPG (ng/ml)	12.4 ± 4.9	13.5 ± 4.6	ns

研究参加の同意を文書で得ている。

結果と考察

1．参加者

文書で依頼した400名中，269名の応募があった。除外項目に該当する10名を除いた259名を対象とした。このうちTime Bでは259名中147名の参加があり，男性44名，女性103名であった。この147名をデータ解析の対象とした（表14-1）。佐賀県の65歳以上の男女比は0.66であるのに対して今回の調査では0.45であり，男性の参加者が有意に少なかった。教育歴は男性のほうが有意に長かった。

2．認知機能およびBDI得点の継時変化

表14-2に示すように，MMSE得点はTime AとTime Bで有意な差はなかった。しかしFAB得点はTime Bで有意な低下が認められた（Time A, 15.2 ± 1.9; Time B, 14.6 ± 2.6, P=0.003）。この結果はMMSEよりFABのほうが非認知症者の加齢による認知機能の低下を鋭敏に検知できることを示している。一方，BDI得点はTime Bで有意な増加が認められた（Time A, 9.4 ± 7.5; Time B, 11.7 ± 8.6, P=0.03）。BDI得点は高齢者ほど高くなるというこれまでの報告を支持する結果である。

表14-2 Time A (2004～2006) と Time B (2007～2009) の MMSE, FAB, BDI スコアの変化

	Time A	Time B	
MMSE	27.0 ± 2.9	26.9 ± 2.5	ns
FAB	15.2 ± 1.9	14.6 ± 2.6	t=3.0, P=0.003
BDI	9.4 ± 7.5	11.7 ± 8.6	t=-2.2, P=0.03

Paired t test; Mean ± SD.

3. Time A の sMHPG と MMSE, FAB, BDI スコアの相関

Time A の sMHPG は年齢, 教育歴, Time A の MMSE, FAB, BDI 得点には男女とも有意な相関はなかったが, 男性の Time B の BDI 得点と正の相関が認められた (r=0.40) (図14-1)[9]。すなわち sMHPG が高い男性高齢者は3年後にうつ傾向が強くなることを示している。一方 Time B の FAB 得点と Time A の sMHPG の間に有意な負の相関が認められた (r=-0.42) (図14-2)[10]。特に FAB の subtest のうち, similarity test で有意な負の相関が認められた。一方女性の Time B では有意な相関はみられなかった。すなわち男性では唾液中 MHPG 濃度の高値は3年後の認知機能低下 (特に前頭葉機能) を予見する指標となる可能性を示唆している。これまでノルアドレナリンの最終代謝産物である MHPG の排泄が認知症患者で高いという横断的研究は1970年代に数編報告されている。その理由として認知症患者のアミン神経の減少の結果, 残存するアミン神経の代謝回転が増加し MHPG 排泄が増加すると説明されている。しかし, 蓄尿や MHPG 濃度の測定が煩雑なためにその後の MHPG と認知症との関連についての研究は途絶えていた。今回の研究は認知機能低下に先行して sMHPG の高値がみられることを示唆した最初の報告である。

4. FAB 得点の低下を来す要因の解析

Time B における FAB 得点で 13/14 をカットオフポイントとして, 認知機能低下群, 非低下群に分け従属変数とし, Time A の sMHPG や生活要因

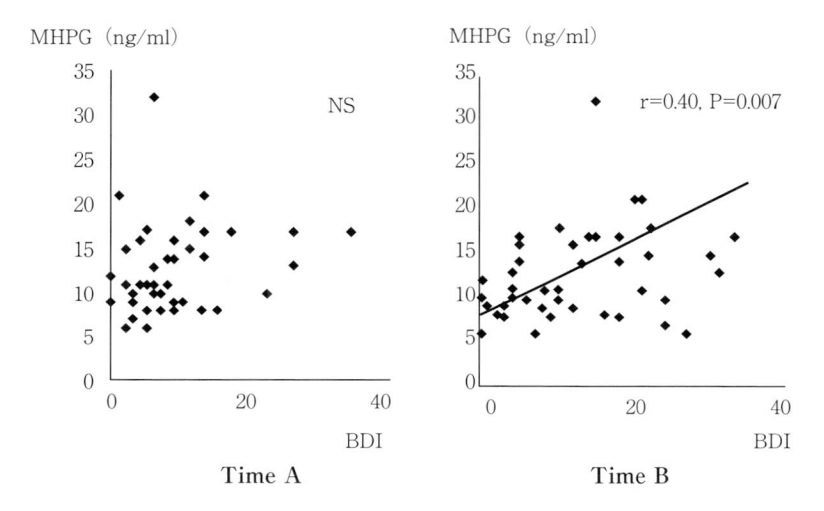

図 14-1 一般高齢男性の Time A における sMHPG と Time A および Time B の BDI 得点の相関

Time A では相関は認めないが，Time B では有意な正の相関が認められた（r=0.40, P=0.007, n=44）。

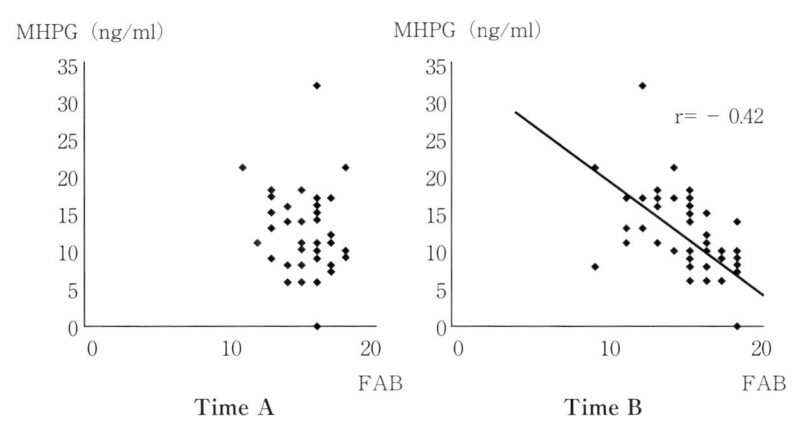

図 14-2 一般高齢男性の Time A における sMHPG と Time A および Time B の FAB 得点の相関

Time A では相関は認めないが、Time B では有意な負の相関が認められた（男性 r=−0.42, P=0.004, n=44; 女性 r=−0.15, NS）。

表14-3 Time B の FAB 得点 13/14 をカットオフとし，認知機能低下群と非低下群に分け従属変数とし，Time A の年齢，性，sMHPG，家族数，教育，うつ傾向，婚姻状態，飲酒を独立変数とした Logistic 回帰分析

	Chi^2	P	r	Exp	$>95\%CI$	$<95\%CI$
Age	0.45	0.5	0	0.98	0.91	1.05
Sex	0.2	0.66	0	0.82	0.35	1.96
sMHPG	6.65**	0.009	-0.16	0.89	0.82	0.97
Family member	5.30*	0.02	-0.13	0.8	0.67	0.97
Education	1.16	0.28	0	1.14	0.9	1.46
Depression	2.06	0.15	0	0.96	0.91	1.01
Marital status	0.03	0.87	0	1.07	0.47	2.4
Alcohol	0.78	0.37	0	0.78	0.45	1.35

* $P<0.05$, ** $P<0.01$. sMHPG: saliva level of 3-methoxy-4 hydroxyphenylglycol

（性，年齢，家族数，教育歴，うつ状態，婚姻状態，アルコール摂取）を独立変数として logistic 回帰分析を行った結果，sMHPG および家族数と有意な関連が認められた（表14-3）。すなわち sMHPG の高値ばかりでなく家族数の多さは将来の認知機能低下の因子となる可能性が示唆された。この結果の解釈は難しいが，家族が多ければ日常生活において緊張感を欠き依存的になりやすいことが原因のひとつかもしれない。

5．BDI 得点の低下を来す要因の解析

Time B における BDI 得点で 9/10 をカットオフポイントとして，うつ状態群，非うつ状態群に分け従属変数とし，Time A の sMHPG や生活要因（性，年齢，家族数，就労の有無，認知機能，婚姻状態，アルコール摂取）を独立変数として logistic 解析を行った結果，sMHPG および就労の有無と有意な相関が認められた（表14-4）。すなわち sMHPG の高値と未就労は将来のうつ状態の予見因子となることを示唆している。われわれはこれまで初診時のうつ病患者の sMHPG は健常者より高い値を示すことを明らかにしてきた[2]。血中 MHPG 濃度はそれまで受けてきたストレスの総量と比例する

表14-4 Time BのBDI得点9/10をカットオフとし，うつ状態群と非うつ状態群に分け従属変数とし，Time Aの年齢，性，sMHPG，就労の有無，教育，認知機能，婚姻状態，飲酒を独立変数としたLogistic回帰分析

	Chi^2	P	r	Exp	>95%CI	<95%CI
Age	0.001	0.97	0	1	0.93	1.08
Sex	0.94	0.33	0	1.65	0.6	4.52
sMHPG	10.6**	0.001	0.21	1.16	1.06	1.27
Family member	0.08	0.78	0	1.03	0.85	1.24
Having a job	4.02*	0.04	-0.1	0.4	0.16	0.98
Cognitive deficit	1	0.32	0	2.23	0.47	10.5
Marital status	0.03	0.87	0	1.07	0.47	2.4
Alcohol	0.78	0.37	0	0.78	0.45	1.35

* P<0.05, ** P<0.01. sMHPG: saliva level of 3-methoxy-4 hydroxyphenylglycol

という報告がある。今回の結果はうつになりやすい人は発症前からsMHPGが高値である可能性を示唆している。

6．高齢者のうつと認知症

はじめに述べたように高齢者のメンタルヘルスにかかわる2大要因はうつ病と認知症と言われているが，うつ病では認知障害が出現するばかりでなくアルツハイマー病発症の危険因子である[6,8]。A型モノアミン酸化酵素（MAO-A）の活性増加はうつ病で認められるばかりでなく，晩発性アルツハイマー病の発症危険因子と言われている[3,6]。またMAO-A阻害剤はアポトーシスに防御的に働くと言われており[5]，さらに非可逆的MAO-A阻害剤（clorgyline）や可逆的阻害剤（moclobemide）はうつ病や老年期の認知機能低下に有効であることが報告されている[4,7,11]。ノルアドレナリンはMAO-Aの基質であり，MAO-Aを介してMHPGに代謝される過程で産生された過酸化体が細胞にダメージを与えているとすれば[1]，高齢者においてsMHPGの多寡はMAO-A活性と脳細胞のダメージの程度を反映している可能性がある。採取が容易な唾液を用いたMHPGの測定は高齢者の将来のう

つ状態や認知症を予見する指標としてスクリーニングに利用できるかもしれない。

結　語

　3年間のコホート研究から高齢者のメンタルヘルスに関係の深いうつ状態と認知機能低下は特に男性において唾液中MHPGの高値が先行するという結果が得られた。これらの結果は将来のうつ病と認知症の発症のバイオマーカーとなる可能性を示唆している。この研究の問題点はサンプル数が少ないことと，sMHPGと有意な関連がみられたのは主に男性であり，女性はFAB得点の減少との関連が弱く，BDI得点の増加と関連が認められなかったことである。これは加齢に伴い健常な女性でもsMHPGが増加するためにsMHPGの変化がマスクされた可能性が考えられる。また今回の研究参加者の男女比は一般人口に比べて男性が少なく，男性の研究不参加によるバイアスがかかっている可能性もある。今後例数を増やしてさらに検討が必要である。

■文　献

1) Cao, X., Wei, Z., Gabriel, G.G. et al.: Calcium-sensitive regulation of monoamine oxidase-A contributes to the production of peroxyradicals in hippocampal cultures: implications for Alzheimer disease-related pathology. BMC Neurosci., 8 : 73-83, 2007.
2) Egami, M., Imamura, Y., Nabeta, H. et al.: Saliva levels of 3-methoxy-4-hydroxyphenylglycol and clinical efficacy of mirtazapine or selective serotonin reuptake inhibitors in patients with major depression. Hum. Psychopharmacol., 28 : 7-14, 2013.
3) Emilsson, L., Saetre, P., Balciuniene, J. et al.: Increased monoamine oxidase messenger RNA expression levels in frontal cortex of Alzheimer's disease patients. Neurosci. Lett., 326 : 56-60, 2002.

4) Gareri, P., Falconi, U., De Fazio, P. et al.: Conventional and new antidepressant drugs in the elderly. Prog. Neurobiol., 61 : 353-396, 2000.
5) Malorni, W., Giammarioli, A.M., Matarrese, P. et al.: Protection against apoptosis by monoamine oxidase A inhibitors. FEBS Lett., 426 : 155-159, 1998.
6) Meyer, J.H., Ginovart, N., Boovariwala, A. et al.: Elevated monoamine oxidase a levels in the brain: an explanation for the monoamine imbalance of major depression. Arch. Gen. Psychiatry, 63 : 1209-1216, 2006.
7) Rosenzweig, P., Patat, A., Zieleniuk, I. et al.: Cognitive performance in elderly subjects after a single dose of befloxatone, a new reversible selective monoamine oxidase A inhibitor. Clin. Pharmacol. Ther., 64 : 211-222, 1998.
8) Thorpe, L., Groulx, B.: Depressive syndromes in dementia. Can. J. Neurol. Sci., 28 Suppl 1 : S83-95, 2001.
9) Watanabe, I., Li, G.Y., Imamura, Y. et al.: Association of saliva 3-methoxy-4-hydroxyphenylglycol levels and a later depressive state in older subjects living in a rural community: 3-year follow-up study. Int. J. Geriatr. Psychiatry, 27 : 321-326, 2012.
10) Watanabe, I., Li, G.Y., Imamura, Y. et al.: Baseline saliva level of 3-methoxy-4-hydroxyphenylglycol (MHPG) associates with a consequent cognitive decline in non-demented elderly subjects: three-years follow-up study. Psychiatry Res., 195 : 125-128, 2012.
11) Youdim, M.B., Edmondson, D., Tipton, K.F.: The therapeutic potential of monoamine oxidase inhibitors. Nat. Rev. Neurosci., 7 : 295-309, 2006.

おわりに

　米国では 2013 年 4 月 2 日，オバマ大統領が，BRAIN initiative を発表した。これはケネディ大統領の人類月面着陸計画，バイオ医学系初の巨大プロジェクトとなったヒトゲノム計画などにも匹敵する脳，神経科学の巨大科学プロジェクトに取り組むという宣言である。この研究計画には，連邦政府機関（米国国立衛生研究所，国防高等研究計画局，全米科学財団）や民間部門（アレン脳科学研究所，ハワードヒューズ医療研究所，カブリ財団，ソーク研究所）から多額の資金が投資されている。さらに欧州での 80 以上の研究機関が参加する Human Brain Project では，10 年（2013 〜 2023 年）の研究期間を見込んでおり，推定費用は 11 億 9000 万ユーロが想定されている。このプロジェクトは，スイス連邦工科大学ローザンヌ校の神経学者である，ヘンリー・マークラムが指揮をとり，ハイデルベルク大学のカールハインツ・マイヤー，ローザンヌ大学およびヴォー州立大学病院のリチャード・フラッコウィアックが共同ディレクターを務めている。

　日本の精神科医にもこのような世界に負けないような脳研究・精神疾患研究を立ち止まることなく推進することが望まれている。しかし，現実に立ち戻れば小規模の大学病院ではマンパワー不足がどこの大学でも叫ばれており，基礎実験ができる体制や方法を選択することが困難になっており，私どものような臨床研究から得た病態の理解や治療法を選択することもひとつの方法と考えられる。

　ヒトを対象とした研究を行ってみると，ヒトが多要因によって成り立っているにもかかわらず案外一定の結果が得られるのは驚きである。精神疾患の治療というのは，個々の症例の症状を十分把握して診断を経て行うが，病像そのものが社会・経済の変化，ライフサイクルなどさまざまな外的な影響を

受けて，多様化するため，より精緻な臨床を行わなければ，生物学的なマーカーが見出されたとしても臨床には生かされないと思われる。したがって，できるだけ同一の病態を集積するような精緻な臨床研究を行う工夫が必要と考えられる。それには DSM 診断も一助になると思うが，その適応をより慎重にしなければ意味がない。われわれの研究が，どの程度現在の臨床現場，あるいは将来の臨床に役立つかは不明であるが，この 10 年に限っても検査に用いる機器は随分進歩してきており，われわれが報告した成果によって何らかの貢献ができればと思っている。

そして，このような臨床研究を将来，さらに進歩させるためには，不十分な体制ではあるが，基礎教室における研究を臨床に活かすようなトランスレーショナルな連携を行うことが必要と考えている。それは，基礎から臨床へだけでなく，臨床で得た情報を基礎研究に生かすような逆方向の連携も含めた相互連携を行う研究が必要と思われる。これは，研究者のマンパワー不足を解決するひとつの方法になるのかも知れないと思われる。

若い精神科医にとっては，精神疾患の生物学的マーカーの探求は魅力あるテーマと思われる。できるだけ簡便なマーカーが精神科領域のある特定の疾患にでも見つかればと願っている。精神医学の社会的ニーズが高まっているが，精神医学が社会の要請に答えるためには，精神疾患の治療に対しても一般身体科の医師と同様にきちんとした検査法や治療法を確立させる必要があると考えており，本書で示した生物学的マーカーのいくつかを組み合わせることで，より精緻な指標になるかも知れないとも考えている。さらなる研究の発展を後輩の努力に託したいと考えている。

末尾になりますが，本書出版を快くお引き受けいただいた星和書店の石澤雄司社長，編集担当の浅沼義則氏，ならびに私が長年編集委員を務めさせていただいている「臨床精神薬理」編集部の小薬佳代氏に，この場を借りてお礼申し上げます。

2015 年 2 月

中村　純

略語一覧

5-HIAA	5-hydroxyindoleacetic acid
5-HTTLPR	serotonin-transporter-linked polymorphic region
ACE	Angiotensin-converting enzyme
ACTH	adrenocorticotropic hormone
AD	axial diffusivity
AIMS	Abnormal Involuntary Movement Scale
ARMS	at-risk mental state
AUC	Area under the curve
BACS	Brief Assessment of Cognition in Schizophrenia
BACS-J	Brief Assessment of Cognition in Schizophrenia Japanese language version
BDI	Beck Depression Inventory
BDNF	brain-derived neurotorophic factor
CATIE	Clinical Antipsychotic Trials of Intervention Effectiveness
Cho	choline containing compound
CIS	cognitive impairment in schizophrenia
CNV	copy number variant
COMT	catechol-O-methyltransferase
Cr	creatine and phosphocreatine
CYP, CYP450	cytochrome P450
DEX/CRH	dexamethasone/corticotropin-releasing hormone
DHEA-S	dehydroepiandrosterone
DISC1	disrupted-in-Schizophrenia-1
Dnmt	DNA methyltransferase
DOPA	Dihydroxyphenylalanine
DST	Dexamethasone suppression test
DTI	diffusion tensor imaging
DUP	Duration of Untreated Psychosis
ECT	electroconvulsive therapy
EM	extensive metabolizer
EPI	Early Partial Improvement
FA	fractional anisotropy

FAB	Frontal Assessment Battery
FGF2	basic fibroblast growth factor
FKBP5	FK506 binding protein 5
GENDEP	Genome Based Therapeutic Drugs for Depression
GWAS	Genome-Wide Association Study
Ham-D	Hamilton Rating Scale for Depression
homoEM	homozygous extensive metabolizer
HPA	Hypothalamus-Pituitary-Adrenal
HVA	homovanillic acid
IM	intermediate metabolizer
ISPC	International SSRI Pharmacogenomics Consortium
LASMI	Life Assessment Scale for the Mentally Ill
MADRS	Montgomery-Åsberg Depression Rating Scale
MAO	Monoamine oxidase
MARS	Munich Antidepressant Response Signature
MATRICS	Measurement and Treatment Research to Improve Cognition in Schizophrenia
MATRICS-PASS 版	Social Function Scale/Social Adaptation Scale
MB-COMT	Membrane-bound catechol-O-methyltransferase
MCCB	MATRICS-Consensus Cognitive Battery
MHPG, sMHPG	3-methoxy-4-hydroxyphenylglycol
MMSE	Mini Mental State Examination
MRI	magnetic resonance imaging
MRS	Magnetic Resonance Spectroscopy
NAAG	N-acetyl-aspartyl-glutamate
NEO-PI-R	Revised NEO Personality Inventory
NMDA	N-methyl-d-aspartate
NO	Nitric Oxide
NOS	Nitric Oxide Synthase
NPSLE	neuropsychiatric systemic lupus erythematosus
PANSS	Positive and Negative Syndrome Scale
PGC	Psychiatric Genomics Consortium
PM	poor metabolizer
PRESS	point resolved spectroscopic sequence
RBANS	Repeatable Battery for the Assessment of Neuropsychological Status
RD	radial diffusivity
SCoRS	Schizophrenia Cognition Rating Scale
SLE	systemic lupus erythematosus
SLOF	Specific Levels of Functioning Assessment

SNP	single nucleotide polymorphisms
SNV	single nucleotide variant
STEAM	stimulated echo acquisition mode
TCI	Temperament and Character Inventory
Tet1	Tet methylcytosine dioxygenase
TMS	transcranial magnetic stimulation
TSH	thyroid-stimulating hormone
UM	ultra metabolizers
UM	ultrarapid metabolizer
UPSA	University of California at San Diego Performance-based Skills Assessment
UST	Uronyl 2-sulphotransferase
VBM	voxel-based morphometry
WCST	Wisconsin Card Sorting Test

索　引

【数字・欧語】

5-HIAA　　14, 116
5-HTTLPR　　174, 197
5-HTT 遺伝子多型　　187

A

A1 アレル　　38
A2 アレル　　38
ACE　　151, 166
　　──遺伝子　　34
　　→アンジオテンシン転換酵素遺伝子
ACTH　　111
AD　　64
ADH　　31
　　→アルコール脱水素酵素
　　──分泌過剰　　33
AIMS　　35
alprazolam　　163
amitriptyline　　232
aripiprazole　　16, 102, 103, 219
ARMS　　45, 47, 48
　　──発症群　　49
AUC　　116
　　→曲線下面積

B

BACS（BACS-J）　　21, 85, 87, 89, 92, 99
　　→統合失調症認知機能簡易評価尺度（日本語版）
BDI　　150, 266
　　→うつ病の重症度
BDNF　　17, 19, 46, 124, 217, 256, 257
　　→脳由来神経栄養因子
　　──遺伝子　　135, 145
　　──遺伝子多型　　220
　　──濃度　　130
buspirone　　113

C

candidate gene approach　　195, 196
carbamazepine　　238
CATIE　　102
CDT　　266
　　→時計描画テスト
Cho　　73
　　→コリン含有物質
CIS　　85, 87
citalopram　　112
clomipramine　　112, 120, 230
Cloninger　　172
clozapine　　32, 218, 220, 250
CNV　　2

索　引

CogState Schizophrenia Battery　　87
COMT　　13, 136, 204
　　──遺伝子　　39
　　→カテコール -O- メチルトランスフェラーゼ遺伝子
Cr　　73
　　→クレアチン・クレアチンリン酸
CYP, CYP450　　35, 205, 216, 239
　　→チトクローム P450
CYP2C9　　239
CYP2C19　　239
CYP2D6　　243
　　──活性　　216
CYP3A4　　244
cyproheptadine　　113

D
D_2 受容体遺伝子　　4
DEX/CRH　　109
　　──負荷試験　　119
DEX 抑制試験　　118
　　→ DST
DHEA-S　　168
digoxin　　238
DISC1　　1, 46
DNA メチル化　　144
Dnmt　　144
DOPA　　13
DST　　118
　　→ DEX 抑制試験
DTI　　62
　　→拡散テンソル画像
duloxetine　　135
DUP　　19
　　→精神病未治療期間

E
ECT　　78
　　→電気けいれん療法
EM　　35, 206, 243
EPI　　209
escitalopram　　206
exome sequencing 解析　　3
exon　　146

F
FA　　64
FAB　　266
fenfluramine　　112, 114
FGF2　　200
FKBP5　　201
flesinoxan　　113
fluvoxamine　　135, 189, 197, 230, 238, 248
functional capacity　　91

G
GAD　　165
　　→全般性不安障害
GENDEP　　207
Genome-wide approach　　206
gepirone　　113
GWAS　　2, 195
　　──の成果　　3

H
haloperidol　　99
Ham-D　　64, 229
HapMap 計画　　2
homoEM　　243
HPA　　164
　　──-axis 系　　165
Human Methylation 27 BeadChip

151
　→ Illumina
Human Methylation 450 BeadChip
　　　145
　→ Illumin
HVA　　13, 256

I
IFN-α　　24
Illumin　　145
　→ Human Methylation 450 BeadChip
Illumina　　152
　→ Human Methylation 27 BeadChip
IM　　35, 205, 243
Imaging genetics 研究　　189
Iowa gambling 課題　　22
ipsapirone　　113
ISPC　　207

L
LASMI　　103
lithium　　50, 79, 149

M
MADRS　　232
MAO　　13
maprotiline　　230
MARS　　207, 209
MATRICS　　85
　——-PASS 版　　90
mature BDNF　　221
MB-COMT　　152
MCCB　　85
MDR-1 遺伝子　　38
MEGA-PRESS 法　　75
MHPG　　13, 135, 159, 256, 259
　→ カテコラミン代謝産物

——濃度　　16
milnacipran　　135
miRNA　　144, 153
　→ マイクロ RNA
mirtazapine　　203
MMSE　　266
MRI　　45, 57
　→ 磁気共鳴画像
MRS　　57
　——研究　　60
　——の原理　　70

N
NAAG　　76
NEO-PI-R　　171
NMDA　　76
NO　　24
　→ 一酸化窒素
NOS　　24
NPSLE　　256

O
olanzapine　　14, 99, 102, 218, 227, 228, 250

P
paliperidone　　238
PANSS　　21, 99, 229
paroxetine　　114, 115, 135, 164, 188, 197, 202, 231, 238, 251
　——負荷試験　　116
pathway analysis　　195, 208
PGC　　4
P-gp　　237
　→ P 糖蛋白質
Pharmacogenetics　　34
PM　　35, 205, 243

Polygene モデル　7
polygenic component 解析　7
PRESS 法　71
PTSD　159, 166
　→心的外傷後ストレス障害
P 糖蛋白質　237
　→P-gp

R
RBANS　102
RD　64
Regions of Interest 法　57
risperidone　14, 99, 102, 217, 226, 252

S
SAM　167
　→副腎髄質交感神経系
SCoRS　91
sertraline　135, 181, 185, 238, 251
S-GENE plus　4
SIADH　32
　→抗利尿ホルモン不適合症候群
SLC6A4 遺伝子　149
SLE　256
　→全身性エリテマトーデス
　──患者　258
SLOF　90
sMHPG　266
SNP　2, 144, 202
　→一塩基多型
SNV　8
sodium valproate　149
SSRI　133, 139
STEAM 法　71
STR/N　33
　→遺伝性多飲マウス

T
tandospirone　113, 163
TCI　171
TD　35
　→遅発性ジスキネジア
TDM　225
　→治療薬物濃度モニタリング
Tet1　145
TMS　78
　→経頭蓋磁気刺激
triazolam　184
TSH　111

U
UM　35, 206
UPSA　91
UST　207

V
Val66Met　22
VBM　49, 57
verapamil　238
Vigilance　162

W
warfarin　239
WCST　21
whole genome sequencing 解析　3

【日本語】

あ
アセトアルデヒド　31
アポトーシス　130
　→神経細胞死
アルコール　32
　──脱水素酵素　31

　　　　→ ADH
アルツハイマー型認知症　186
アレル頻度　6
アンジオテンシン転換酵素遺伝子　34
　　　　→ ACE 遺伝子
安静時機能的 MRI　52
意思決定機能　20
意思決定能力　22
一塩基多型　2, 144
　　　　→ SNP
イチョウ葉エキス　219
一酸化窒素　24
　　　　→ NO
遺伝子－遺伝子相互作用　175
遺伝子－環境相互作用　176
遺伝子メチル化　151
遺伝性多飲マウス　33
　　　　→ STR/N
遺伝的寄与　1
遺伝率　1
飲水行動　37
飲水促進物質　35
うつ病　123, 130, 143, 149, 193
　　　－勤労者の──　187
　　　－高齢者──　186
　　　－若い女性の──　186
　　　──再発・再燃予測　131
　　　──サブタイプ分類　127
　　　──の重症度　150
　　　　→ BDI
　　　──の病態生理仮説　196
炎症性サイトカイン　133
オレキシン 1 受容体遺伝子　37

か

灰白質減少　50
拡散テンソル画像　62

　　　　→ DTI
核磁気共鳴現象　70
覚醒状態　162
カテコール -O- メチルトランス
　　　フェラーゼ遺伝子　39
　　　　→ COMT 遺伝子
カテコラミン代謝　12
　　　──産物　259
　　　　→ MHPG
カフェイン　247
喫煙　250
機能的能力　91
気分障害　5, 50, 70, 78
驚愕反応　166
強迫性障害　173
曲線下面積　116
　　　　→ AUC
近赤外線スペクトロスコピー　52
グルタミン酸仮説　77
グルタミン酸系関連遺伝子　4
クレアチン・クレアチンリン酸　73
　　　　→ Cr
グレープフルーツジュース　250
黒川町研究　265
経頭蓋磁気刺激　78
　　　　→ TMS
月経前不快気分症候群　116
血清 proBDNF　130
血中 BDNF　18
　　　──の推移　20
血中の MHPG 濃度　21
血中バイオロジカルマーカー　25
言語性記憶　21
抗精神病薬の副作用　31
抗利尿ホルモン不適合症候群　32
　　　　→ SIADH
高齢者のうつ　271

索　引　　285

コーヒー　247
呼吸調節機能不全　164
コ・プライマリ測度　90
語流暢性　92
コリン含有物質　73
　　→ cho

さ

サイトカイン　23
磁気共鳴画像　45
　　→ MRI
ジギタリス中毒　238
視床下部　110
事象関連電位　52
シナプス後負荷試験用負荷薬　113
シナプス前負荷試験用負荷薬　112
主観的 well-being　103
術後せん妄　260
受容体占拠率　103
消化器系副作用　200
消化器症状　139
初回エピソード統合失調症　49
人格傾向と精神疾患　173
人格形成の機序　171
人格構造モデル　172
シングルボクセル法　71, 72
神経炎症仮説　124
神経可塑性・神経新生仮説　124
神経細胞死　130
　　→アポトーシス
神経内分泌的負荷試験　111
神経認知機能　85
　　──障害　259
進行性体積減少　47
進行性脳形態変化　47
心的外傷後ストレス障害　159, 166
　　→ PTSD

遂行機能　40
錐体外路症状　98, 227
ステロイド精神病　256
ストレス　130, 195
　　──フルライフイベント　8
性格傾向　64
精神病早期介入　51
精神病未治療期間　19
　　→ DUP
摂食　37
セロトニン　111
　　──系負荷試験　116
　　──・トランスポーター　232
　　──・トランスポーター遺伝子多型　174
全ゲノム関連解析　2
全身性エリテマトーデス　255, 256
　　→ SLE
全般性不安障害　165
　　→ GAD
せん妄　255, 259
早期神経発達障害　46
双極性障害　3, 50, 149, 153

た

大うつ病性障害　6, 62
唾液　160
多剤併用療法　99, 104
単極性うつ病　50
単剤治療　99, 104
チトクローム P450　35
　　→ CYP
遅発性ジスキネジア　35, 38, 221
　　→ TD
遅発性ジストニア　219
注意　92
　　──と処理速度　21

治療薬物濃度モニタリング　225
　　→ TDM
チロシンキナーゼ受容体　17
電気けいれん療法　78, 148
　　→ ECT
統合失調症　3, 11, 36, 58, 70, 98
　　──認知機能簡易評価尺度
　　　（日本語版）　89
　　→ BACS（BACS-J）
　　──の血中生物学的マーカー　12
　　──の脳形態画像研究　46
ドパミン D_2 受容体遺伝子　37
ドパミン神経過剰　33
ドパミン・トランスポーター
　　遺伝子多型　174
時計描画テスト　266
　　→ CDT

な

ナルコレプシー　37
ニコチン　247
認知機能　40, 267
　　──障害　20, 98, 105
　　──の測定　91
　　──評価バッテリー　88
脳形態画像　51
脳形態変化　45
脳由来神経栄養因子　17, 124
　　→ BDNF
ノルエピネフリン・トランスポーター
　　遺伝子多型　175

は

パニック障害　159, 164
晩発性アルツハイマー病　271
病的多飲　31, 32, 36, 38
　　──の遺伝性　33
不安障害　159, 162
副腎髄質交感神経系　167
　　→ SAM
プロトン MRS　71
保続性誤反応率　21
母体ストレス　24

ま

マイクロ RNA　144, 152
　　→ miRNA
ミクログリア　24
未治療うつ病　147
メタボリック症候群　220
モノアミン仮説　123
モノアミン・トランスポーター遺伝子
　　多型　174

や〜わ

薬物動態学的相互作用　237
薬力学的相互作用　237
ループス精神病　256, 260
連鎖解析　1
ワーキングメモリ　21, 92

精神疾患のバイオマーカー

2015 年 3 月 13 日　初版第 1 刷発行

編　集　　中　村　　純
発行者　　石　澤　雄　司
発行所　　㈱ 星 和 書 店
　　　　　東京都杉並区上高井戸 1-2-5　〒168-0074
　　　　　電話　03（3329）0031（営業）／03（3329）0033（編集）
　　　　　Fax　03（5374）7186（営業）／03（5374）7185（編集）
　　　　　http://www.seiwa-pb.co.jp

©2015　星和書店　　　Printed in Japan　　　ISBN978-4-7911-0895-4

- 本書に掲載する著作物の複製権・翻訳権・上映権・譲渡権・公衆送信権（送信可能化権を含む）は
  ㈱星和書店が保有します。
- **JCOPY**〈(社)出版者著作権管理機構 委託出版物〉
  本書の無断複写は著作権法上での例外を除き禁じられています。複写される場合は，そのつど事前に
  (社)出版者著作権管理機構（電話 03-3513-6969，FAX 03-3513-6979，e-mail：info@jcopy.or.jp）
  の許諾を得てください。